KUNDALINI YOGA

ATHANASIOS KARTA SINGH MEGARISIOTIS

KUNDALINI YOGA

– nach der Lehre von Yogi Bhajan –

FOTOGRAFIE BRIGITTE SPORRER

Wichtiger Hinweis:

Die in diesem Buch dargestellten Übungen stellen keinen Ersatz für medizinische Behandlungsmethoden dar. Bei Krankheiten, körperlichen Beschwerden oder in der Schwangerschaft sollte im Vorfeld stets ein Arzt konsultiert werden.
Für eventuell auftretende Schäden infolge unsachgemäßer Ausführung der Techniken übernehmen sowohl der Verlag als auch der Autor keinerlei Haftung. Auch für die in den Übungen erwähnten Wirkungen und Erfolge kann keine Garantie übernommen werden.

INHALT

„GLÜCKLICH ZU SEIN, IST DEIN GEBURTSRECHT.“ Y. B.

Yoga ist eine aus Indien stammende philosophische Lehre. Sie umfasst ein ganzheitliches System von Übungen, die Körper, Geist und Seele in Einklang bringen sollen.
KUNDALINI YOGA ist ein umfassender Entwicklungs- und Lebensweg, der weder Askese noch Zurückgezogenheit verlangt. Vielmehr geht es darum, die spirituelle Praxis und das alltägliche Leben des Praktizierenden miteinander zu verknüpfen.

KUNDALINI YOGA blieb viele Jahrtausende lang ein wohl gehütetes Geheimnis großer Yogis. 1968 eröffnete Yogi Bhajan diese geheime Lehre der westlichen Welt. Dieses Yoga des Bewusstseins ermöglicht es, durch harmonisierende und beruhigende Körper- und Energiearbeit die verschiedenen Ebenen des persönlichen Seins zu erfahren und zu leben. Die Wirkungen sind bereits nach kurzer Zeit zu spüren. Im Vergleich mit anderen Yoga-Richtungen sind die Übungen im KUNDALINI YOGA meist aktiver und dynamischer und beinhalten keine extremen Dehnungen und Haltungen. Somit ist KUNDALINI YOGA für jedermann erlern- und praktizierbar.

Dieses Buch bietet die Gelegenheit, Schritt für Schritt die Grundlagen des KUNDALINI YOGA zu erlernen. Es erklärt die gängigsten Sitzhaltungen, Atemtechniken, Handhaltungen und die am häufigsten angewendeten Körperhaltungen. Diese Anleitungen bereiten auf das Haupt-Kapitel *Kriyas* vor. Kriyas sind Übungsreihen, die alle Übungselemente des Yoga miteinander kombinieren und eine spezifische Wirkung auf Körper, Geist und Seele erzielen. Den Abschluss jeder Übungseinheit bildet die Meditation.

Jeder Anfängerin und jedem Anfänger, jeder Yogini und jedem Yogi wünsche ich viel Freude mit diesem Buch!

Licht und Liebe
Athanasios Karta Singh

„So wie alle Flüsse im Meer enden, enden alle Formen des Yoga darin, die Kundalini aufsteigen zu lassen. Die Kundalini ist das schöpferische Urpotenzial in jedem Menschen." Y. B.

KUNDALINI YOGA
YOGA DES BEWUSSTSEINS
KUNDAL: DIE LOCKE IM HAAR DES GELIEBTEN

KUNDALINI YOGA gilt als die umfangreichste und umfassendste aller Yoga-Methoden. Im Gegensatz zu den anderen traditionellen Yoga-Lehren, die Teilaspekte des klassischen Yoga vertiefen, sind alle ursprünglichen Elemente im KUNDALINI YOGA untrennbar miteinander verbunden.

KUNDALINI YOGA ist nicht dogmatisch, verlangt weder Askese noch Zurückgezogenheit. Im Gegenteil, es lässt sich direkt in das tägliche Leben integrieren.

KUNDALINI YOGA versucht durch Übungen, Meditationen und Atemübungen Körper, Geist und Seele zu vereinen. Diese umfassende Yoga-Philosophie lehrt eine yogische Ernährungs- und Lebensweise. Zudem umfasst sie die Heiltechnik *Sat Nam Rasayan*, die Kampfkunst *Gatka*, weißes *Tantra Yoga* sowie Yoga für Schwangere.

Hohes Ziel des KUNDALINI YOGA ist es, die Dualität im Menschen aufzuheben. Dies geschieht durch die Vereinigung von *Shakti* und *Shiva*. Shakti, die weibliche Schöpfungskraft, ruht nach tantrischer Lehre (tantrisch = vereinend, verwebend) am unteren Ende der Wirbelsäule und ist die lebendige, sich ständig verändernde Energie. Am Scheitelpunkt des Körpers befindet sich Shiva, das Bewusstsein, die männliche, unveränderliche, beobachtende Energie. Diese beiden Pole vereinen sich durch das Aufsteigen der Kundalini. Jene Schlangenkraft, die in dreieinhalb Windungen am unteren Ende der Wirbelsäule schläft, ist die unbegrenzte Lebensenergie in jedem Menschen. Sie gilt es zu erwecken und entlang der Wirbelsäule durch alle Energiezentren hindurch bis zum Scheitel aufsteigen zu lassen.

Um die ruhende Kundalini-Energie in den Fluss zu bringen, arbeitet KUNDALINI YOGA mit Bewegung und Dynamik, die stets mit Atemführung und Klang kombiniert werden. Zwar bezieht sich jede Übungsreihe auf einen bestimmten Bereich des Körpers, des Geistes und der Seele, durch die systematische Abstimmung von Dauer und Reihenfolge der einzelnen Elemente wirkt jedes in sich geschlossene Set dennoch harmonisierend und gesundheitsfördernd auf das gesamte körperliche und mentale System.
Viele Übungen fördern die Durchblutung und die Tonisierung bestimmter Muskelgruppen, die Körperhaltung verbessert sich. Lymph- und Drüsensystem werden stimuliert, die Organe massiert und in ihrer jeweiligen Funktion gestärkt. Der Kreislauf reguliert sich und die Energie in den Meridianen beginnt verstärkt zu fließen. Es stellt sich ein ganzheitliches körperliches Wohlbefinden ein.
KUNDALINI YOGA wirkt auf unterschiedlichen mentalen Ebenen. In erster Linie stellt sich das Bewusstsein ein, dass persönliches Glück erlernbar und lenkbar ist. Alte Gedanken- und Verhaltensmuster transformieren sich, so dass gewünschte Veränderungen umgesetzt werden können. Eigenverantwortung, Intuition und Urteilsfähigkeit entwickeln sich.

KUNDALINI YOGA ist das Yoga des Bewusstseins. Es stärkt die Fähigkeit, die Ursachen von negativen Emotionen zu erkennen und aufzulösen. Es intensiviert die Wahrnehmung der inneren Wünsche und Bedürfnisse und ermöglicht, in Achtsamkeit und Konzentration die eigene Wahrheit zu leben.

YOGA

YUI = ZUSAMMENBINDEN, ANSPANNEN, ANSCHIRREN, ANJOCHEN
YUGI = JOCH, GESCHIRR

Die aus Indien stammende Lehre des Yoga versucht, Körper Geist und Seele zu vereinen und so das gesamte Potenzial des Menschen zu entwickeln. Dies geschieht durch das Zusammenwirken von Körperhaltung, Atemführung und Meditation.
Yoga bedeutet Vereinigung und Integration, kann aber gleichzeitig auch als Anschirren oder Anjochen des Körpers an die Seele verstanden werden. Dabei stellt der materielle Körper den Wagen dar und die Seele die reisende Person.

Yoga ist eine jahrtausendealte Wissenschaft. Seine Entwicklung wird jedoch erst seit etwa 2 500 Jahren in Schriften festgehalten. Als wichtigste dieser Yoga-Schriften gelten die

- Upanishaden, die das Gyan Yoga betreffen,
- Baghavad Gita, die alle Yoga-Wege beinhaltet, sich aber auf Karma Yoga und Bhakti Yoga konzentriert,
- Hatha Yoga Pradipika, die das Hatha Yoga definiert,
- Yoga-Sutras, welche die Königsdisziplin Raya Yoga beschreiben.

YOGA-SUTRA

SUTRA = FADEN, SCHNUR

Der indische Philosoph *Patanjali* (er lebte wahrscheinlich im zweiten Jahrhundert vor Christus) verfasste die heute noch vollständig erhaltenen Yoga-Sutras. Es ist jedoch anzunehmen, dass diesem ältesten Werk über Yoga in den darauf folgenden Jahrhunderten viele Teile hinzugefügt wurden. Die Yoga-Sutras bestehen aus 195 kurzen Versen und geben die Essenz des Yoga-Weges in konzentrierter Form wieder. Patanjali beschreibt darin die *Ashtanga*. Dies sind die *8 Pfade des Yoga*, die aufeinander aufbauen und eine untrennbare Einheit bilden:

1	Yama	Moral, Ethik, Enthaltsamkeit, Selbstkontrolle
2	Niyama	Selbstdisziplin, Verhaltensregeln
3	Asana	Beherrschung des Körpers durch Haltungen
4	Pranayama	Beherrschung des Atems durch Atemführung
5	Pratyahara	Beherrschung der Sinne
6	Dharana	Konzentration
7	Dhyana	Meditation
8	Samadhi	Versenkung, Erleuchtung, Verwirklichung des Höheren Selbst

DIE YOGA-WEGE DER KLASSISCHEN INDISCHEN LEHRE

GYAN (JNANA) YOGA – YOGA DES WISSENS

Gyan Yoga beschäftigt sich ausschließlich mit dem philosophischen Erfassen des Yoga-Weges. Das Studium soll bewirken, sich all seiner Taten, Gefühle und Gedanken bewusst zu werden und das Prinzip von Karma und Reinkarnation zu erkennen. Diese Erkenntnis soll zur Offenbarung des Höheren Selbsts führen und so die Erlösung vom Kreislauf der Wiedergeburt ermöglichen.

KARMA YOGA – YOGA DES SELBSTLOSEN DIENSTES

Im *Karma* Yoga geht es darum, bestehendes Karma abzubauen, ohne neues wieder aufzubauen. Dies wird durch selbstloses Handeln ermöglicht, was letztlich zur Auflösung des Egos führt. Im Karma Yoga werden die gleichen energetischen Prozesse wie im KUNDALINI YOGA ausgelöst und so wird das Aufsteigen der Kundalini ermöglicht.

BHAKTI YOGA – YOGA DER HINGABE

Bhakti Yoga ist der Weg, durch universelle und bedingungslose Liebe, Meditation, Hingabe und Selbstaufopferung zur Einheit mit dem Unendlichen, mit Schöpfer und Schöpfung zu gelangen.

HATHA YOGA – DAS YOGA DER KÖRPERSCHULUNG

Diese in der westlichen Welt bekannteste Form erzielt einen Ausgleich der positiven, solaren (= ha) und negativen, lunaren (= tha) Polaritäten. *Hatha* meint den Kraftaufwand, der notwendig ist, das eigentliche Ziel des Yoga zu erreichen. Das eher körperlich betonte Hatha Yoga wurde aufgrund der kräftigenden und mobilisierenden Wirkung der Übungen anfänglich zur Unterstützung anderer Yoga-Formen eingesetzt. Es wurde jedoch weiterentwickelt und in der *Hatha Yoga Pradipika* erstmals als eigenständige Yoga-Form beschrieben. Der körperliche Aspekt des Hatha Yoga ist eine wesentliche Voraussetzung für das Erlangen der höheren Stufen des *Raya* Yoga.

RAYA YOGA – DIE KÖNIGLICHE HERRSCHAFT ÜBER DEN GEIST

Das königliche Yoga konzentriert sich auf die meditativ orientierten Stufen des Yoga. Visualisierung, Achtsamkeit, Selbstbeobachtung des Geistes und das Meditieren auf die Chakras erzielen gemeinsam die Beherrschung des Mentalkörpers und des Denkens. KUNDALINI YOGA ist ein *Raya* Yoga.

PRANA UND APANA

PRANA = LEBENSHAUCH, LEBENSATEM, LEBENSKRAFT, ENERGIE, LUFT

Prana ist die universelle Lebensenergie, die jeden lebenden Körper durchdringt. Diese positiv geladene Energie der Sonne ist oberhalb des Nabelpunkts aktiv und hat eine vitalisierende und wärmende Wirkung auf den Körper.

Ein Teil von Prana ist *Apana*, die ausscheidende Energie. Diese unterhalb des Nabelpunkts aktive Energie des Mondes reguliert die körperlichen Ausscheidungsvorgänge und stößt negative Energie ab. Apana reinigt, beruhigt, kühlt und regeneriert Körper und Geist.

NADI

NADI = KANAL, ROHR

In den alten Yoga-Schriften werden 72 000 Nadis beschrieben. Damit sind feinstoffliche Energiekanäle gemeint, die den Körper mit Prana versorgen. Von besonderer Bedeutung sind die drei Haupt-Energiekanäle Sushmana, Ida und Pingala. Diese drei Nadis fließen durch alle Chakras und entspringen dem Wurzel-Chakra, dem ruhenden Sitz der Kundalini-Energie.

SUSHMANA Zentraler Kanal, der entlang der Wirbelsäule verläuft und am Kronen-Chakra endet. Durch Sushmana fließt die Kundalini-Energie.

IDA Verläuft linksseitig der Sushmana vom Wurzel-Chakra zum linken Nasenloch. Durch Ida fließt Apana.

PINGALA Verläuft rechtsseitig der Sushmana vom Wurzel-Chakra zum rechten Nasenloch. Durch Pingala fließt Prana.

DAS ERWECKEN DER KUNDALINI

Bei eingehaltenem Atem fließt Prana aus den oberen Chakras in die Körpermitte, zum Nabel-Chakra. Bei anschließend ausgehaltenem Atem steigt Apana aus den unteren Chakras hoch zum Nabel-Chakra. Durch das Aufeinandertreffen und die Vereinigung beider Energien in der Körpermitte entsteht die so genannte *weiße Hitze*. Diese steigt durch die Sushmana hinab zum Wurzel-Chakra, wo sie die Kundalini-Energie erweckt. Atemkontrolle und Willenskraft lassen die Kundalini weiter aufsteigen und so langsam und kontinuierlich zu den höher gelegenen Chakras gelangen. Auf diese Weise können niedere Energien aufgelöst oder in höhere Energien transformiert werden. Für das freie Fließen der Kundalini ist es wichtig, die Nadis mittels Atemkontrolle (Pranayama), Übungen (Asanas) und dem Ziehen der Körperschleusen (Bandhas) von Blockaden und Unreinheiten zu säubern.

SIRI SINGH SAHIB BAHI SAHIB HARBHAJAN SINGH KHALSA YOGIJI

YOGI BHAJAN

Yogi Bhajan wurde am 26. August 1929 als Sohn eines Arztes im damals indischen Kot Harkarn und heutigen Pakistan geboren. Schon als Kind begann er mit dem Studium des Yoga und wurde mit 16 Jahren durch Sant Hazara Singh zum Meister des KUNDALINI YOGA erklärt. Während zahlreicher Aufenthalte bei verschiedenen spirituellen Lehrern in unterschiedlichen Ashrams machte er sich mit natürlichen Heilweisen und der vedischen Philospohie vertraut. Parallel dazu absolvierte er ein Wirtschaftsstudium an der Universität von Punjab. Er heiratete in der Tradition der Sikhs, gründete eine Familie und arbeitete erfolgreich für den indischen Staatsdienst.

1968 wurde Yogi Bhajan nach Kanada eingeladen, um an der Toronto University einen Vortrag über Yoga zu halten. Damit brach er die Tradition, das Geheimnis der jahrtausendealten KUNDALINI YOGA-Lehre nur mündlich an wenige ausgewählte Schüler weiterzureichen. Er begann, diese Lehre öffentlich zu verbreiten. Bis zu seinem Tod überlieferte er weltweit nicht nur Körper- und Meditationsübungen, sondern lehrte auch Heiltechniken wie Sat Nam Rasayan, yogische Massagetechniken, die Kampfkunst Gatka sowie die gesamte yogische Lebensweise.

Nach seinem Umzug 1969 nach Los Angeles gründete Yogi Bhajan die gemeinnützige Organisation *3HO* (Healthy, Happy, Holy Organization). Anliegen dieser Stiftung ist die Verbreitung von KUNDALINI YOGA, Meditation und humanistischen Wissenschaften mit dem Ziel, das körperliche Wohlbefinden der Menschen zu verbessern und die spirituelle Entwicklung zu unterstützen. Die drei Grundsätze der Organisation – gesund, glücklich und ganzheitlich zu leben – entsprechen der yogischen Philosophie Körper, Geist und Seele zu vereinen.
1994 wurde die 3HO Mitglied bei der *NGO* (Non-Governmental-Organization) der Vereinten Nationen und wird dort von Yogi Bhajans Frau Dr. Bibiji Inderjit Kaur vertreten.

Yogi Bhajan war nicht nur Meister des KUNDALINI YOGA, sondern auch erfolgreicher Geschäftsmann und Gründer diverser Friedens- und Menschenrechtsorganisationen.
Er appellierte stets an seine Schüler, sich in der Welt ihren Platz zu suchen und erfolgreich zu sein. Insbesondere ermutigte er Frauen, führende Positionen im öffentlichen Leben einzunehmen.
Als Doktor der Kommunikationswissenschaften lehrte er, das eigene Kommunikationsverhalten bewusst und gezielt zu entwickeln.

Am 6. Oktober 2004 starb Yogi Bhajan in Española, New Mexico. Posthum wurde ihm der *Heart of Humanity Award for Live Achievement* für seinen außerordentlichen Beitrag zum Weltfrieden, zu sozialer Verantwortung und zur Weiterentwicklung des menschlichen Geistes verliehen.

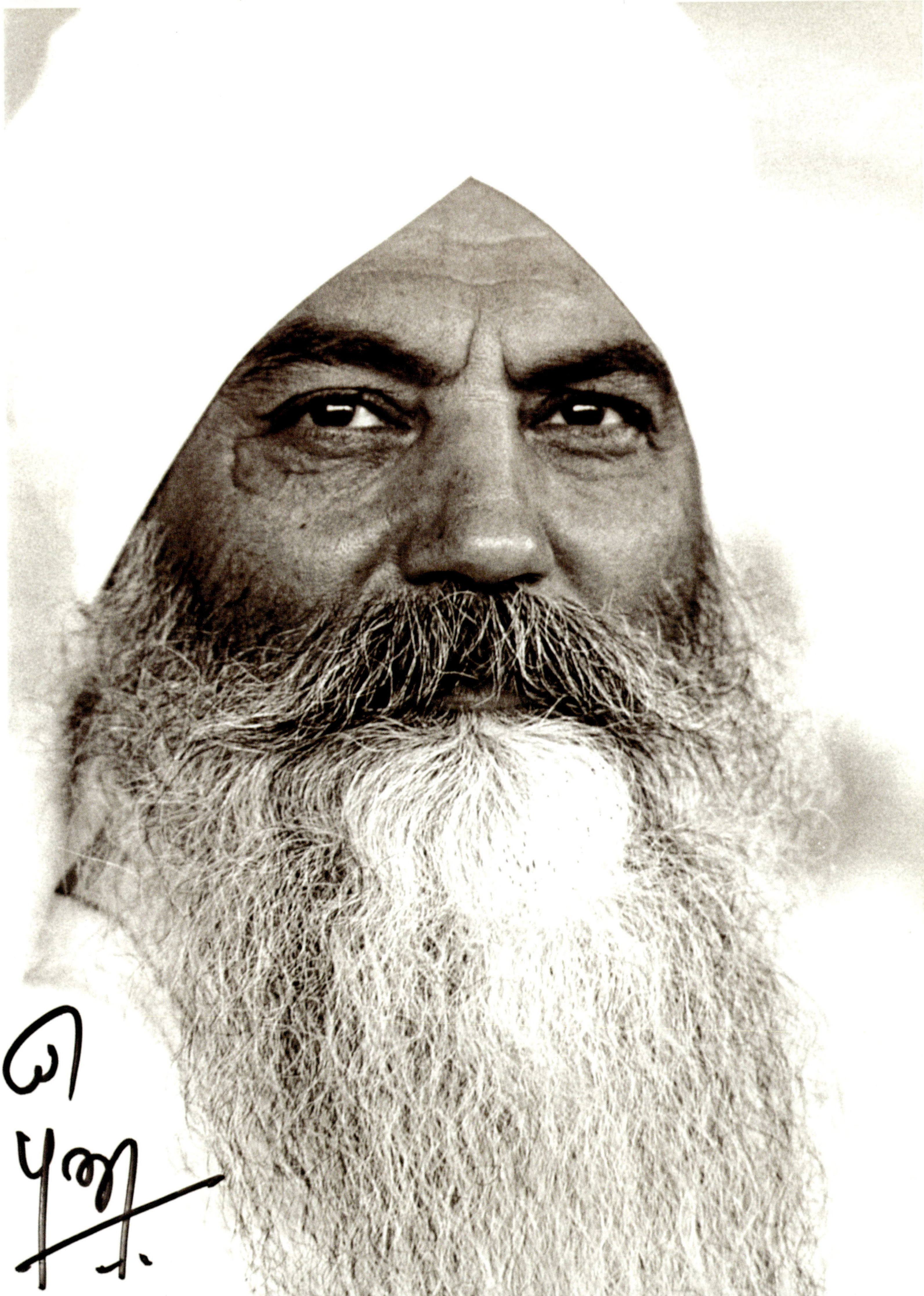

„Das erste, was du als Mensch verstehen lernen musst, ist dein Fortbewegungsinstrument – der physische Körper. All diese Systeme (Drüsen, Blutkreislauf, Atemapparat, Herzschlag, Hirn und Nervensystem) sind über eine Struktur aus Fleisch und Knochen miteinander verbunden. Es ist ein funktional zusammenhängendes System. Und als solches braucht es ‚Wartung, Pflege und Feinabstimmung.'" Y. B.

HINWEISE FÜR DIE PRAXIS

Yoga ist kein Leistungsturnen oder Wettbewerb. Ziel ist nicht, durch übertriebenen Ehrgeiz die äußerlich perfekte Form zu erreichen, sondern in jeder Haltung die eigene Spiritualität sowie das Zusammenspiel von Körper und Geist bewusst zu erleben.

- Führe die Asanas auf einer weichen, nicht zu kalten Oberfläche aus, wie beispielsweise einer Matte aus natürlichen Materialien. Ein Schaffell hat den Vorteil, dass es eine gute isolierende Wirkung aufweist.
- Die Kleidung sollte bequem sein, nicht zu eng sitzen und vorzugsweise aus Naturmaterialien bestehen.
- Du solltest barfuß sein, denn so können sich die Nervenenden in den Füßen mit den äußeren Energien verbinden.
- Trage nach Möglichkeit eine Kopfbedeckung. Das hilft, die Energie besser zu leiten und zu erhalten.
- Zwei Stunden vor dem Yoga solltest du nichts Schweres essen, maximal etwas Obst. Trinke hingegen vor, während und nach einer Yoga-Einheit so viel Wasser wie möglich.
- Halte bei allen Übungen die Augen geschlossen, damit du dich besser auf dein Drittes Auge konzentrieren kannst und weniger von äußeren Einflüssen abgelenkt wirst.
- Atme immer durch die Nase, falls es in der Anleitung nicht explizit anders angegeben ist.
- Als Anfänger kannst du bei allen Übungen die angegebenen Zeiten proportional verkürzen (beispielsweise von 4 – 2 – 2 Minuten auf 2 – 1 – 1 Minuten), zusätzliche Entspannungsphasen einlegen oder schwierige Übungen durch leichtere Varianten ersetzen.
- Überfordere dich bei den Übungen nicht und nimm die Haltungen nur so weit ein, wie es deine körperliche Verfassung zulässt.
- Praktiziere bei Wirbelsäulenproblemen stets die leichtere Variante der Übung, verringere die vorgegebene Zeit oder führe die Übung mental durch.
- Beende bei akuten Schmerzen die Übung sofort und nimm eine entspannte Haltung ein.
- Konsultiere bei gesundheitlichen Problemen in jedem Fall im Vorfeld einen Arzt, um mögliche Schäden zu vermeiden.
- Praktiziere während der Menstruation und in der Schwangerschaft weder Feueratem, Umkehrhaltungen noch Übungen, die Druck auf die Bauchhöhle ausüben.

Eine KUNDALINI YOGA-Übungseinheit teilt sich in folgende Abschnitte:

1 Einstimmung	Sitze aufrecht und singe 3-mal das *Adi*-Mantra.
2 Kriya	Wähle die Kriya aus, die dich momentan am meisten anspricht und praktiziere die Übungen in der vorgegebenen Reihenfolge.
3 Tiefenentspannung	Entspanne in der Rückenlage.
4 Meditation	Suche dir eine Meditation aus, die zu der Kriya und zu deiner aktuellen Situation passt.
5 Ausstimmung	Schließe deine Yoga-Lektion ab, indem du „May the long time sun" und 3-mal das Mantra SAT NAM singst.

Um die Wirbelsäule in alle Richtungen zu mobilisieren und die Hüft- sowie Gesäßmuskulatur auf das Sitzen vorzubereiten, kannst du vor dem Einstimmen ergänzende Aufwärmübungen ausführen. Diese sollten leicht sein und keine intensive Biegung oder Streckung beinhalten, da sie sonst die Wirkung der anschließend praktizierten Kriya energetisch beeinflussen könnten. Gut geeignet sind die Asanas Kamelritt, Sufi-Kreise, Katze – Kuh und Rumpfdrehen.

„Du musst deine unbewusste Gewohnheit, dich selbst zu bemitleiden und Minderwertigkeitsgefühle zu haben, transformieren und transzendieren, wenn du wachsen und die Erfahrung machen möchtest, dass dein Geist ins Unendliche reicht.“ Y. B.

SITZHALTUNGEN

In den Yoga-Sutras von Patanjali wird als einzige Asana der Sitz mit gekreuzten Beinen erwähnt. Diese Sitzhaltung ist stabil und bequem und eignet sich daher hervorragend für tiefe Meditationen.

Im KUNDALINI YOGA gibt es eine Vielzahl von Asanas, die im Sitzen durchgeführt werden. Dabei kann der Praktizierende entsprechend seiner körperlichen Verfassung und seines Übungsgrades unter vielen Varianten wählen.

Unabhängig davon, welche Sitzhaltung eingenommen wird, ist die aufrechte Haltung der Wirbelsäule von grundlegender Bedeutung. Der Scheitel befindet sich immer senkrecht über dem Steißbein und bildet mit diesem eine Linie. Der Nabelpunkt ist leicht nach innen in Richtung Wirbelsäule gezogen, die Brust leicht gehoben. Die Schultern fallen entspannt nach unten und sind leicht nach hinten gezogen. Durch das Ziehen der Nackenschleuse wird der Nacken nach oben verlängert, der Scheitel bildet somit den höchsten Punkt des Körpers.

Die in den Asanas und Meditationen geweckten Energien können sich nur in einer aufrechten Wirbelsäule entfalten und transformieren. Jegliche Stauchung oder Krümmung des Rückens birgt die Gefahr eines Energiestaus oder einer unerwünschten Transformation der Energie.

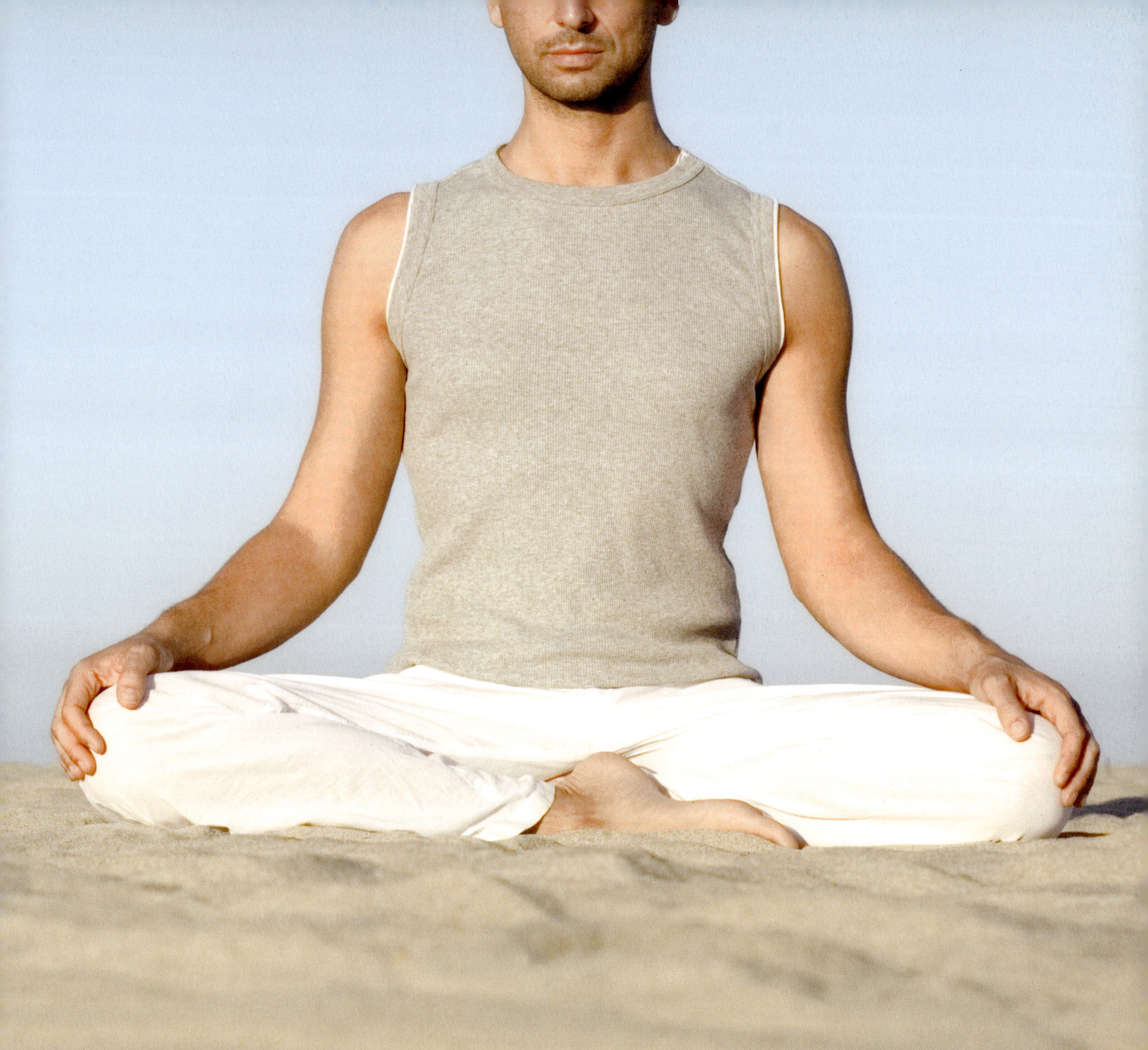

EINFACHE SITZHALTUNG

MUKTASANA

Setze dich aufrecht hin und kreuze die Beine. Lege eine Ferse so nah wie möglich an den Damm und die andere Ferse idealerweise genau davor, so dass beide Füße in der Körpermitte liegen. Lasse die Knie entspannt so weit wie möglich zum Boden sinken und achte darauf, dass die Wirbelsäule vom Steißbein bis zum Scheitel aufrecht ist. Kippe dein Becken leicht nach vorne, um eine Krümmung des Rückens zu vermeiden. Fällt dir das aufrechte Sitzen schwer, kannst du auch ein Kissen oder eine zusammengefaltete Decke unter das Gesäß legen. Wechsele ab und zu die Stellung der Beine, um einseitige Belastungen zu vermeiden.
Bist du weniger geübt, kannst du dich alternativ auch in den Schneidersitz (Sukhasana) setzen.

Die einfache Sitzhaltung ist die meist angewandte sitzende Asana im KUNDALINI YOGA. Sie ermöglicht eine stabile und aufrechte Haltung und erfordert im Gegensatz zum Lotussitz eine geringere Flexibilität von Becken und Beinen.

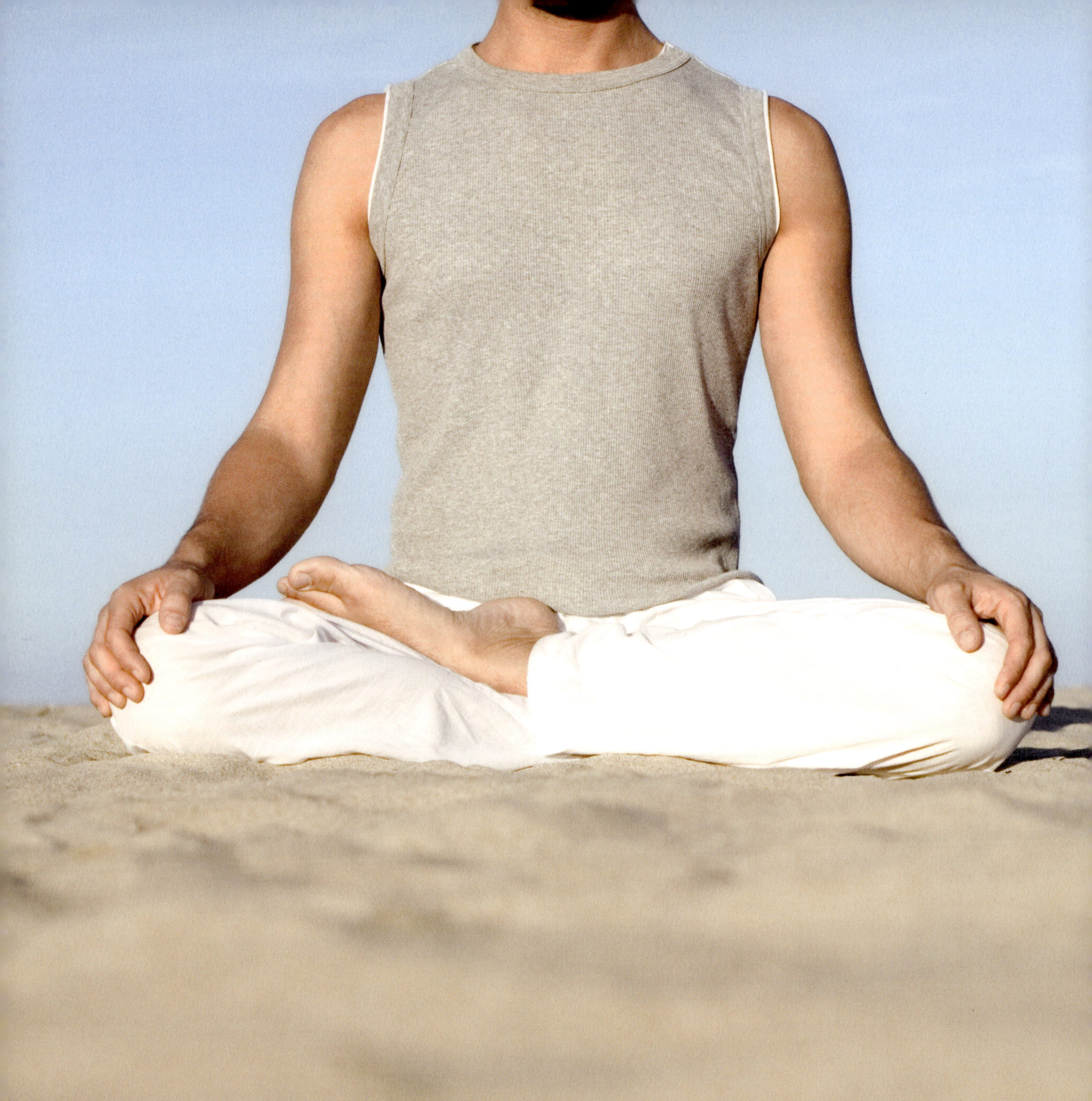

HALBER LOTUS
ARDHA PADMASANA

Setze dich aufrecht in die einfache Sitzhaltung, die linke Ferse liegt dabei nah am Damm. Lege den rechten Fuß auf den linken Oberschenkel und drehe ihn leicht, so dass die Fußsohle nach oben zeigt und das Knie entspannt zum Boden sinkt. Wechsele ab und zu die Stellung der Beine, um einseitige Belastungen zu vermeiden.

Der halbe Lotus erfordert eine höhere Flexibilität von Becken und Beinen als die einfache Sitzhaltung und ist die vereinfachte Version des ganzen Lotussitzes.

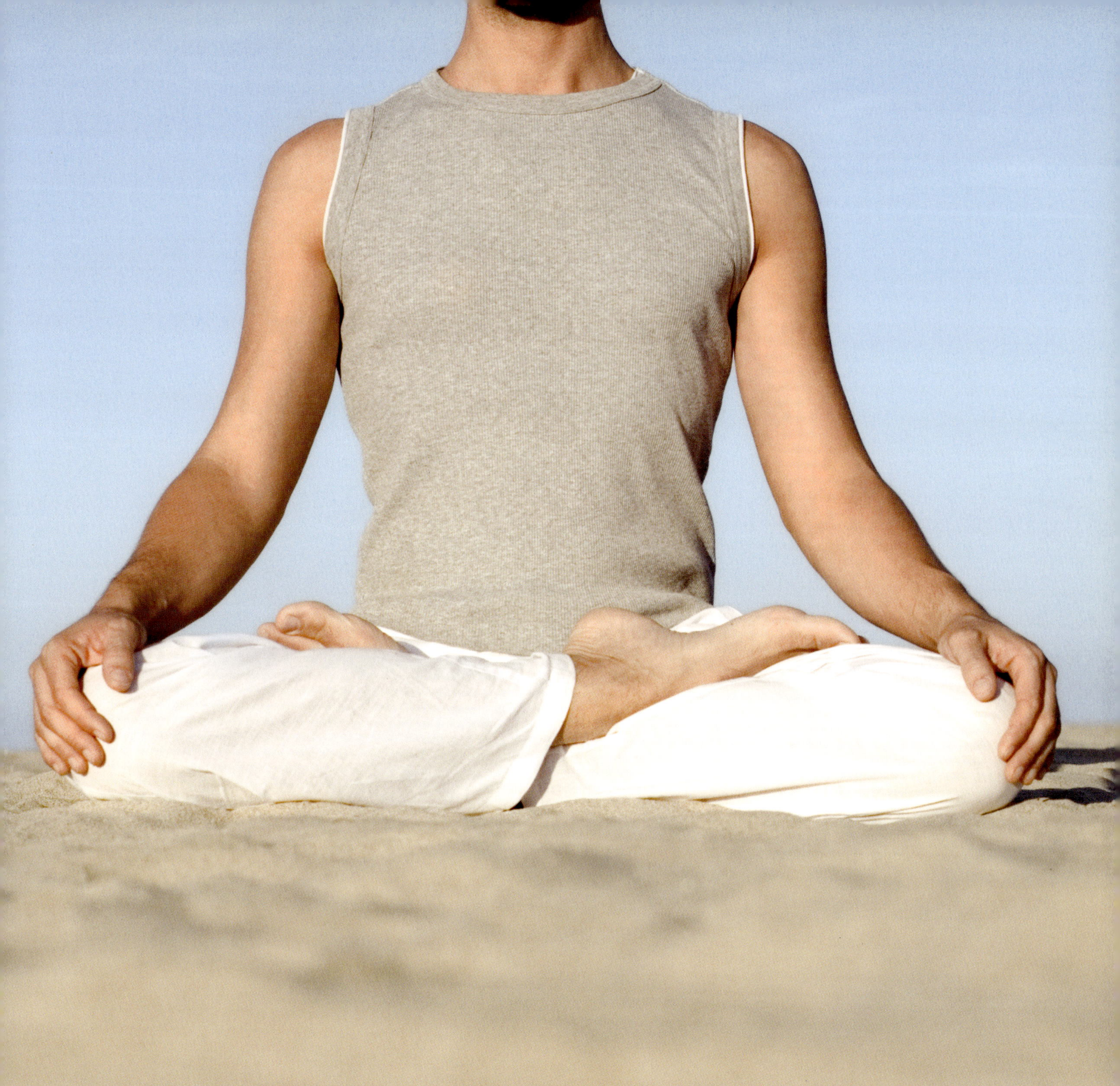

LOTUS
PADMASANA

Lege in der einfachen Sitzhaltung den rechten Fuß auf den linken Oberschenkel und den linken Fuß auf den rechten Oberschenkel. Entspanne die Füße, die Fußsohlen zeigen nach oben. Die Knie berühren den Boden.
Achte auch beim Lotussitz auf eine aufrechte Haltung. Das Kinn ist eingezogen und die Schultern sind entspannt. Wechsele ab und zu die Stellung der Beine, um einseitige Belastungen zu vermeiden.

Diese klassische Yoga-Haltung erfordert regelmäßige Praxis und eine hohe Flexibilität im Beckenbereich. Da der Lotus langes und unbewegtes Sitzen ermöglicht, eignet er sich besonders für tiefe Meditationen. Die aufgerichtete Wirbelsäule bleibt stabil und fest, Rückenschmerzen können so vermieden werden.

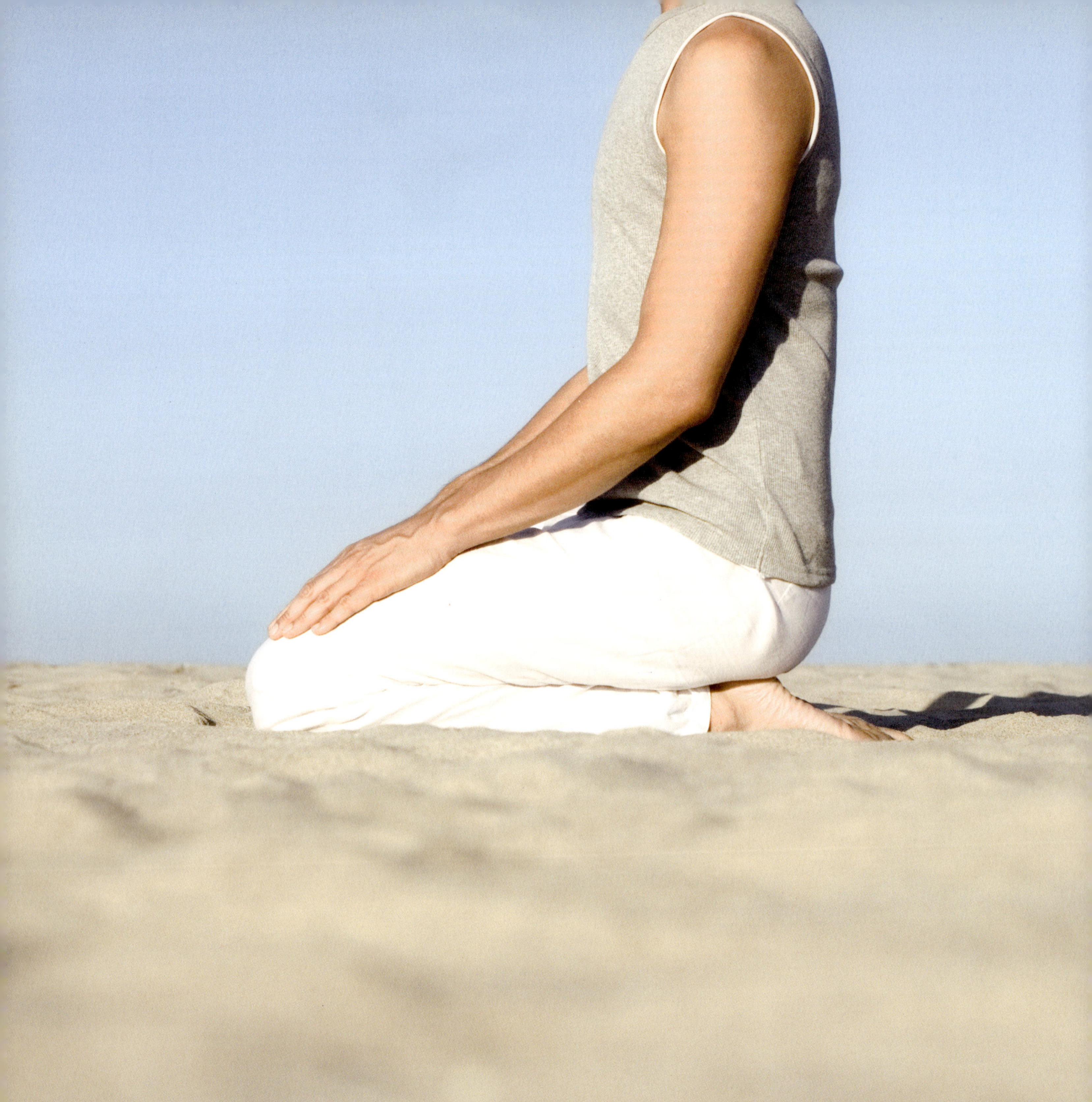

FERSENSITZ
VAJRASANA

Begib dich in den Kniestand, Knie und Fersen berühren sich. Die Fußrücken liegen flach auf dem Boden. Setze dich jetzt mit den Sitzknochen auf die Fersen. Achte darauf, dass der Rücken aufgerichtet ist und die Schultern entspannt sind. Halte das Becken gerade, um nicht ins Hohlkreuz zu fallen.
Bist du weniger geübt, kannst du auch ein Kissen oder eine zusammengerollte Decke unter die Fußrücken oder zwischen Fersen und Sitzknochen legen.
Den Fersensitz kannst du auch als Alternative wählen, falls dir die Sitzhaltungen mit gekreuzten Beinen schwerfallen.

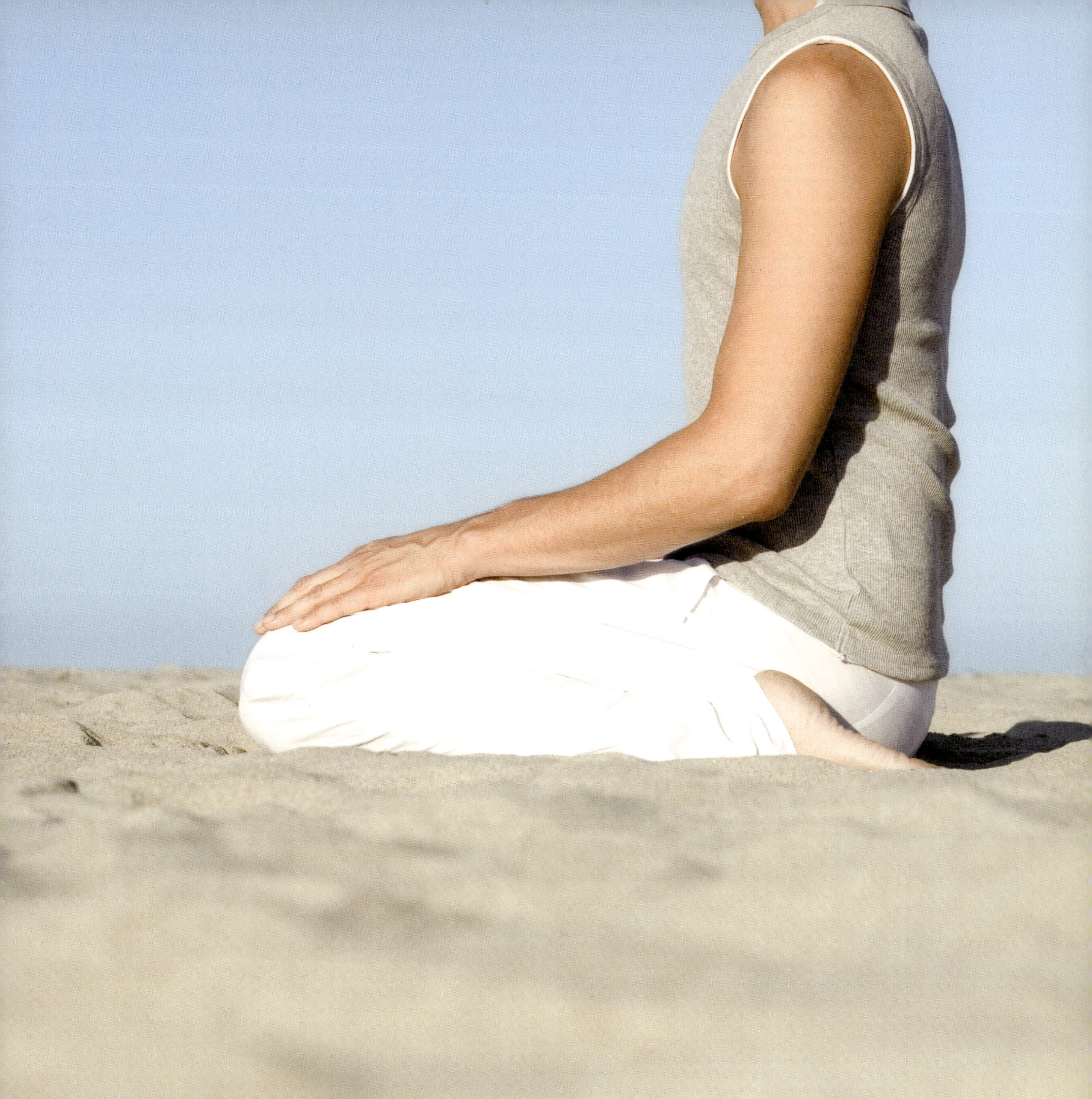

ZÖLIBATHALTUNG

CELIBATE POSE

Begib dich in den Fersensitz. Spreize die Füße etwas weiter als hüftbreit auseinander, die Knie bleiben zusammen. Drehe die Füße leicht nach innen zur Körperachse hin. Lasse die Sitzknochen langsam zwischen den Beinen auf den Boden sinken. Hüftknochen und Fersen sollten dabei etwa einen Finger breit auseinander bleiben. Richte deine Wirbelsäule auf und entspanne die Schultern. Achte darauf, dass das Körpergewicht gleichmäßig auf beide Sitzknochen verteilt ist.
Solltest du bei dieser Haltung Schwierigkeiten haben, kannst du zur Vereinfachung ein Kissen oder eine zusammengerollte Decke unter das Gesäß legen.

„Du lebst durch deinen Atem, du bist ein Produkt deines Atems, und die Realisation deiner Ziele geschieht durch den Atem. In dem Moment, da du wirklich mit deinem Atem verbunden bist, strömt das Universum in dich hinein.“ Y. B.

PRANAYAMA

PRANA = LEBENSENERGIE; YAMA = KONTROLLE

Pranayama ist ein fundamentaler Bestandteil des KUNDALINI YOGA und bedeutet einfach übersetzt: *Beherrschung* oder *Lenkung des Atems*.
Die Atmung versorgt den Organismus mit Sauerstoff und reichert darüber hinaus Körper und Geist mit *Prana* an. Bewusstheit und Achtsamkeit hinsichtlich der Atmung sind das Ziel vieler Atemübungen im Yoga.

Pranayama-Techniken ermöglichen es, durch die Beeinflussung von Rhythmus, Form und Tiefe des Atems auf die körperliche und die geistige Ebene einzuwirken. Je weniger Atemzüge durchgeführt werden (optimal sind vier bis acht in der Minute), desto größer sind Entspannung, Aufmerksamkeit und innere Klarheit. Das Nervensystem wird zunehmend beruhigt und Heilungsprozesse werden unterstützt.

Neben der *langen und tiefen Atmung* werden in den Übungen und Meditationen des KUNDALINI YOGA noch einige weitere Atemtechniken eingesetzt. Um unterschiedliche Wirkungen zu erzielen, werden unter anderem der *Feueratem*, die *linke und rechte Nasenlochatmung* oder die *kühlende Atmung durch die gerollte Zunge* angewendet.

In vielen Übungen und Meditationen ist es erforderlich, den Atem bewusst für eine Weile anzuhalten. Dies kann zu unterschiedlichen Zeitpunkten im Atemzyklus erfolgen: nach dem Einatmen oder nach dem Ausatmen. Dabei wird in diesem Buch der Zeitpunkt für das Anhalten des Atems nach dem Einatmen der Einfachheit halber mit *eingeatmet* oder *mit eingehaltenem Atem* benannt. *Ausgeatmet* oder *mit ausgehaltenem Atem* hingegen bedeutet, dass der Atem angehalten wird, nachdem ausgeatmet wurde. Diese Unterscheidung ist wesentlich und sollte immer entsprechend der Übungsbeschreibung beachtet werden.

LANGER TIEFER ATEM
YOGIC BREATH

Mit etwa fünf bis acht Atemzügen in der Minute wird die lange tiefe Atmung in drei Abschnitte unterteilt. Sie beginnt und endet im Bauch.

Setze dich mit aufrechtem Rücken in die einfache Sitzhaltung, ziehe die Nackenschleuse und konzentriere dich auf dein Drittes Auge. Beginne mit der langen tiefen Einatmung. Atme zuerst in den Bauch ein, so dass die entspannten Bauchmuskeln nach vorne kommen und das Zwerchfell gleichzeitig nach unten gezogen wird. Atme im zweiten Schritt weiter in die Brust ein. Der Brustkorb hebt sich, die Rippen kommen nach vorne und ziehen sich leicht auseinander. Atme weiter so tief ein, dass sich zuletzt der obere Brustkorb, das Brustbein und die Schlüsselbeine nach oben heben. Halte den Atem einen Moment an und atme dann lange und tief in umgekehrter Reihenfolge aus. Zuerst senken sich Schlüsselbeine und oberer Brustkorb, dann der zentrale Bereich des Brustkorbs. Anschließend senkt sich auch die Bauchdecke und drückt so die verbleibende Luft aus dem Körper heraus. Lasse mit jedem Einatmen im Geiste das Mantra SAT und bei jedem Ausatmen das Mantra NAM schwingen. Achte darauf, dass du nur durch die Nase atmest und bei jedem Atemzug langsam und vollständig ein- und ausatmest.

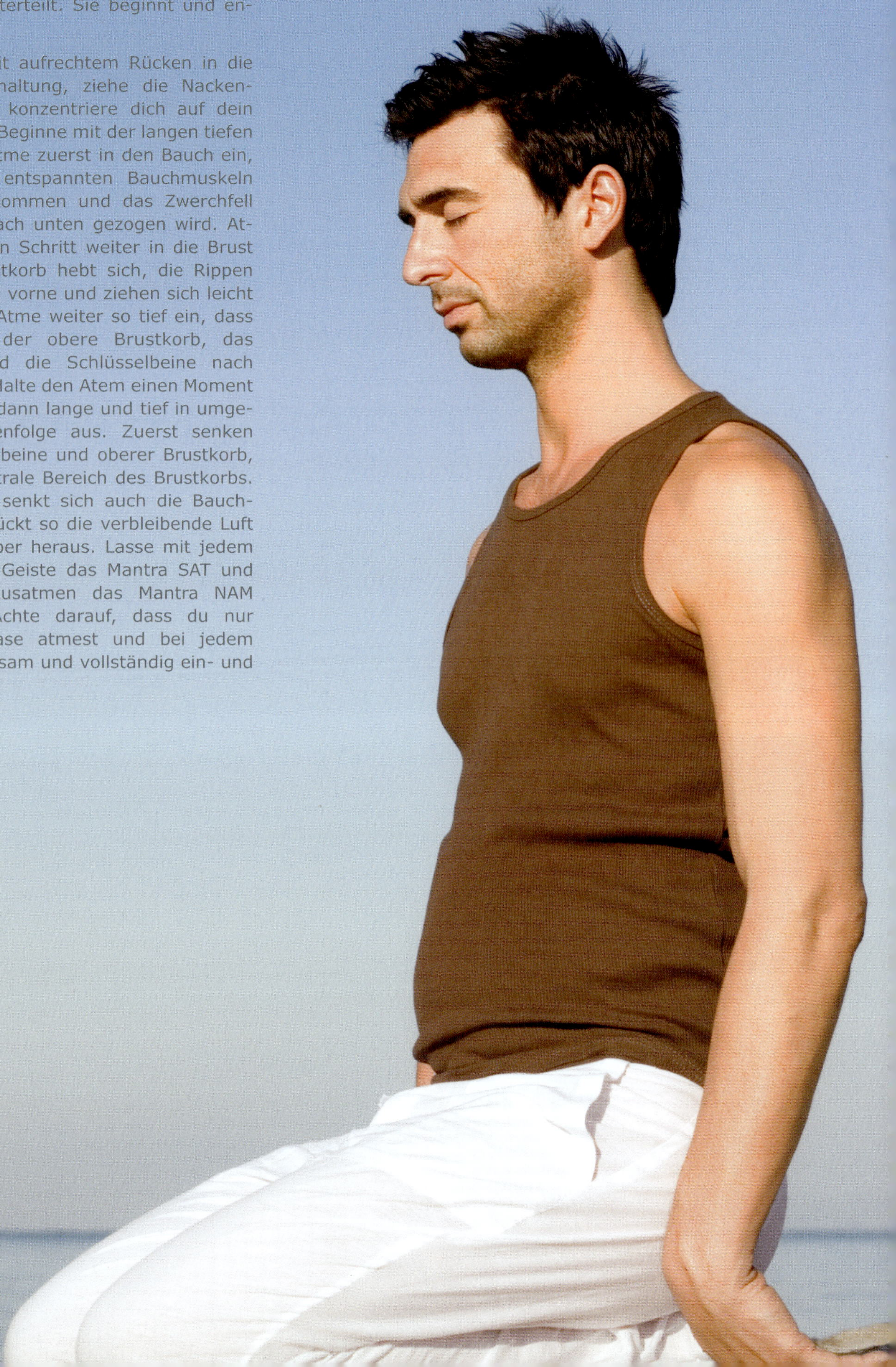

Im Gegensatz zum energetisierenden Feueratem wirkt der lange tiefe Atem beruhigend, zentrierend und entspannend. Er harmonisiert und massiert die inneren Organe, aktiviert die Drüsenfunktionen, vergrößert das Lungenvolumen und erhöht die Sauerstoffzufuhr. Ebenso werden Pulsschlag und Blutdruck verringert, der pH-Wert im Körper reguliert und die Selbstreinigung von Blut und Stoffwechsel aktiviert. Auf diese Weise werden die Selbstheilungsprozesse von Körper und Geist gefördert, die Aura wird positiv aufgeladen und gibt physischen und psychischen Schutz vor negativen äußeren Einflüssen.
Der lange tiefe Atem fördert Gesundheit und Vitalität, stärkt die Standhaftigkeit von Körper und Geist ebenso wie die Konzentrationsfähigkeit und das Bewusstsein für die Verbundenheit mit dem Universum.

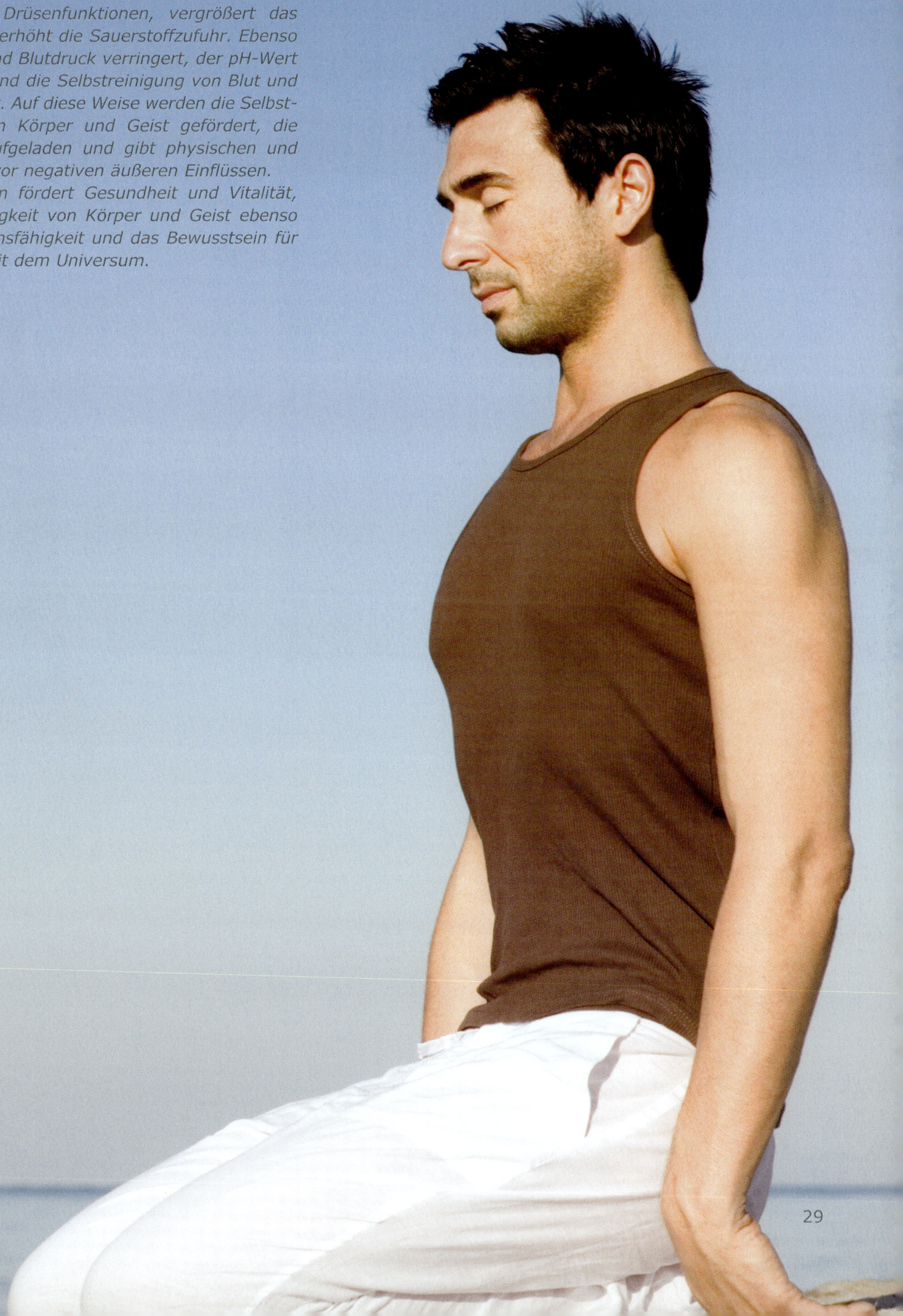

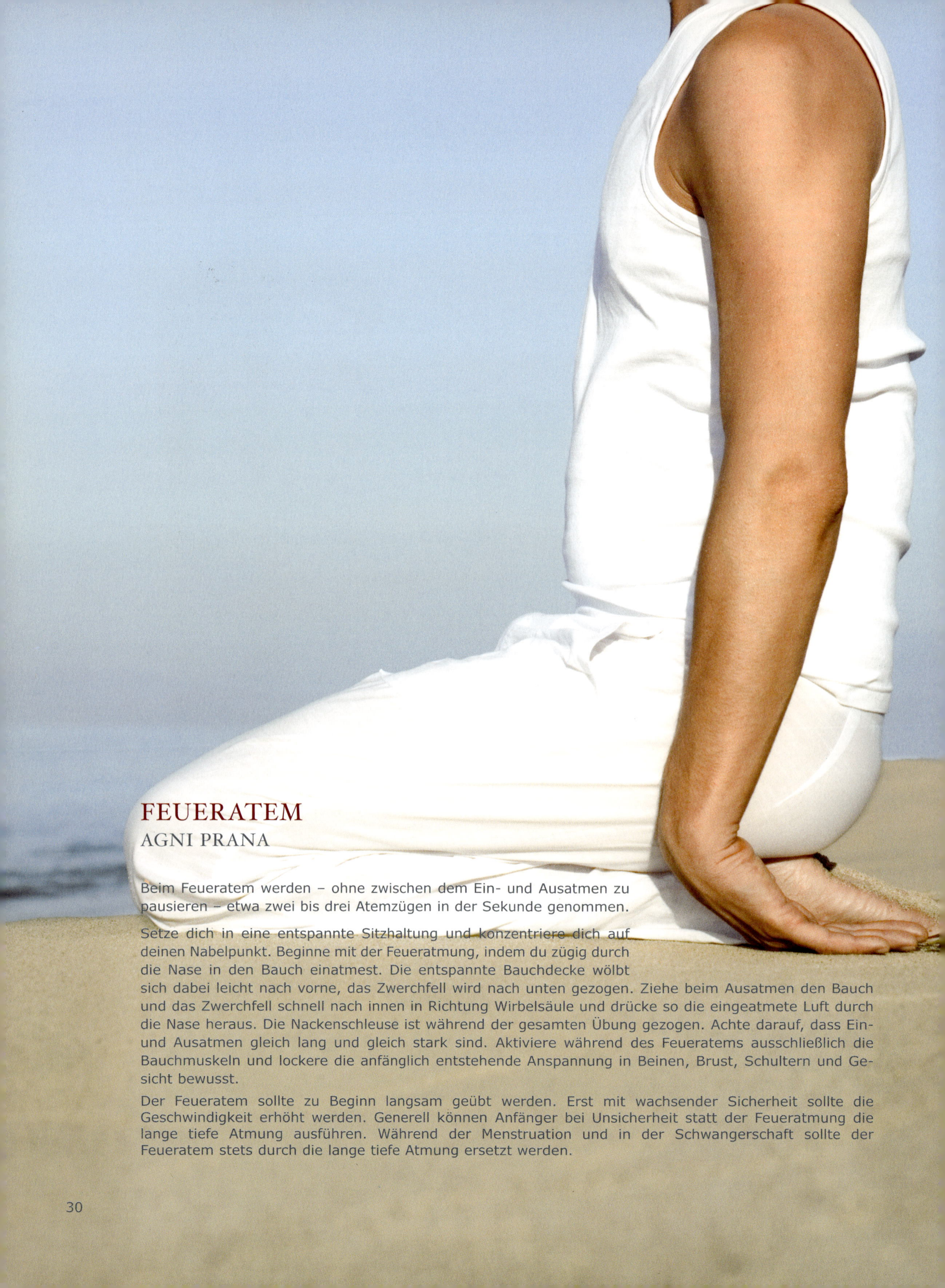

FEUERATEM
AGNI PRANA

Beim Feueratem werden – ohne zwischen dem Ein- und Ausatmen zu pausieren – etwa zwei bis drei Atemzügen in der Sekunde genommen.

Setze dich in eine entspannte Sitzhaltung und konzentriere dich auf deinen Nabelpunkt. Beginne mit der Feueratmung, indem du zügig durch die Nase in den Bauch einatmest. Die entspannte Bauchdecke wölbt sich dabei leicht nach vorne, das Zwerchfell wird nach unten gezogen. Ziehe beim Ausatmen den Bauch und das Zwerchfell schnell nach innen in Richtung Wirbelsäule und drücke so die eingeatmete Luft durch die Nase heraus. Die Nackenschleuse ist während der gesamten Übung gezogen. Achte darauf, dass Ein- und Ausatmen gleich lang und gleich stark sind. Aktiviere während des Feueratems ausschließlich die Bauchmuskeln und lockere die anfänglich entstehende Anspannung in Beinen, Brust, Schultern und Gesicht bewusst.

Der Feueratem sollte zu Beginn langsam geübt werden. Erst mit wachsender Sicherheit sollte die Geschwindigkeit erhöht werden. Generell können Anfänger bei Unsicherheit statt der Feueratmung die lange tiefe Atmung ausführen. Während der Menstruation und in der Schwangerschaft sollte der Feueratem stets durch die lange tiefe Atmung ersetzt werden.

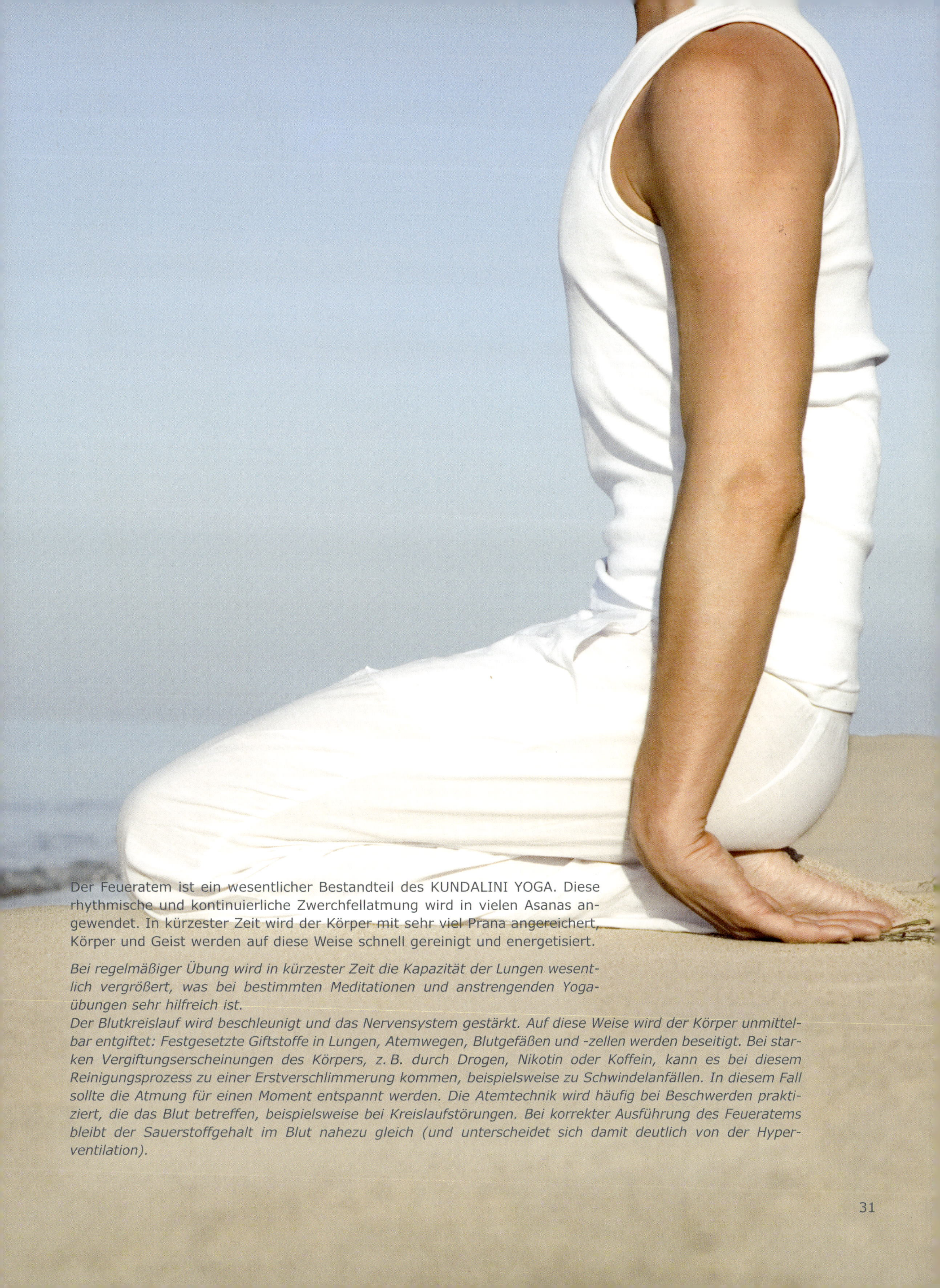

Der Feueratem ist ein wesentlicher Bestandteil des KUNDALINI YOGA. Diese rhythmische und kontinuierliche Zwerchfellatmung wird in vielen Asanas angewendet. In kürzester Zeit wird der Körper mit sehr viel Prana angereichert, Körper und Geist werden auf diese Weise schnell gereinigt und energetisiert.

Bei regelmäßiger Übung wird in kürzester Zeit die Kapazität der Lungen wesentlich vergrößert, was bei bestimmten Meditationen und anstrengenden Yogaübungen sehr hilfreich ist.
Der Blutkreislauf wird beschleunigt und das Nervensystem gestärkt. Auf diese Weise wird der Körper unmittelbar entgiftet: Festgesetzte Giftstoffe in Lungen, Atemwegen, Blutgefäßen und -zellen werden beseitigt. Bei starken Vergiftungserscheinungen des Körpers, z. B. durch Drogen, Nikotin oder Koffein, kann es bei diesem Reinigungsprozess zu einer Erstverschlimmerung kommen, beispielsweise zu Schwindelanfällen. In diesem Fall sollte die Atmung für einen Moment entspannt werden. Die Atemtechnik wird häufig bei Beschwerden praktiziert, die das Blut betreffen, beispielsweise bei Kreislaufstörungen. Bei korrekter Ausführung des Feueratems bleibt der Sauerstoffgehalt im Blut nahezu gleich (und unterscheidet sich damit deutlich von der Hyperventilation).

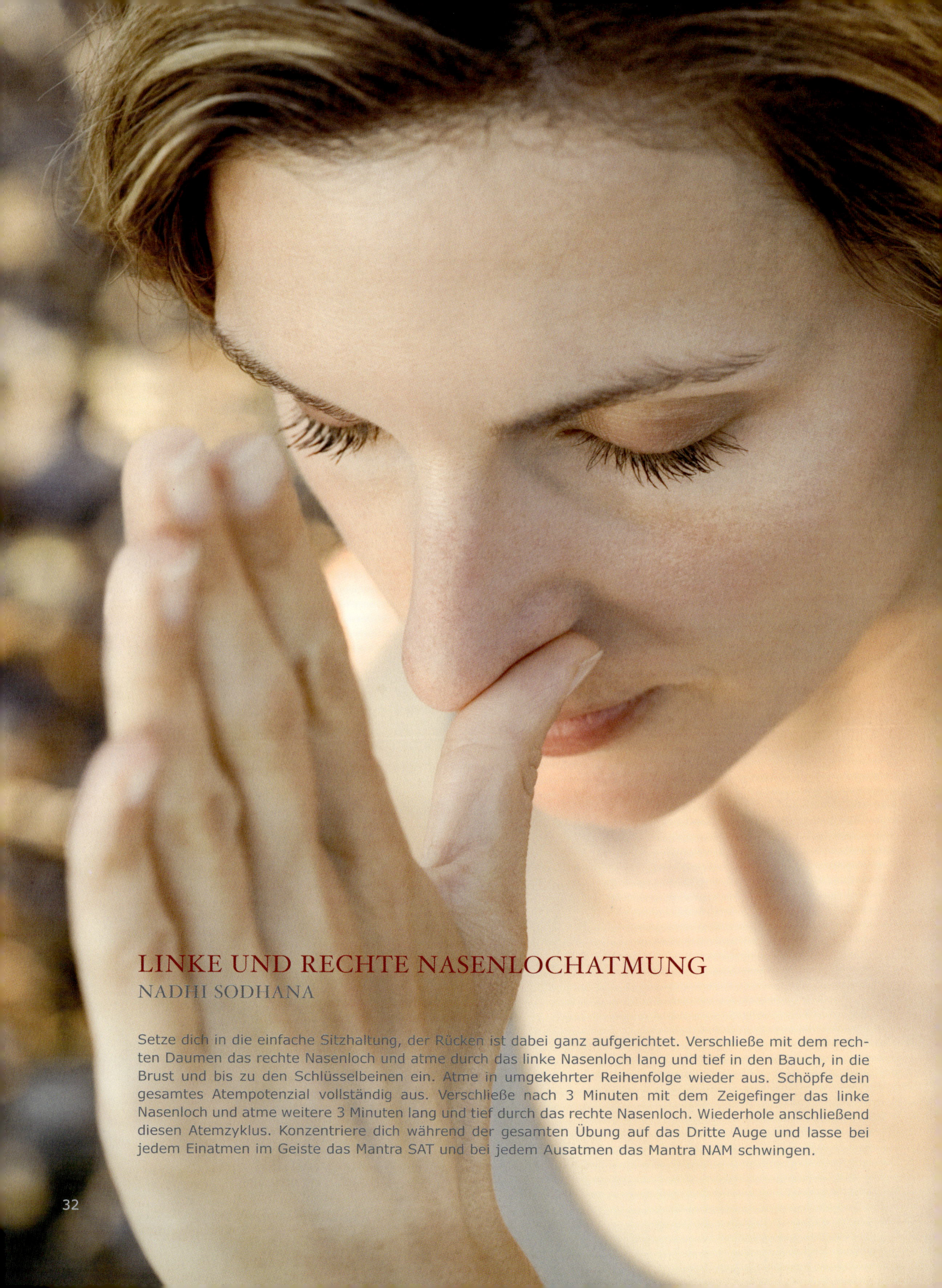

LINKE UND RECHTE NASENLOCHATMUNG

NADHI SODHANA

Setze dich in die einfache Sitzhaltung, der Rücken ist dabei ganz aufgerichtet. Verschließe mit dem rechten Daumen das rechte Nasenloch und atme durch das linke Nasenloch lang und tief in den Bauch, in die Brust und bis zu den Schlüsselbeinen ein. Atme in umgekehrter Reihenfolge wieder aus. Schöpfe dein gesamtes Atempotenzial vollständig aus. Verschließe nach 3 Minuten mit dem Zeigefinger das linke Nasenloch und atme weitere 3 Minuten lang und tief durch das rechte Nasenloch. Wiederhole anschließend diesen Atemzyklus. Konzentriere dich während der gesamten Übung auf das Dritte Auge und lasse bei jedem Einatmen im Geiste das Mantra SAT und bei jedem Ausatmen das Mantra NAM schwingen.

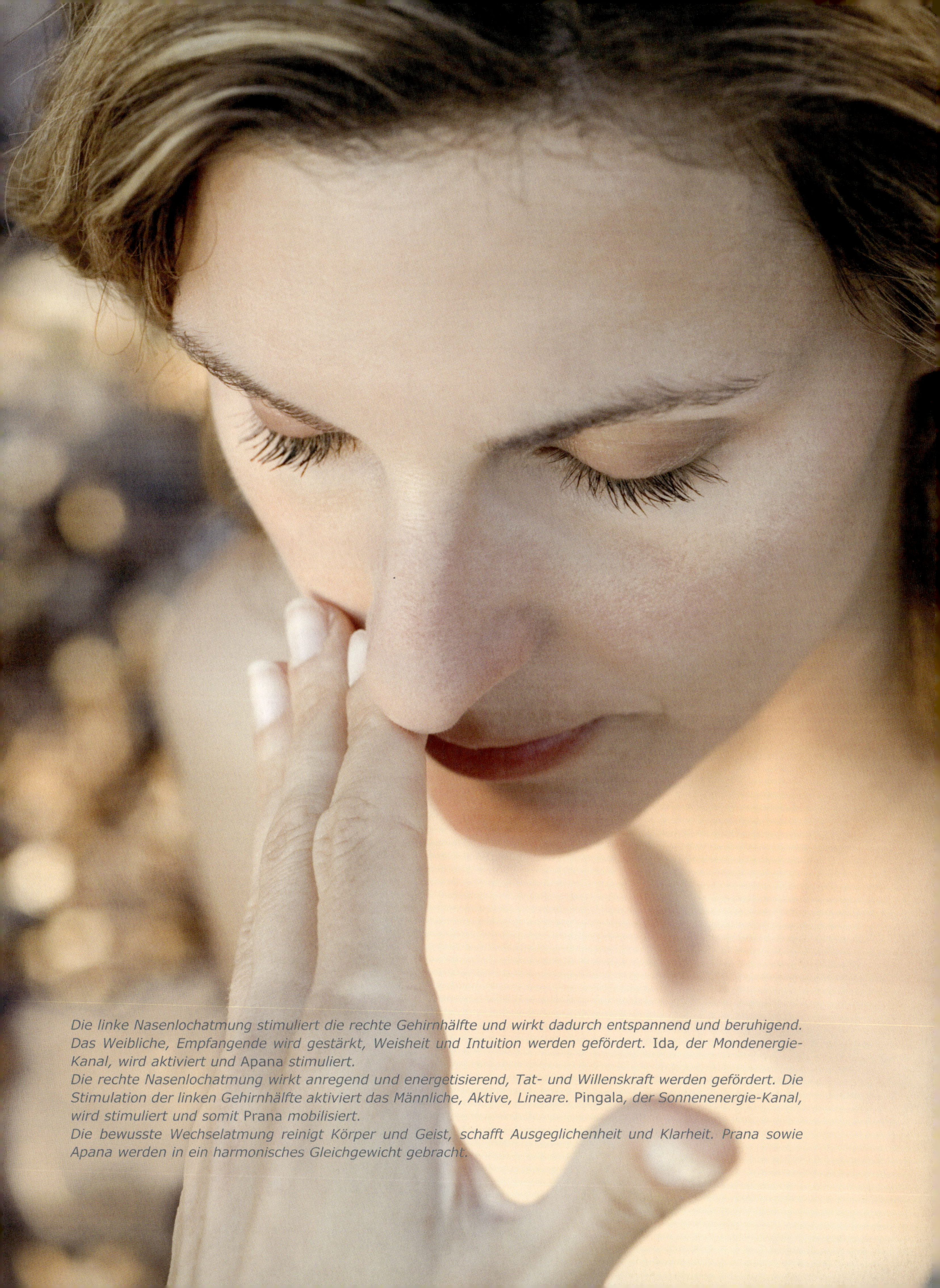

Die linke Nasenlochatmung stimuliert die rechte Gehirnhälfte und wirkt dadurch entspannend und beruhigend. Das Weibliche, Empfangende wird gestärkt, Weisheit und Intuition werden gefördert. Ida, *der Mondenergie-Kanal, wird aktiviert und* Apana *stimuliert.*
Die rechte Nasenlochatmung wirkt anregend und energetisierend, Tat- und Willenskraft werden gefördert. Die Stimulation der linken Gehirnhälfte aktiviert das Männliche, Aktive, Lineare. Pingala, *der Sonnenenergie-Kanal, wird stimuliert und somit* Prana *mobilisiert.*
Die bewusste Wechselatmung reinigt Körper und Geist, schafft Ausgeglichenheit und Klarheit. Prana *sowie* Apana *werden in ein harmonisches Gleichgewicht gebracht.*

KÜHLENDE ATMUNG

SITALI PRANAYAMA

Setze dich in eine entspannte Sitzhaltung. Rolle die Zunge U-förmig zusammen und schiebe sie nach vorne zwischen die Lippen. Kannst du kein U bilden, so strecke die Zungenspitze leicht durch die Lippen. Atme tief und mit einem zischenden, pfeifenden Geräusch durch die Zunge bzw. den Mund ein. Konzentriere dich dabei auf die kühlende Wirkung der eingesaugten Luft in Rachen und Hals. Halte den Atem kurz an und atme schließlich durch die Nase aus. Spüre dabei, wie sich die Kühle in deinem gesamten Körper ausbreitet.

Atme zum Abschluss ein, halte den Atem an, ziehe die Zunge zurück und schließe den Mund. Atme durch die Nase aus und entspanne. Führe diese Atemübung insgesamt 2-mal jeweils 5 Minuten durch.

Sitali Pranayama beruhigt und kühlt die Wirbelsäule, insbesondere den Bereich zwischen dem 4. und 6. Wirbel, in dem die sexuelle und die verdauende Energie gesteuert werden. Ebenso wird diese Atemtechnik eingesetzt, um Fieber zu senken und Gehirn und Nervensystem zu beruhigen. Bei regelmäßiger Praxis ist sie sehr wirksam zur Entgiftung und zur Verjüngung. Zu Beginn kann auf der Zunge ein bitterer Geschmack auftreten. Dies ist ein Zeichen dafür, dass auch über die Zunge Entgiftungsprozesse stattfinden. Bei regelmäßiger Fortsetzung der Übung wird sich jedoch schließlich ein süßlicher Geschmack einstellen.

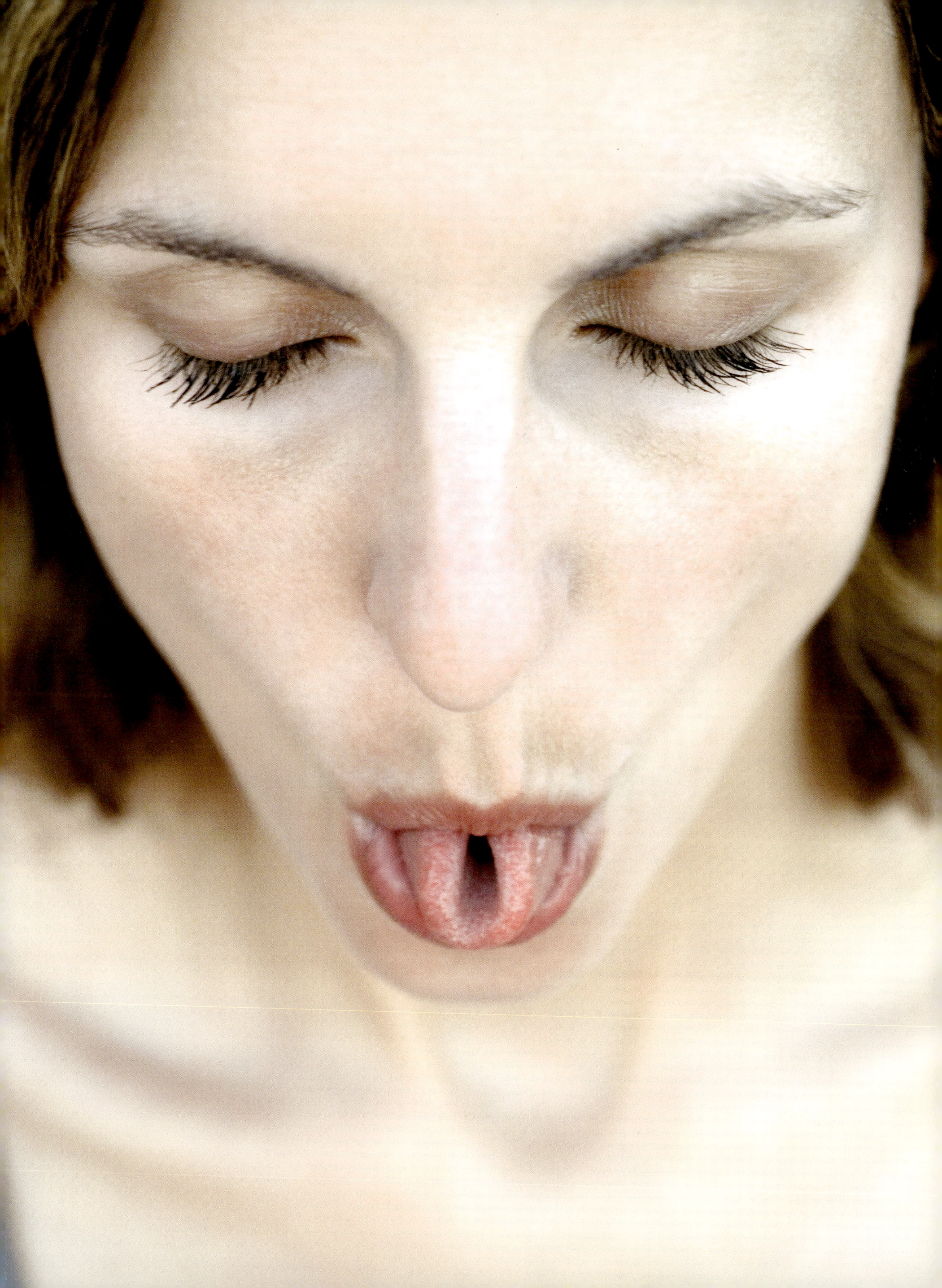

„Wissen wird nur dann zu wahrer Weisheit, wenn du es mit deinem eigenen Herzen und Sein erfährst. Nur die tatsächliche Erfahrung dieser Weisheit – gyan – kann dich tragen und stützen.“ Y. B.

MUDRAS

MUD = FREUDE, GESTE
RA = DAS, WAS GIBT, WAS PROJIZIERT

Mudras sind „Siegel", symbolische Handgesten oder -bewegungen, die in vielen Meditationen und Asanas angewendet werden. Die unterschiedlichen Mudras schaffen wichtige energetische Verbindungen innerhalb des Nervensystems und stimulieren bestimmte *Nadis*.

Jeder Bereich der Hand ist mit einem spezifischen Teil des Gehirns verbunden. Durch Krümmen, Kreuzen, Dehnen und Berühren der Finger oder bestimmter Handbereiche werden Reflexzonen und Meridiane stimuliert, welche eine direkte Wirkung auf Körper und Geist haben. Den Fingern sind jeweils bestimmte Symbole und Elemente zugeordnet. Beispielsweise steht der Daumen für das Ego und das Element Feuer, bei Druck auf die Daumenspitze wird der Lungenmeridian stimuliert.

Mudras haben einen bedeutenden Einfluss auf den Geist des Praktizierenden. Sie vertiefen die spirituelle Entwicklung und unterstützen das Aufsteigen der Kundalini. Durch die Anwendung von Mudras in meditativen sowie dynamischen Asanas und Meditationen wird deren energetische Wirkung verstärkt.

GHYAN MUDRA

GHYAN = WISSEN, ERKENNTNIS

Bei Ghyan Mudra berührt die Spitze des Daumens die Spitze des Zeigefingers.

Symbol	Ego (Daumen) und Jupiter (Zeigefinger)
Element	Feuer (Daumen) und Luft (Zeigefinger)
Meridian	Lungenmeridian (Daumen) und Dickdarmmeridian (Zeigefinger)
Effekt	Verleiht Erkenntnis; stimuliert Intuition und Empfänglichkeit; fördert Intelligenz und geistiges Wachstum

Dieses im Yoga am häufigsten angewandte Mudra symbolisiert die Verbindung von individueller und universeller Seele.
Der Planet Jupiter repräsentiert Wissen und dessen Ausweitung und steht für die Rolle des Beschützers. Großmütig werden jegliche Gegensätze harmonisiert, positive Gefühle können sich frei entfalten. Die Jupiter-Energie verleiht Selbstvertrauen und stärkt die innere Harmonie.

In vielen Pranayamas und bei bestimmten Übungen wird die aktive Variante von Ghyan Mudra angewendet. Dabei wird der Zeigefinger so gekrümmt, dass der Nagel gegen die Innenseite des oberen Daumengelenks drückt.

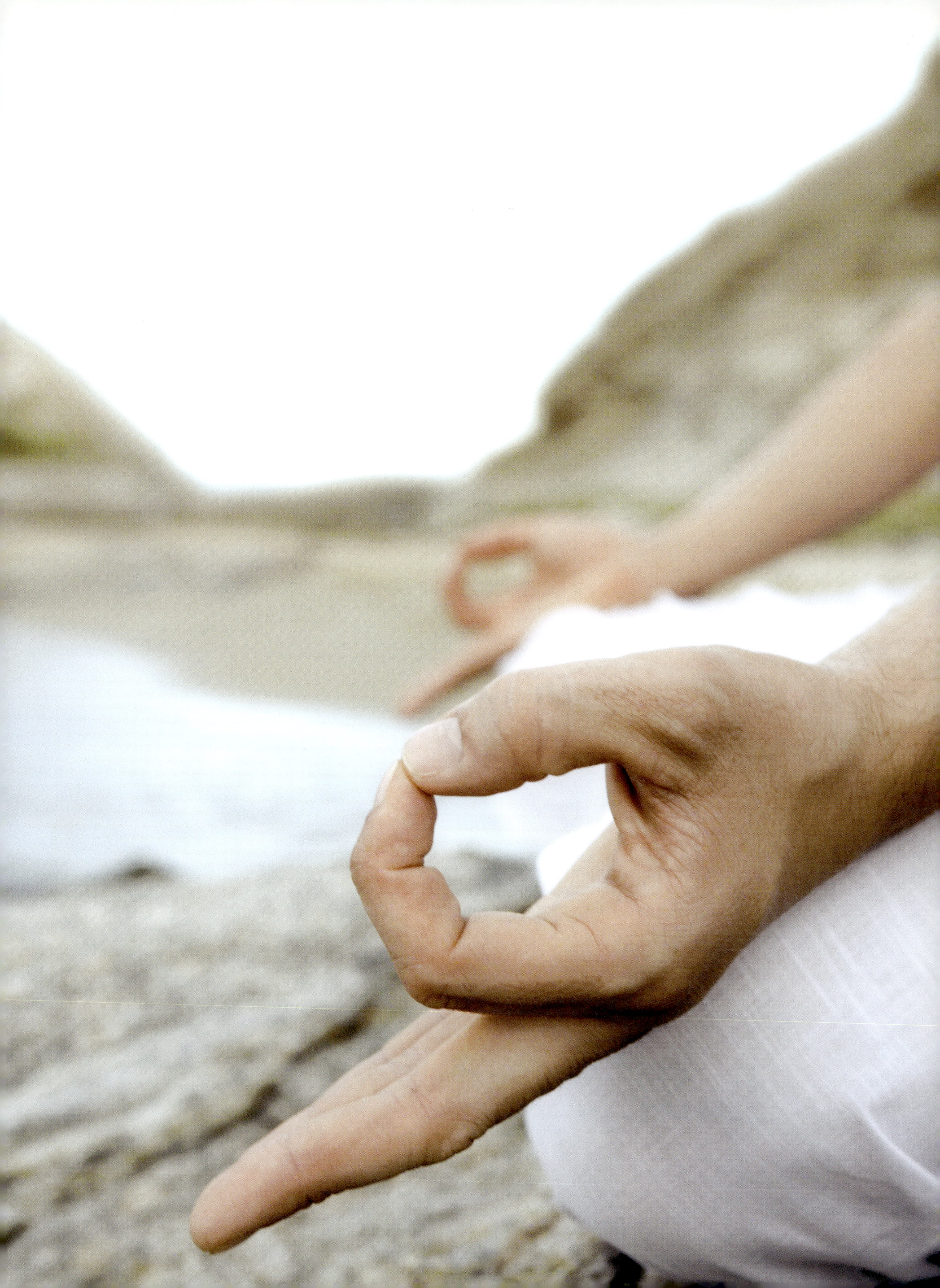

SHUNI MUDRA

SHUNI = GEDULD

Beim Shuni Mudra berührt die Spitze des Daumens die Spitze des Mittelfingers.

Symbol	Ego (Daumen) und Saturn (Mittelfinger)
Element	Feuer (Daumen) und Himmel (Mittelfinger)
Meridian	Lungenmeridian (Daumen) und Perikardmeridian (Mittelfinger)
Effekt	Fördert Disziplin und Geduld; verstärkt den Bezug zur Realität; stärkt Urteilsfähigkeit und Verantwortungsgefühl

Der Saturn repräsentiert den Aufpasser, das karmische Gesetz. Er steht für Verantwortung und Mut. Er verleiht die Fähigkeit, Erfahrungen zu leben, zu vertiefen und daraus zu lernen.
Steht die Saturnenergie in harmonischem Gleichgewicht, ermöglicht sie analytisches Denken und verhilft zu einem klaren, zielorientierten Geist.

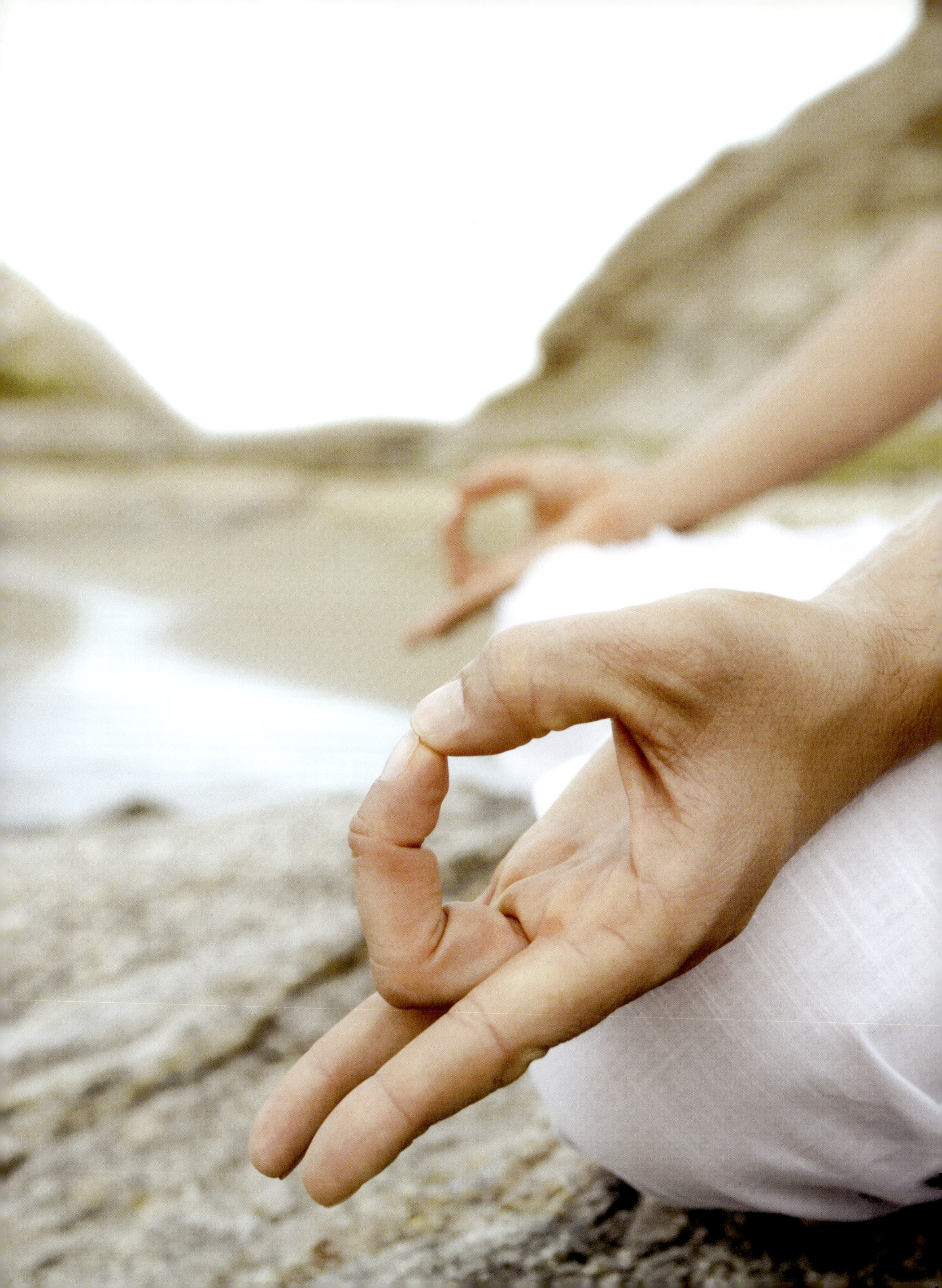

SURYA MUDRA

SURYA = SONNE

Beim Surya Mudra berührt die Spitze des Daumens die Spitze des Ringfingers.

Symbol	Ego (Daumen) und Sonne/Uranus (Ringfinger)
Element	Feuer (Daumen) und Erde (Ringfinger)
Meridian	Lungenmeridian (Daumen) und 3-facher Erwärmer-Meridian (Ringfinger)
Effekt	Harmonisiert Energie und Vitalität; fördert die Gesundheit und kräftigt das Nervensystem

Die Sonne repräsentiert Energie, Gesundheit, Vitalität, Mut, Willensstärke, Würde und Selbstvertrauen. Der Uranus steht für das Erlangen eines höheren Bewusstseins. Er beeinflusst mit seiner positiven Kraft das Nervensystem und die Intuition. Er fördert die Transformation, stärkt den Instinkt und unterstützt energetisch das Meistern aller Aufgaben.

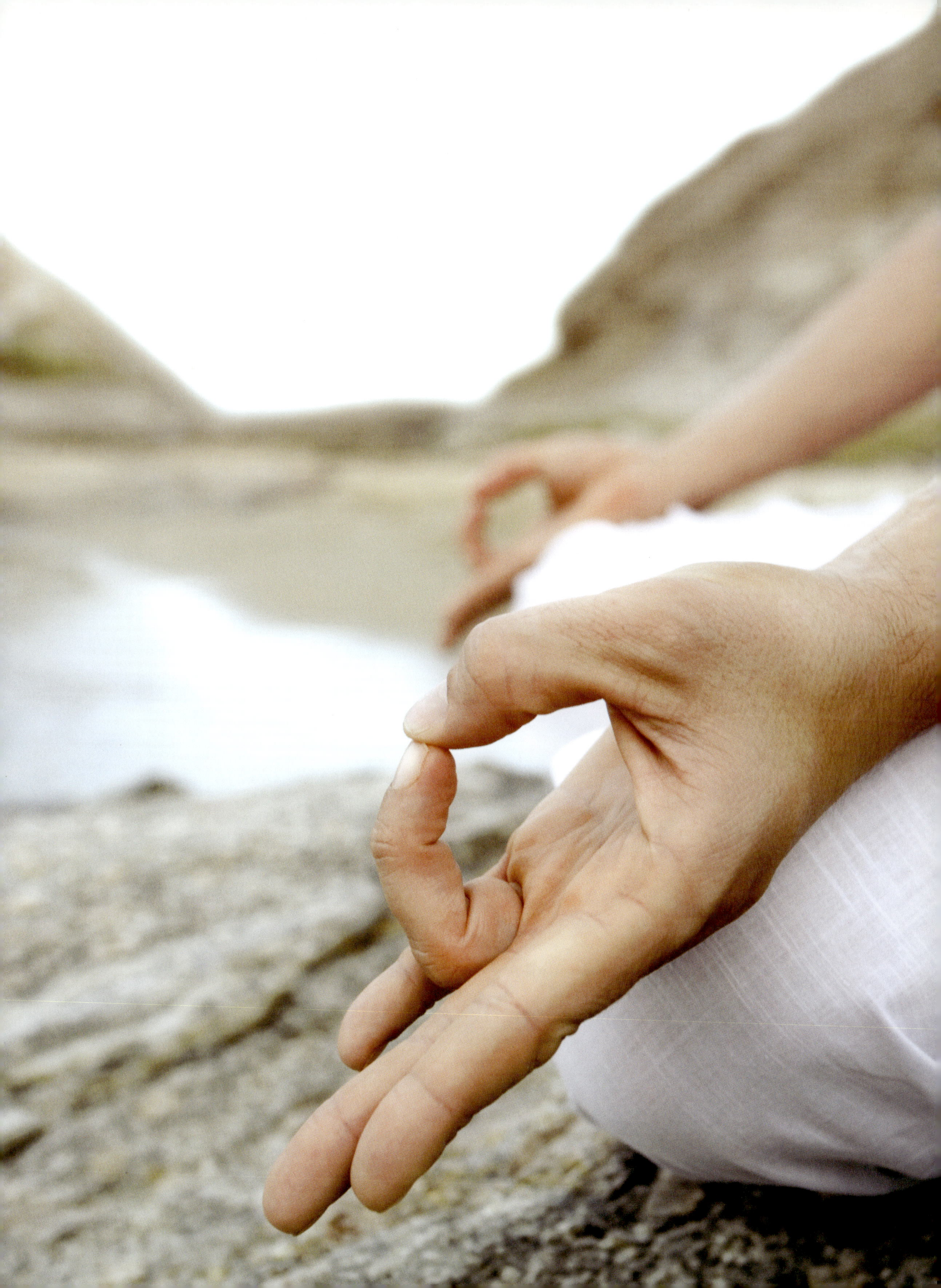

BUDDHI MUDRA

BUDDHI = KOMMUNIKATION

Beim Buddhi Mudra berührt die Spitze des Daumens die Spitze des kleinen Fingers.

Symbol	Ego (Daumen) und Merkur (kleiner Finger)
Element	Feuer (Daumen) und Wasser (kleiner Finger)
Meridian	Lungenmeridian (Daumen) und Dünndarmmeridian (kleiner Finger)
Effekt	Entwickelt die Fähigkeit zu klarer und intuitiver Kommunikation

Merkur repräsentiert die Intelligenz und das Erinnerungsvermögen. Er fördert die Redegewandtheit sowie die Fähigkeit zur Kommunikation und Argumentation.

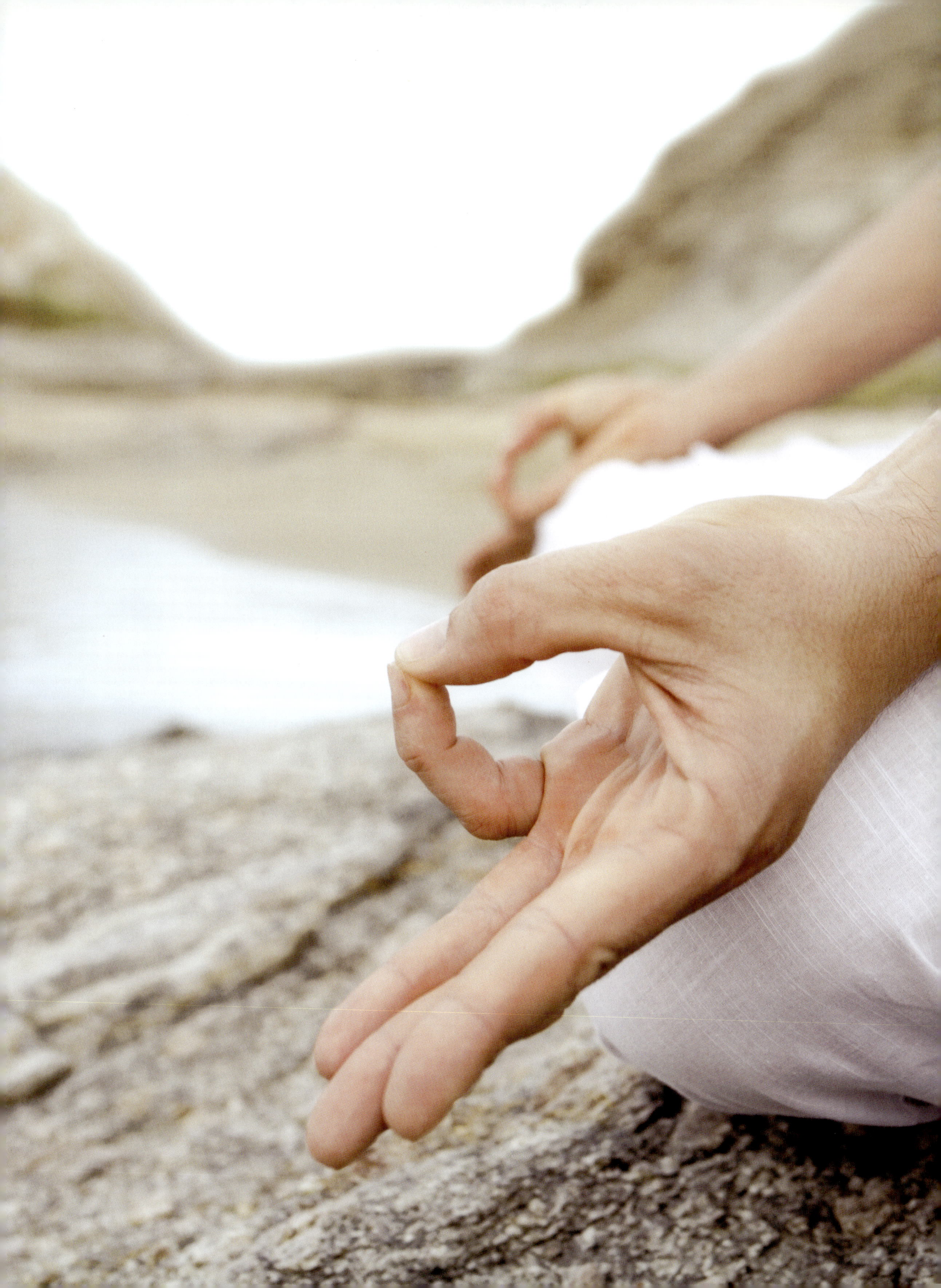

GEBETSHALTUNG

PRANAM MUDRA

Lege die Hände auf Brusthöhe zusammen und drücke die Handflächen mit leichtem Druck gegeneinander. Die Daumenrücken üben sanften Druck auf das Brustbein aus. Die Finger sind gestreckt und weisen schräg vom Körper weg nach oben.

Durch das Zusammendrücken der Handflächen werden beide Gehirnhälften stimuliert. So entsteht ein Gleichgewicht zwischen der rechten, männlichen und der linken, weiblichen Körperseite. Dies ist eine wesentliche Voraussetzung für die Konzentrationsfähigkeit.
Der Druck der Daumenrücken auf das Brustbein aktiviert das Herz-Chakra und den Mind-Nerve. *Dieser verläuft direkt vom Herzen zum Gehirn und fördert die geistige Sammlung. Er hilft, die Gedanken zu fokussieren und schafft somit die Grundlage für die Meditation.*

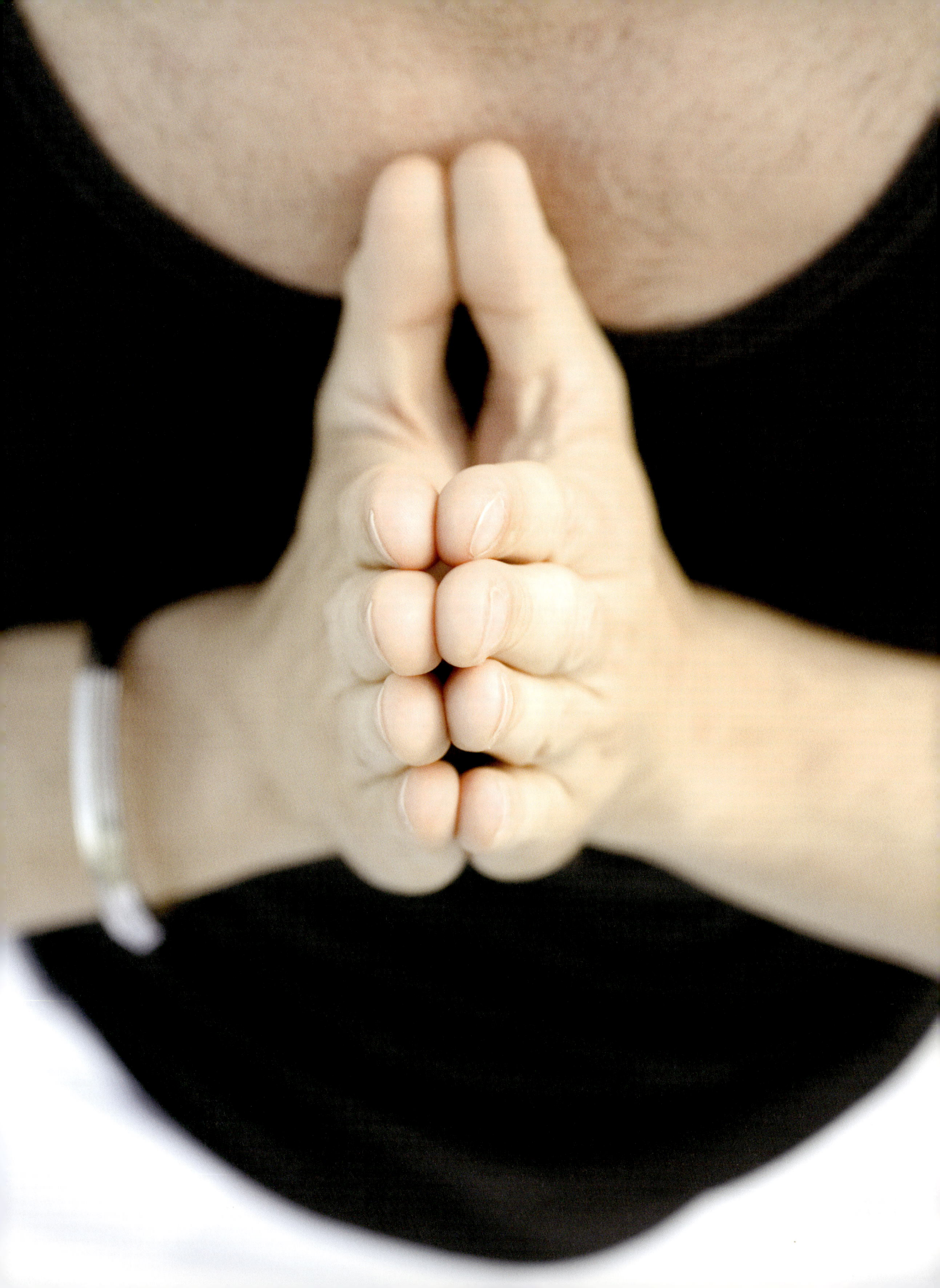

VENUSSCHLOSS

VENUS LOCK

Nimm die Hände zusammen und verschränke die Finger ineinander.
Bei Männern liegen die Finger der rechten Hand über den Fingern der linken Hand. Der rechte Daumen berührt den Venushügel der linken Hand (den Hügel oberhalb der Daumenwurzel). Der linke Daumen liegt in der Mulde zwischen Daumen und Zeigefinger der rechten Hand.
Bei Frauen liegen die Finger der linken Hand über denen der rechten Hand. Der linke Daumen berührt den Venushügel des rechten Daumens. Der rechte Daumen liegt in der Mulde zwischen Daumen und Zeigefinger der linken Hand.

Der Name dieses Mudras leitet sich aus der Berührung des Daumens der einen Hand mit dem Venushügel des Daumens der anderen Hand ab. Dieser Hügel symbolisiert den Planeten Venus.

Das Venusschloss stimuliert und harmonisiert die Energien im Sakral-Chakra und transformiert sie in höhere Ebenen. Der Griff wirkt erfrischend, klärend, konzentrationsfördernd und verleiht neue Antriebskraft.

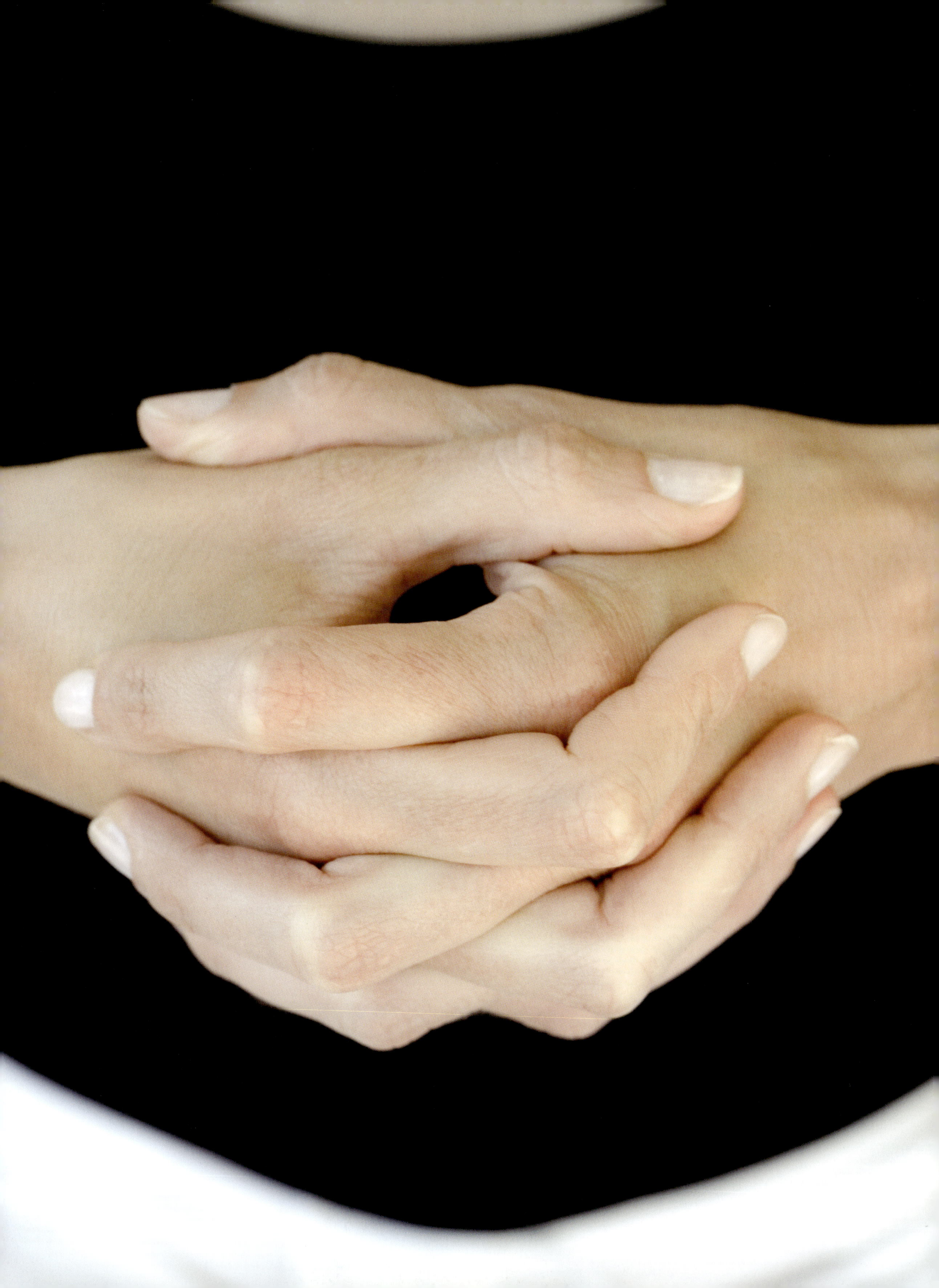

BÄRENGRIFF
GANESH MUDRA

Hebe die Arme waagerecht zu den Seiten und winkele sie auf Brusthöhe an, so dass Ober- und Unterarme parallel zum Boden sind. Krümme die Finger und verhake die Hände vor dem Herz-Chakra ineinander. Die rechte Handfläche zeigt in Richtung Brust, die linke zeigt nach vorne. Ziehe die Arme kräftig auseinander, ohne den Griff zu lösen. Achte darauf, dass Arme und Schultern entspannt bleiben.

Dieses Mudra öffnet und energetisiert das Herz-Chakra. Die Thymusdrüse wird stimuliert, die Abwehrkräfte und das Lymphsystem werden gestärkt, die Selbstreinigungskräfte und die Konzentration angeregt.

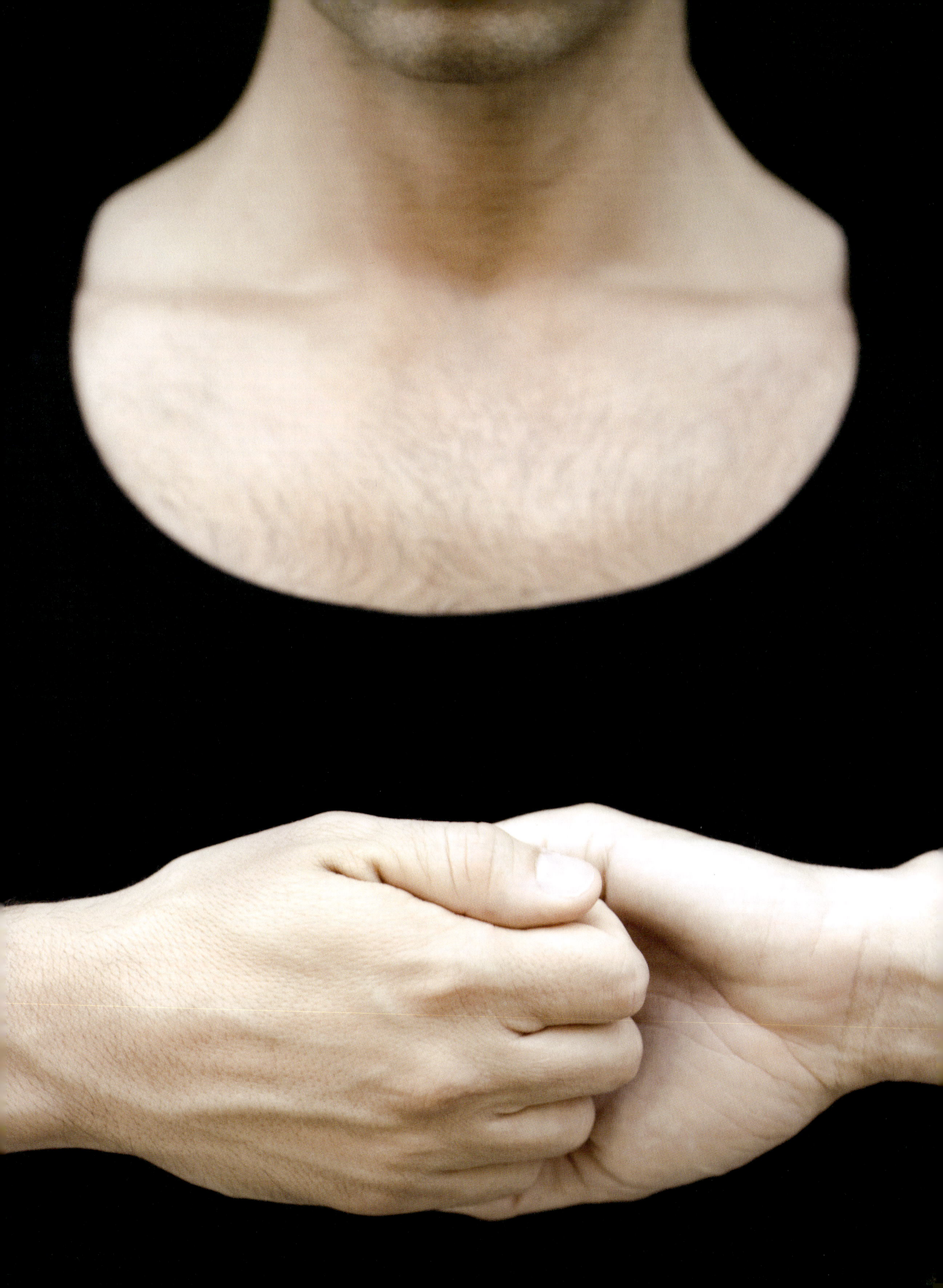

„Das Universum hat uns das Leben geschenkt und das Beste, was wir tun können, ist, das Leben zu lieben und glücklich zu werden. Im Kundalini Yoga entfalten wir unsere schlafende Energie, um ein erfülltes, intuitives und vortreffliches Leben zu führen in einer normalen Lebenssituation, als Teil dieser Welt.“ Y. B.

CHAKRA

CHAKRA = RAD, DISKUS, KREIS

Chakras sind psychoenergetische Zentren entlang der Wirbelsäule. Werden diese Energiefelder angeregt, öffnen sie sich und drehen sich wie ein Rad. Dadurch sammeln, transformieren und verteilen sie die ihnen innewohnenden fein- und grobstofflichen Energien.

Es gibt sieben Hauptchakras, denen jeweils bestimmte körperliche Funktionen und energetische Qualitäten zugeordnet sind. Die Chakras sind durch die *Sushmana*, den Hauptenergiekanal für die Kundalini, miteinander verbunden. Laut Yogi Bhajan bildet die Aura das achte Chakra und entsteht durch das Gesamtwirken der sieben Hauptchakras.

Um Körper und Geist in ein harmonisches Gleichgewicht zu bringen, gilt es, die Chakras zu öffnen. Blockierte Energiezentren, die entweder verschlossen oder nur wenig geöffnet sind, können körperliche und psychische Dysfunktionen oder Missbefindlichkeiten verursachen.

Asanas und Meditationen im KUNDALINI YOGA helfen auf unterschiedliche Weise, die Chakras zu aktivieren und zu öffnen und somit körperliche sowie energetische Blockaden zu lösen.

1. CHAKRA: WURZEL-CHAKRA (MULADHARA)

MULA = WURZEL, URSPRUNG, ESSENZ
ADHARA = BASIS, FUNDAMENT, STÜTZE

Das Wurzel-Chakra befindet sich am unteren Ende der Wirbelsäule zwischen Anus und Genitalien und ist mit dem Steißbein verbunden.

Farbe	Rot (Vitalität)
Symbol	Vierblättriger Lotus
Element	Erde (Prithivi): Mutter, Kraft, Nahrung, Sicherheit, Schutz
Planet	Mars
Plexus	Sakral-Plexus
Prana	Apana (Ausscheidung)
Sinnesorgan	Nase (Riechen)
Körperliche Zuordnung	Beckenboden, Dick- und Enddarm, Knochen, Beine und Füße, Zähne und Nägel, Blutbildung, Verdauung, Ischiasnerv
Zugeordnete Drüsen	Nebennieren
Physische Funktion	Wachstum von Knochen/Zähnen/Nägeln, Verdauung und Ausscheidung
Physische Unterfunktion	Darmkrankheiten, Verstopfung, Durchfall, Kreuzschmerzen, Hexenschuss, Ischialgien, Knochenerkrankungen, Osteoporose, Schmerzen in Beinen und Füßen, stressbedingte Erkrankungen, schwache körperliche Konstitution
Psychische Funktion	Stabilität, Lebenskraft, Lebenswille, Urinstinkt, Durchsetzungsfähigkeit, Selbstvertrauen, Selbstbezogenheit, Erdung
Psychische Unterfunktion	Energielosigkeit, wenig Lebensfreude, mangelndes Vertrauen ins Leben, Existenzängste, Misstrauen, Depressionen, keine Erdung

2. CHAKRA: SAKRAL-CHAKRA (SVADHISTHANA)

SVADHISTHANA = SÜßE, LIEBLICHKEIT

Das Sakral-Chakra befindet sich oberhalb der Genitalien, an der Grenze zwischen Steißbein und Kreuzbein.

Farbe	Orange (Aktivität, Energie, Freude, Hoffnung)
Symbol	Sechsblättriger Lotus
Element	Wasser (Apas): Weichheit, Nachgiebigkeit
Planet	Merkur
Plexus	Sakral-Plexus
Prana	Apana (Ausscheidung)
Sinnesorgan	Zunge (Geschmackssinn)
Körperliche Zuordnung	Beckenraum, Kreuzbein, Geschlechts- und Unterleibsorgane, Gebärmutter, Nieren, Milz, Blase, Prostata, Hüftgelenke, Lendenwirbelsäule
Zugeordnete Drüsen	Keimdrüsen, Adrenalindrüsen
Physische Funktion	Aktivierung der sexuellen und Fortpflanzungsfunktion, Entgiftung, Blutkreislauf, Lymphfluss, Immunsystem
Physische Unterfunktion	Menstruationsbeschwerden, Geschlechtskrankheiten, Nierenerkrankungen, Blasenprobleme, Harnwegsinfektionen, Schmerzen im Bereich der Lendenwirbelsäule, Hüftschmerzen, Folgeerscheinungen von mangelnder Entgiftung
Psychische Funktion	Sexualität, Sinnlichkeit, Fortpflanzung, Gefühle, Kreativität, Begeisterungsfähigkeit, Erotik, schöpferische Lebensenergie
Psychische Unterfunktion	Unfähigkeit, das Leben zu genießen, seelische Kraftlosigkeit, Motivationslosigkeit, Eifersucht, Schuldgefühle, gestörtes Sexualverhalten (Sucht, Desinteresse), starke Stimmungsschwankungen

3. CHAKRA: NABEL-CHAKRA (MANIPURA)

MANIPURA = LEUCHTENDER JUWEL

Das Nabel-Chakra befindet sich etwa zwei Finger breit unterhalb des Bauchnabels.

Farbe	Gelb (Feuer, Energie)
Symbol	Zehnblättriger Lotus
Element	Feuer (Tejas): Verdauungsfeuer, Reinigung
Planet	Sonne
Plexus	Solar-Plexus (Sonnengeflecht)
Prana	Samana (Verteilung der Nahrung)
Sinnesorgan	Augen (Gesichtssinn, Visualisierung)
Körperliche Zuordnung	Magen, Dünndarm, Leber, Milz, Gallenblase
Zugeordnete Drüsen	Bauchspeicheldrüse
Physische Funktion	Verdauung, vegetatives Nervensystem
Physische Unterfunktion	Erkrankungen von Magen/Leber/Milz und Gallenblase, Verdauungsstörungen, Schmerzen in der Lendenwirbelsäule, Nervenerkrankungen, Diabetes, Übergewicht
Psychische Funktion	Willenskraft, Macht, Entwicklung positiven Egos, Selbstkontrolle, Selbstbewusstsein, Tatkraft, Durchsetzungsvermögen, inneres Gleichgewicht, Intuition, Lebendigkeit, starke Nerven
Psychische Unterfunktion	Mangelndes Selbstbewusstsein, Niedergeschlagenheit, Gefühlskälte, Gleichgültigkeit, blockierte Gefühle, Unsicherheit, Unkonzentriertheit, Machtbesessenheit, wenig Lebensenergie, Rücksichtslosigkeit, Wutanfälle, Essstörungen, Schlafstörungen, Ziele werden nicht erreicht, geringe Durchsetzungskraft

4. CHAKRA: HERZ-CHAKRA (ANAHATA)
ANAHATA = NICHT ANGESCHLAGEN, UNBESCHÄDIGT

Das Herz-Chakra befindet sich in der Mitte der Brust auf Höhe des Herzens.

Farbe	Grün
Symbol	Zwölfblättriger Lotus
Element	Wind (Vayu): Bewegung, Energie, Berührung, Gefühl
Planet	Venus
Plexus	Plexus Kardialis
Prana	Prana (Atmung)
Sinnesorgan	Haut und Hände (Tastsinn)
Körperliche Zuordnung	Herz, Lunge, Bronchien
Zugeordnete Drüsen	Thymusdrüse
Physische Funktion	Herz- und Lungenfunktion, Blutkreislauf, Blutdruck
Physische Unterfunktion	Herzerkrankungen, Herzrhythmusstörungen, Atembeschwerden, Lungenerkrankungen, Blutdruckschwankungen, erhöhter Cholesterinspiegel, Durchblutungsstörungen, Schmerzen in Brustwirbelsäule und Schultern
Psychische Funktion	Bedingungslose Liebe, Mitgefühl, Herzenswärme, Heilung, Übernehmen von Verantwortung, liebevolles Akzeptieren des Selbst
Psychische Unterfunktion	Herzenskälte, Lieblosigkeit, Verschlossenheit, Verbitterung, Beziehungsschwierigkeiten, Einsamkeit

5. CHAKRA: KEHLKOPF-CHAKRA (VISHUDDA)

VISHA = UNREINHEIT, GIFT
SHUDHHA = REINIGUNG

Das Kehlkopf-Chakra befindet sich im Bereich des Kehlkopfs.

Farbe	Hellblau
Symbol	Sechzehnblättriger Lotus
Element	Äther (Akasha): Raum
Planet	Jupiter
Plexus	Karotis
Prana	Udana (unterstützt feste und flüssige Nahrungsaufnahme)
Sinnesorgan	Ohren (Gehörsinn)
Körperliche Zuordnung	Hals, Kehlkopf, Kiefer, Speise- und Luftröhre, Halswirbelsäule
Zugeordnete Drüsen	Schilddrüse
Physische Funktion	Atmung, Stimme, Stoffwechsel
Physische Unterfunktion	Halsschmerzen, Entzündungen von Hals, Mund, Zahnfleisch und Kiefer, Heiserkeit, Sprachstörungen, Schmerzen in der Halswirbelsäule, Fehlfunktion der Schilddrüse
Psychische Funktion	Verbaler und kreativer Selbstausdruck, Sprachgewandtheit, Kommunikationsfähigkeit, bewusste Wortwahl, Inspiration, Offenheit
Psychische Unterfunktion	Schwierigkeiten, sich emotional, verbal auszudrücken, Angst, die eigene Meinung zu vertreten, Zurückgezogenheit, Hemmungen, Schüchternheit, kein Zugang zur inneren Stimme, Sprachstörungen

6. CHAKRA: STIRN-CHAKRA (AJNA)

AJNA = WAHRNEHMEN

Das Stirn-Chakra befindet sich zwischen den Augenbrauen.

Farbe	Dunkelblau
Symbol	Sechsundneunzigblättriger Lotus (zweimal 48 Blätter)
Element	Geist (Manas)
Plexus	Medulla Oblongata (verlängertes Rückenmark)
Prana	Samana (Verteilung der Nahrung)
Sinnesorgan	Drittes Auge (Weisheit, Intuition)
Körperliche Zuordnung	Augen, Ohren, Nasen-Nebenhöhlen
Zugeordnete Drüsen	Hypophyse (Hirnanhangsdrüse)
Physische Funktion	Regulierung des Hormon- und Nervensystem, Gedächtnis und Konzentrationsfähigkeit
Physische Unterfunktion	Kopfschmerzen und Migräne, Augenleiden, Ohrenleiden, chronischer Schnupfen, Nebenhöhlenentzündungen, Erkrankungen des Nervensystems, neurologische Störungen und Erkrankungen
Psychische Funktion	Intuition, Willenskraft, übersinnliche Wahrnehmung (Telepathie), Vorstellungskraft, Phantasie, geistige Klarheit, Selbsterkenntnis
Psychische Unterfunktion	Konzentrations- und Lernschwäche, fehlende Einsicht, Phantasielosigkeit, keine Sicht für das Spirituelle, unruhiger Geist

7. CHAKRA: KRONEN-CHAKRA (SAHASRARA)

SAHASRARA = DIE TAUSENDFACHE, TAUSENDFÄLTIGE

Das Kronen-Chakra befindet sich am Scheitel, dem höchsten Punkt des Kopfes.

Farbe	Violett
Symbol	Tausendblättriger Lotus
Element	Seele (Brahma-loka)
Plexus	Cerebrum (Gehirn)
Körperliche Zuordnung	Mittelhirn
Zugeordnete Drüsen	Epiphyse (Zirbeldrüse)
Physische Funktion	Keine Zuordnung zu einzelnen Organen, sondern schützende und versorgende Funktion für den gesamten Organismus
Physische Unterfunktion	Immunschwäche, Nervenleiden, Lähmungserscheinungen, Schlafstörungen
Psychische Funktion	Seelensitz, spirituelles Verständnis, universelles Bewusstsein, Selbstverwirklichung, innerer Frieden, Erleuchtung (vorausgesetzt, dass auch alle anderen Chakren voll entwickelt und frei von Störungen sind)
Psychische Unterfunktion	Verhaftung in der materiellen Welt, Unzufriedenheit, Ziellosigkeit, Weltschmerz, Gefühl der Leere, geistige Erschöpfung, Angst vor dem Tod, Verneinung der Schöpferkraft

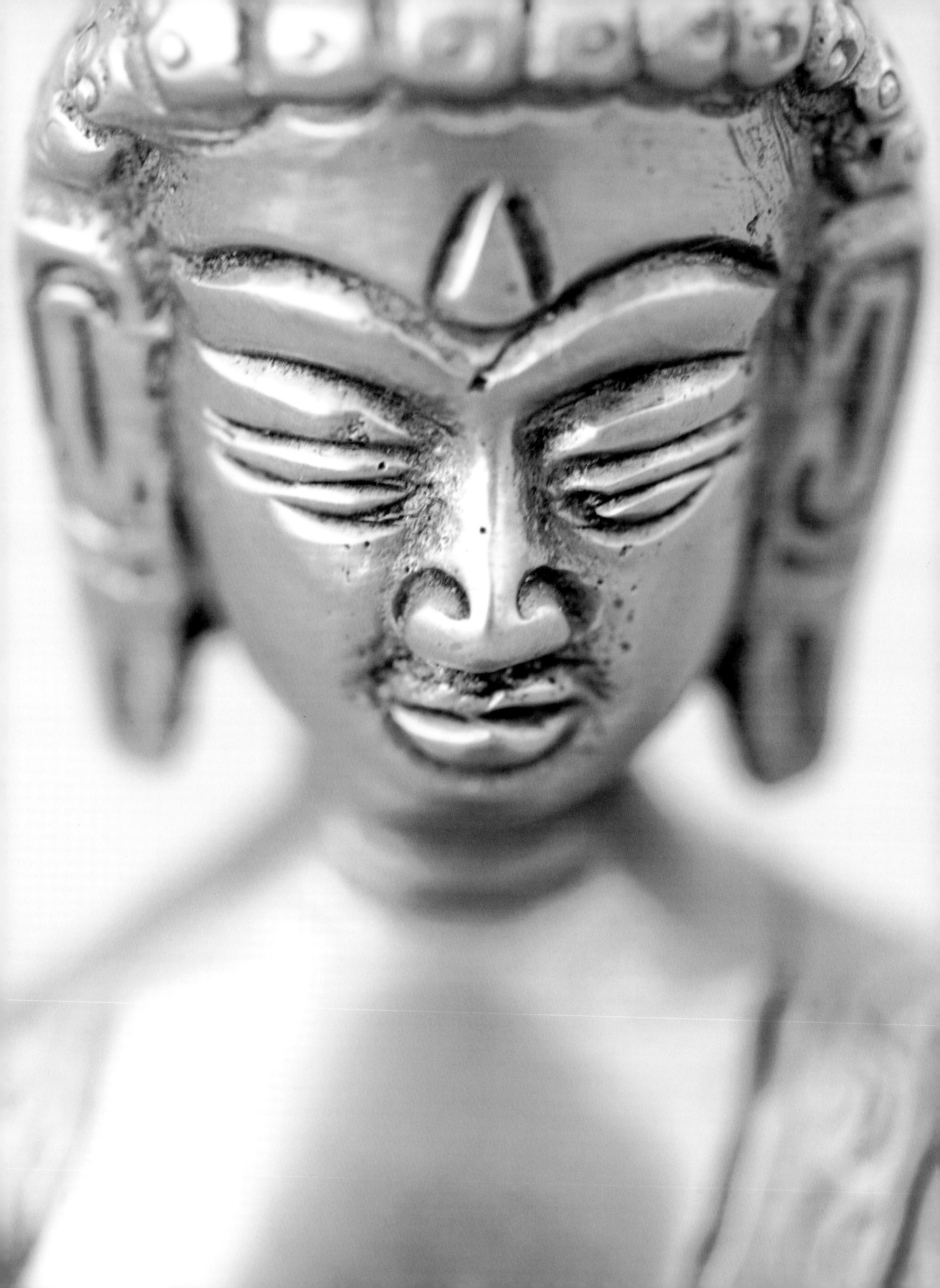

„Wir machen Kundalini Yoga nicht, um Heilige zu werden, wir machen es, um unser Menschsein zu erfahren.“ Y. B.

BANDHA

BANDHA = SCHLEUSE

Bandhas sind Körperschleusen an den Schlüsselstellen des Körpers, an denen Prana und Apana zusammenfließen. Diese können durch Kontraktionen bestimmter Muskelgruppen angewandt werden. Durch das sogenannte Ziehen der Bandhas wird Prana in die Nadis gelenkt. Das Nervensystem sowie der Fluss der Rückenmarkflüssigkeit werden stimuliert, Blutkreislauf und Energiehaushalt optimiert.

Das Ziehen der Bandhas ist ein grundlegender Bestandteil des Yoga und sollte, sofern es die Übungen zulassen, so oft wie möglich angewendet werden.

WURZELSCHLEUSE (MULA BANDHA)

MULA = WURZEL, BASIS, QUELLE

Als komplizierteste der drei Schleusen ist Mula Bandha eine Art hydraulisches Schloss am unteren Ende der Wirbelsäule. Durch das Ziehen der Wurzelschleuse werden die Energien im Anusbereich, in den Geschlechtsorganen und im Nabelpunkt stimuliert und ins Gleichgewicht gebracht. Sexuelle Energien werden in schöpferische Prozesse transformiert.
Die hauptsächliche Funktion von Mula Bandha ist die Verbindung von Prana und Apana im Nabelpunkt sowie die Kanalisierung der Energien der unteren 3 Chakras in die oberen Chakras.

Ziehe Mula Bandha, indem du zuerst die Schließmuskeln des Anus zusammenziehst. Spanne dann die Muskeln der Geschlechtsorgane an und ziehe sie nach oben. Ziehe anschließend den Nabelpunkt und die untere Bauchdecke in Richtung Wirbelsäule und nach oben, so dass Anus und Geschlechtsorgane zum Nabelpunkt hinaufgezogen werden. Achte darauf, dass du Mula Bandha in dieser Reihenfolge und in allen drei Bereichen gleich stark anspannst.

Die Wurzelschleuse wird, sofern nicht anders angegeben, mit ausgehaltenem Atem angewandt. In der Schwangerschaft sowie bei Verletzungen im Becken- und Steißbeinbereich sollte das Ziehen von Mula Bandha vermieden werden.

ZWERCHFELLSCHLEUSE (UDDHYANA BANDHA)

UDDHYANA = ERHEBEN, HOCHFLIEGEN

Das Ziehen von Uddhyana Bandha ermöglicht, Prana durch die Sushmana frei nach oben fließen zu lassen. Durch das Ziehen der Zwerchfellschleuse wird die Heilung vieler Bauch- und Magenerkrankungen aktiviert, da Magen und Darm durch die Bewegung massiert und stimuliert werden. Das Zwerchfell und somit auch die Atem- und Herzmuskulatur werden gestärkt.

Ziehe Uddhyana Bandha, indem du zu Beginn in einer sehr aufrechten Haltung vollständig ausatmest. Ziehe dann das Zwerchfell nach oben und die Bauchmuskulatur in Richtung Wirbelsäule. Um die Zwerchfellschleuse zu lösen, entspanne zuerst den Bauch und atme anschließend ein.

Uddhyana Bandha darf in der Schwangerschaft, bei hohem Blutdruck sowie bei Verletzungen und Entzündungen der inneren Organe nicht angewendet werden.

NACKENSCHLEUSE (JALANDHARA BANDHA)

JAL = WASSER
JALAN = SEKRETE IM GEHIRN
DHARA = ÖFFNUNG IM 7. CHAKRA

Jalandhara Bandha ist die im KUNDALINI YOGA am häufigsten angewandte Körperschleuse. Das Ziehen dieser Schleuse ermöglicht einen freieren Fluss von Prana zum Gehirn. Schilddrüse, Nebenschilddrüsen und Hypophyse werden stimuliert und ihre Funktion reguliert.

Ziehe Jalandhara Bandha, indem du in einer aufrechten Haltung den Nacken senkrecht nach oben streckst und nach hinten ziehst. Rücke das Kinn in Richtung Kehle und achte darauf, dass der Kopf nicht nach vorne kippt.

Wenn nicht anders vorgegeben, sollte bei allen meditativen Haltungen die Nackenschleuse angewandt werden. Bei Schilddrüsendysfunktion, hohem Blutdruck und bei akuten Halsentzündungen sollte das Ziehen von Jalandhara Bandha vermieden werden.

GROSSE SCHLEUSE (MAHA BANDHA)

MAHA = GROSS

Bei der großen Schleuse werden alle drei Schleusen gleichzeitig angespannt. Maha Bandha reguliert das Nervensystem, Blutdruck und Blutkreislauf sowie das gesamte Hormondrüsensystem.

„Im Yoga ist die Erfahrung das Wichtigste. Deine Erfahrung geht direkt in dein Herz. Worte können Erfahrungen nicht ersetzen, weil das Bewusstsein sie nicht annimmt. Du erweiterst dein Bewusstsein, um zu einem größeren Verständnis von Würde und Wahrheit zu gelangen. Dann kannst du dein Leben ungehindert so planen, wie du es dir wünscht. Du wirst Kreativität und Unbegrenztheit in alle Aspekte deines täglichen Lebens bringen.“ Y. B.

ASANA

ASANA = HALTUNG, SITZ

Ursprünglich war mit Asana sowohl die Sitzunterlage als auch der *Lotussitz* als Grundhaltung für die Meditation gemeint.

Als Asanas werden heute bestimmte Körperhaltungen und -übungen bezeichnet. Im Yoga gibt es insgesamt 84 verschiedene Asanas sowie unzählige Variationen dieser Grundhaltungen. Dieses System von Körperhaltungen wurde entwickelt, um die Muskulatur zu kräftigen, den Körper geschmeidig und gesund zu halten und ihn letztlich gezielt auf das lange, unbewegte Sitzen in der Meditationshaltung vorzubereiten.

Durch regelmäßige Praxis der Asanas soll die Körperbeherrschung perfektioniert, der Gedankenfluss beruhigt und auf diese Weise Körper und Geist harmonisiert werden.

Wichtig ist bei der Ausführung der Asanas, bewusst in die Haltung hineinzugehen und sie wieder zu lösen. Auch die richtige Atemtechnik ist von besonderer Bedeutung für den Erfolg der Haltungen und Übungen.

Asana ist die 3. Stufe des Ashtanga-Yoga nach Patanjali.

KATZE – KUH

CAT – COW

Begib dich in den Vierfüßlerstand und achte darauf, dass die Knie hüftbreit und die Arme schulterbreit auseinander sind. Die Oberschenkel und die gestreckten Arme stehen senkrecht zum Boden. Atme tief ein und biege die Wirbelsäule nach unten durch. Das Becken kippt dabei nach vorne. Hebe den Kopf und strecke ihn so weit nach hinten, dass der Nacken nicht gestaucht wird (Kuh-Position). Biege bei der Ausatmung die Wirbelsäule in die entgegengesetzte Richtung nach oben durch und kippe das Becken nach hinten. Bringe anschließend das Kinn zur Brust (Katze-Position). Beachte, dass du den Bauchnabel während der gesamten Übung leicht zur Wirbelsäule ziehst. Beginne langsam und erhöhe mit steigender Bewegungssicherheit die Geschwindigkeit.

Katze – Kuh eignet sich hervorragend als Aufwärmübung für die gesamte Wirbelsäule. Die Rücken- und Nackenmuskulatur wird in beide Richtungen gekräftigt und gedehnt, das Nervensystem gestärkt.

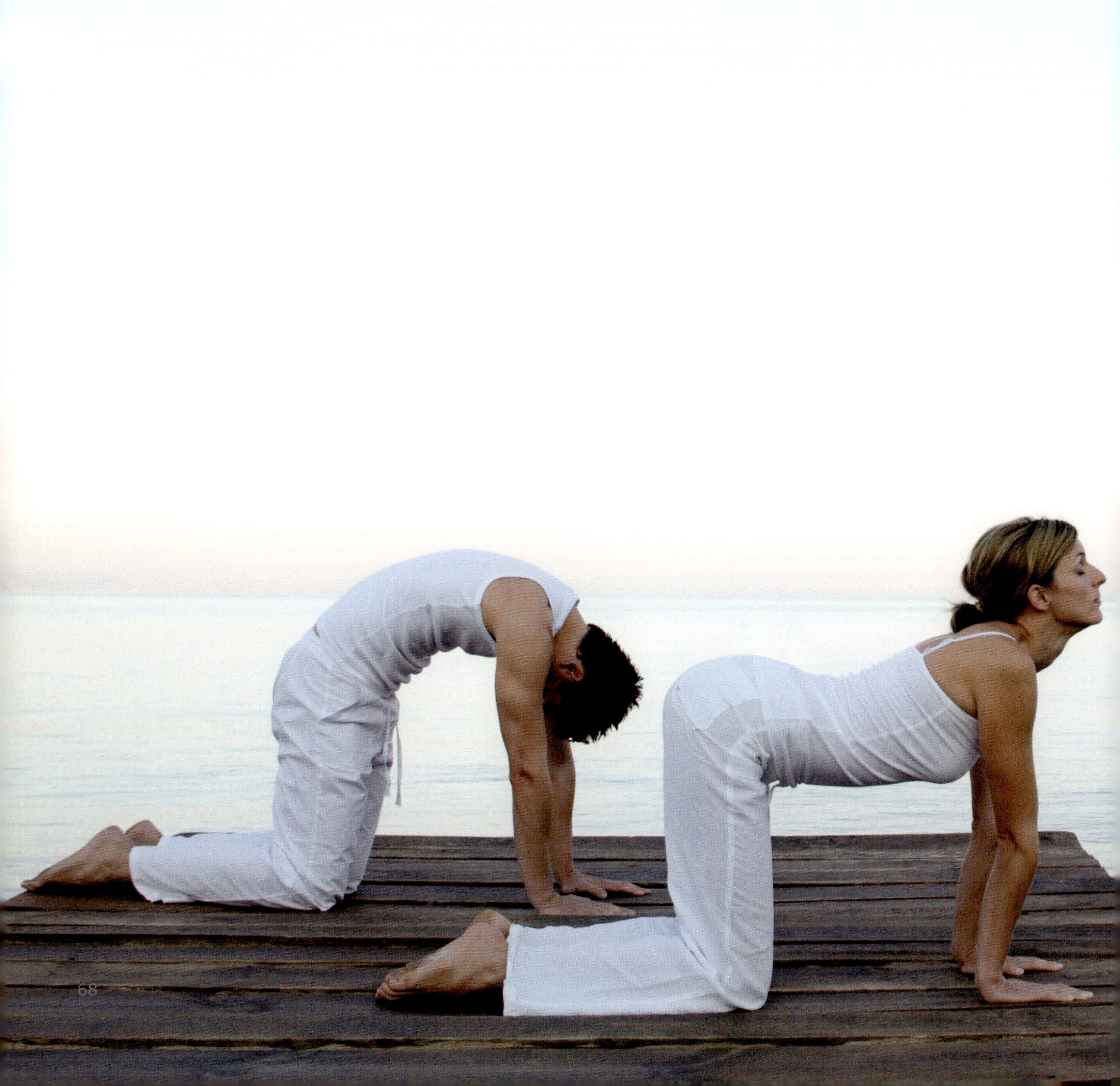

STRECKPOSITION
STRETCH POSE

Lege dich auf den Rücken und strecke die Arme neben dem Körper aus. Spanne die Beine leicht an, Knie, Fersen und große Zehen berühren sich. Ziehe den Bauchnabel nach innen und achte darauf, dass die Lendenwirbelsäule während der gesamten Übung den Boden berührt. Ziehe jetzt die Nackenschleuse, hebe den Kopf und schaue zu den Zehen. Hebe nun auch Beine und Arme etwa 15 cm an. Hast du Probleme mit der Lendenwirbelsäule, kannst du die Hände unterstützend unter das Becken legen, wobei die Handflächen nach unten zeigen. Atme entweder lang und tief oder im Feueratem. Bist du weniger geübt, kannst du auch jeweils nur ein Bein anheben oder die Beine in der Höhe leicht anwinkeln. Beachte, dass der Körper während der gesamten Übung gespannt ist.

Die Streckposition verbessert die Körperspannung, strafft die Bauchmuskulatur und unterstützt die Verdauung. Der Nabelpunkt als Zentrum für Willenskraft, Vitalität und Ausdauer wird gestärkt und harmonisiert. Die Übung gibt Kraft und stärkt das eigene Durchsetzungsvermögen.

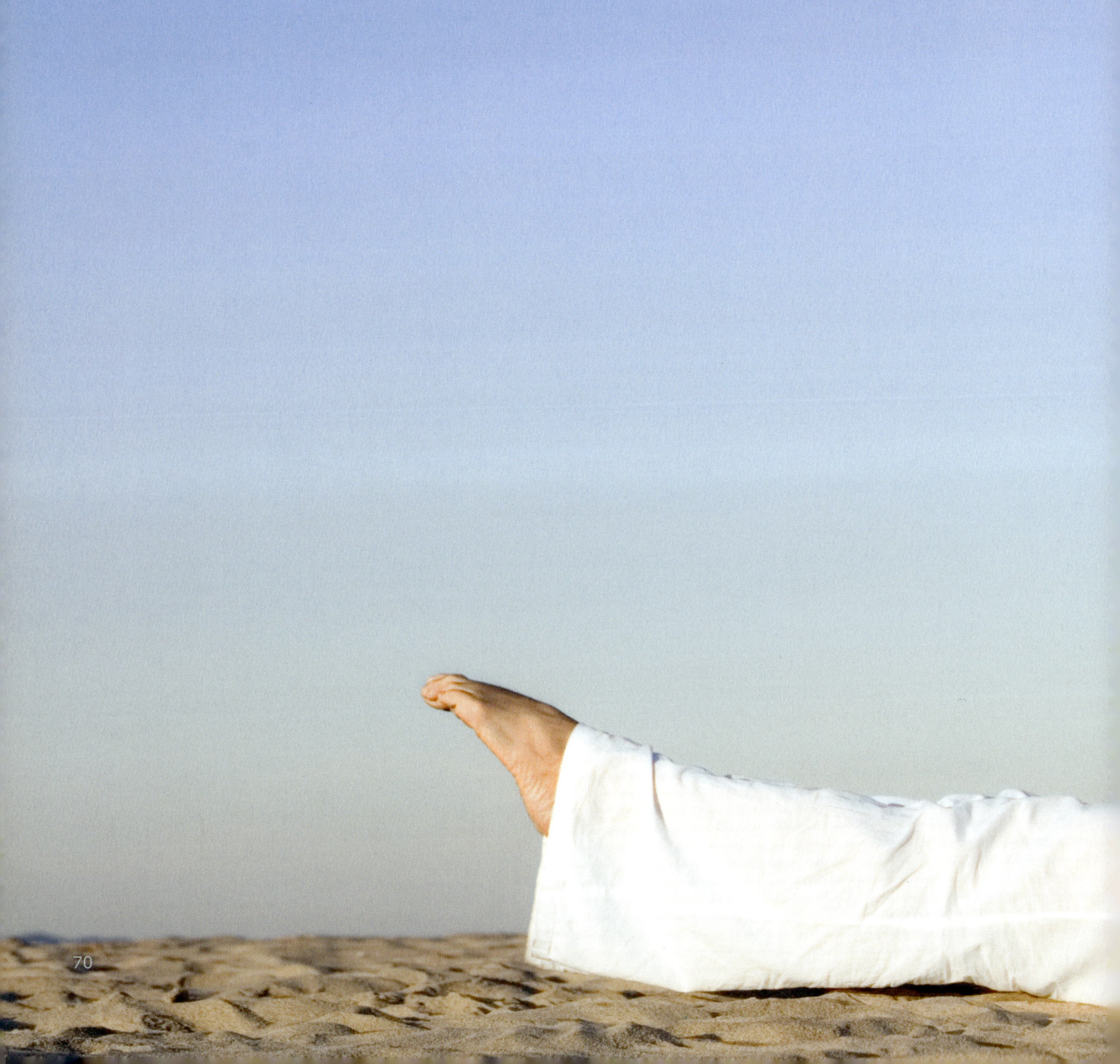

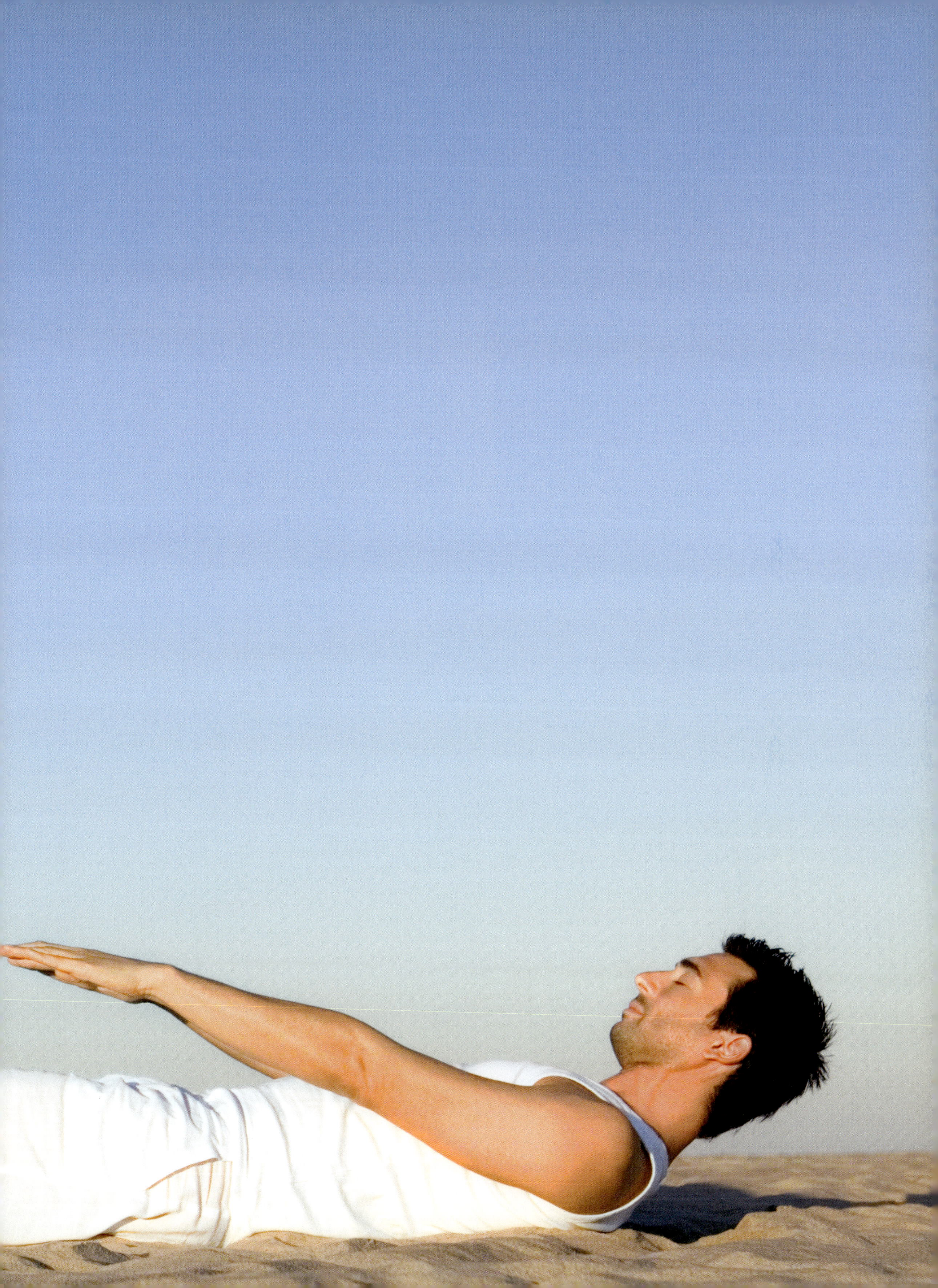

BABY-POSITION

BABY POSE

Setze dich in den Fersensitz und beuge deinen Oberkörper so weit nach vorne, dass die Stirn den Boden berührt. Nacken und Halswirbelsäule sind entspannt, das Gesäß wird nicht angehoben, sondern bleibt auf den Fersen. Lege die Arme neben den Körper, die Handflächen zeigen nach oben. Lasse die Schultern locker nach unten fallen. Atme lang und tief und konzentriere dich auf das Dritte Auge.

Die Baby-Position entspannt die Wirbelsäule und wirkt lindernd bei Rückenbeschwerden. Kopf und Schilddrüse werden stärker durchblutet, das Nervensystem wird beruhigt. Die Bauchmuskeln werden gelockert, die Bauchorgane massiert und ihre Funktionen reguliert. Die Übung baut Ängste und Verspannungen ab, erdet und stärkt das Urvertrauen.

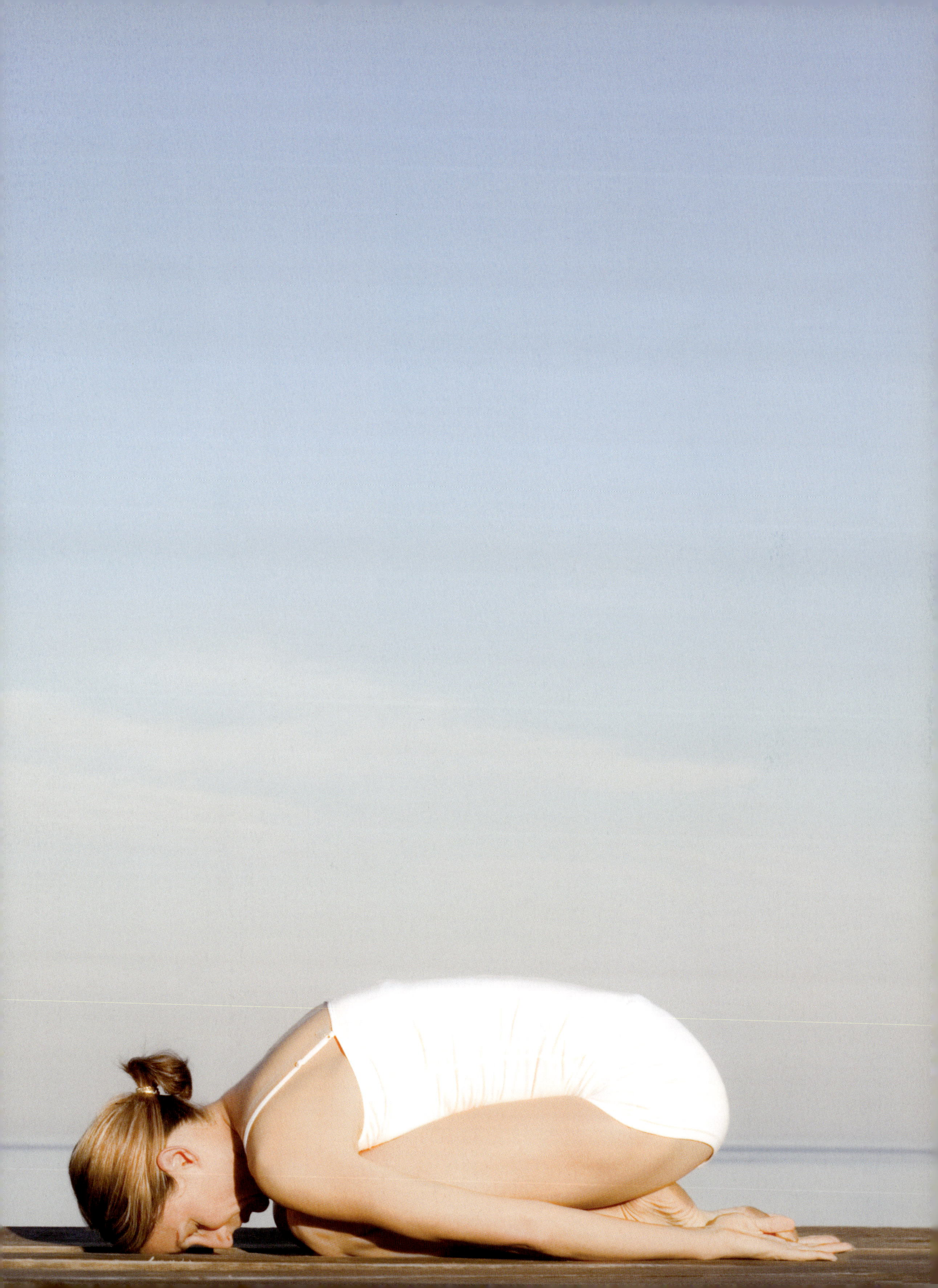

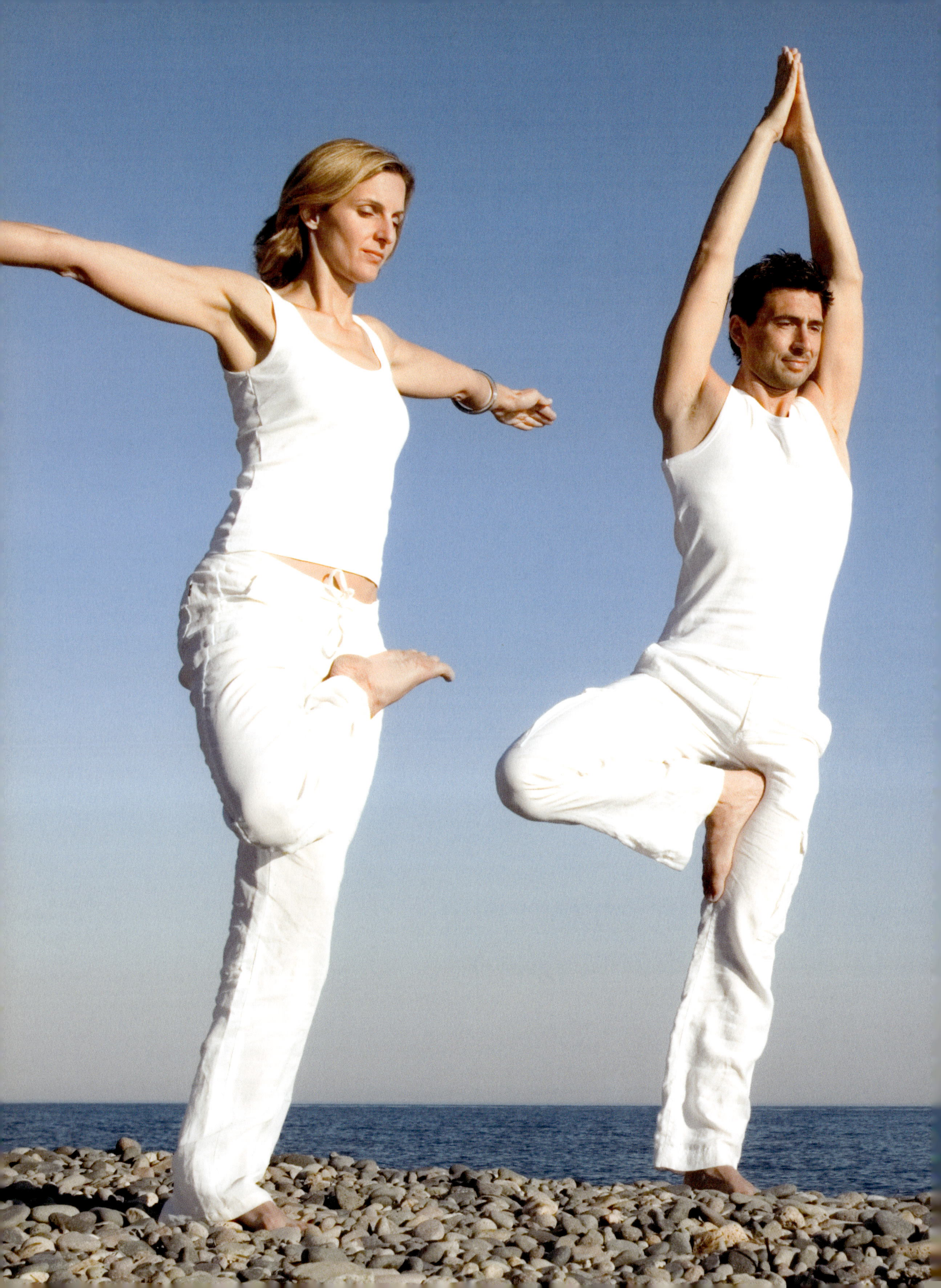

BAUM

TREE POSE

Stehe aufrecht, ziehe die Nackenschleuse und verlagere dein Gewicht auf das linke Bein. Hebe das rechte Bein und lege deinen rechten Fuß an die Innenseite des linken Oberschenkels in Höhe der Leistengegend, idealerweise am Damm. Bist du weniger geübt, kannst du den Fuß auch gegen das Knie oder die Wade stellen. Strecke jetzt die Arme waagerecht zur Seite, um das Gleichgewicht zu halten. Richte deinen Blick nach vorne und fixiere einen bestimmten Punkt. Wenn du sicher im Gleichgewicht stehst, kannst du die Arme senkrecht nach oben strecken. Dabei berühren die Oberarme die Ohren, die Handflächen liegen aneinander. Achte darauf, dass Becken und Schultern parallel nach vorne zeigen und die Wirbelsäule gerade bleibt. Ziehe während der gesamten Übung Mula Bandha.

Die Baum-Position festigt die Bein- und Fußmuskulatur und aktiviert deren Durchblutung. Sie lockert die Schultern, weitet die Brust, stärkt Becken und Hüfte. Auf diese Weise werden der Gleichgewichtssinn und die Konzentrationsfähigkeit entwickelt und gefördert.

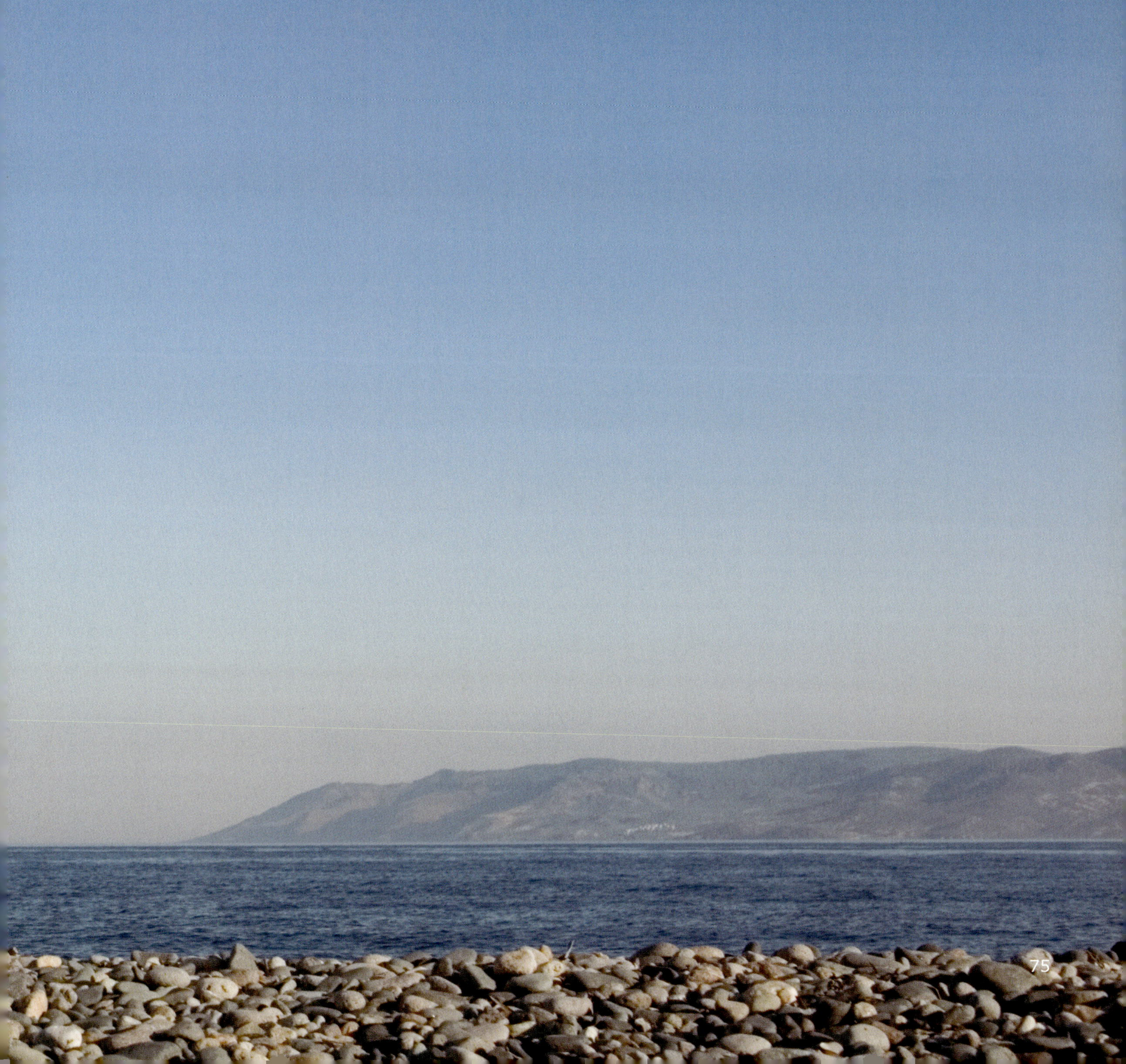

KUNDALINI-LOTUS

KUNDALINI LOTUS

Sitze aufrecht mit leichter Nackenschleuse und lege die Fußsohlen aneinander. Umgreife mit den Zeige- und Mittelfingern deine großen Zehen. Lehne dich in dieser Haltung langsam so weit nach hinten, bis du deine Füße vom Boden heben kannst. Dein Gewicht ruht auf den Sitzknochen. Strecke langsam deine Beine nach beiden Seiten aus, so dass sie jeweils einen 60°-Winkel zum Boden bilden. Dein Bauchnabel ist zur Regulierung des Gleichgewichts leicht eingezogen. Achte darauf, dass deine Wirbelsäule während der gesamten Übung vom Steißbein bis zum Scheitel gerade bleibt.

Der Kundalini-Lotus entwickelt und stärkt den Gleichgewichtssinn. Das Becken wird ausgerichtet, die Durchblutung der Sexualorgane gefördert, die hintere Beinmuskulatur und der untere Rücken gedehnt, der gesamte Bauchraum gekräftigt.

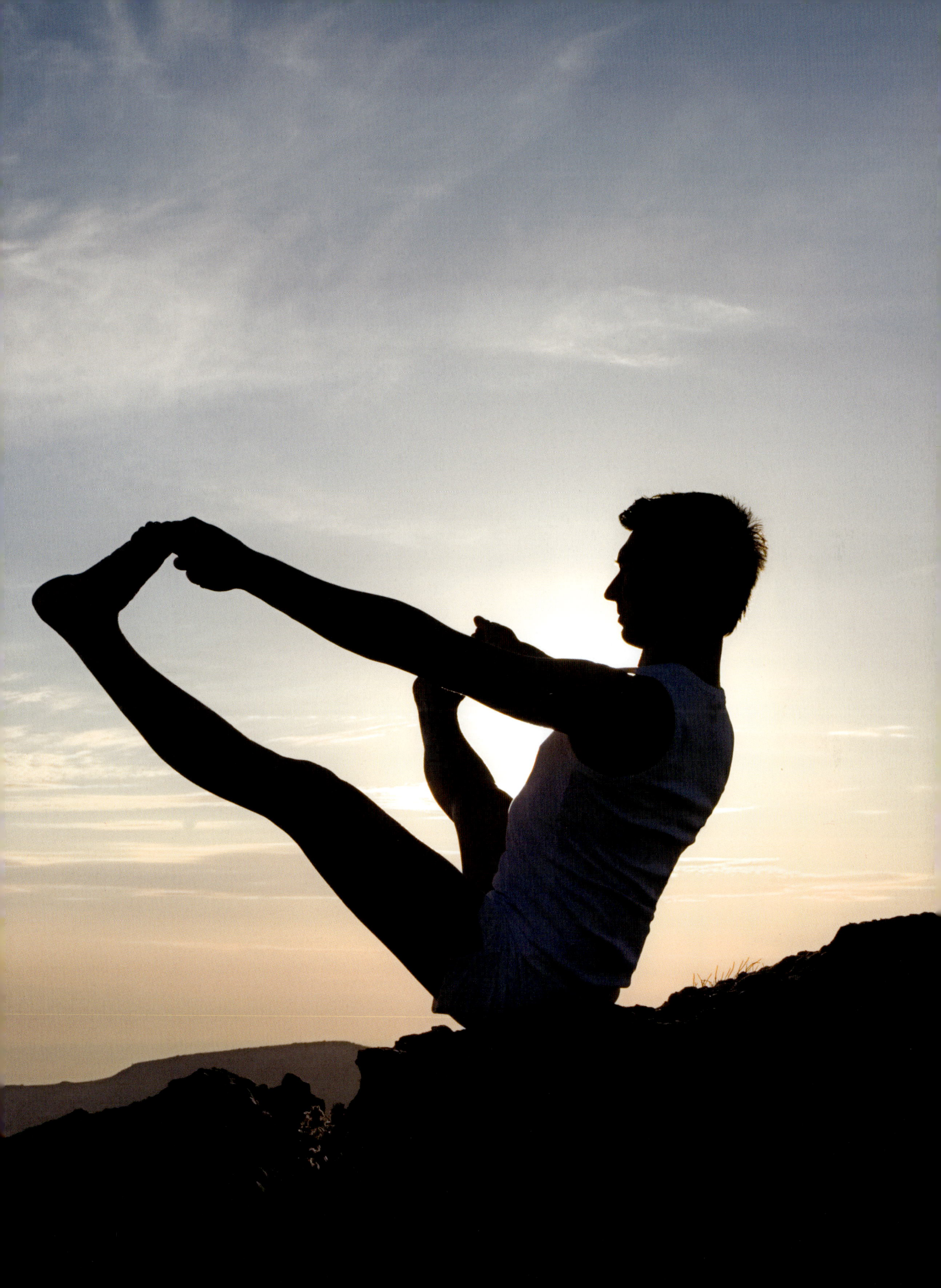

RUMPFDREHEN

SPINAL TWIST

Setze dich in die einfache Sitzhaltung mit geradem Rücken und angezogener Nackenschleuse. Lege die Hände auf die entspannten Schultern, dabei sind die Oberarme parallel zum Boden und die Ellbogen auf Schulterhöhe. Umfasse die Schultern von hinten mit den Daumen und mit den restlichen gestreckten Fingern von vorne. Drehe beim Einatmen Kopf und Oberkörper aus dieser Ausgangsposition heraus nach links, beim Ausatmen nach rechts. Achte darauf, dass die Bewegung aus dem Nabelpunkt kommt und der Kopf nicht weiter gedreht wird als der Oberkörper.

Das Rumpfdrehen mobilisiert und kräftigt die Wirbelsäule. Die schräge Bauchmuskulatur und die gesamte Rückenmuskulatur werden gestärkt, gleichzeitig erfahren Bauchraum und Unterleib eine leichte Massage. Die Übung hilft bei Ischias-, Nacken- und Rückenbeschwerden und öffnet gleichzeitig den Brust-, Herz- und Lungenraum. Das Herz-Chakra wird aktiviert, Mitgefühl, Liebe und Toleranz werden gefördert.

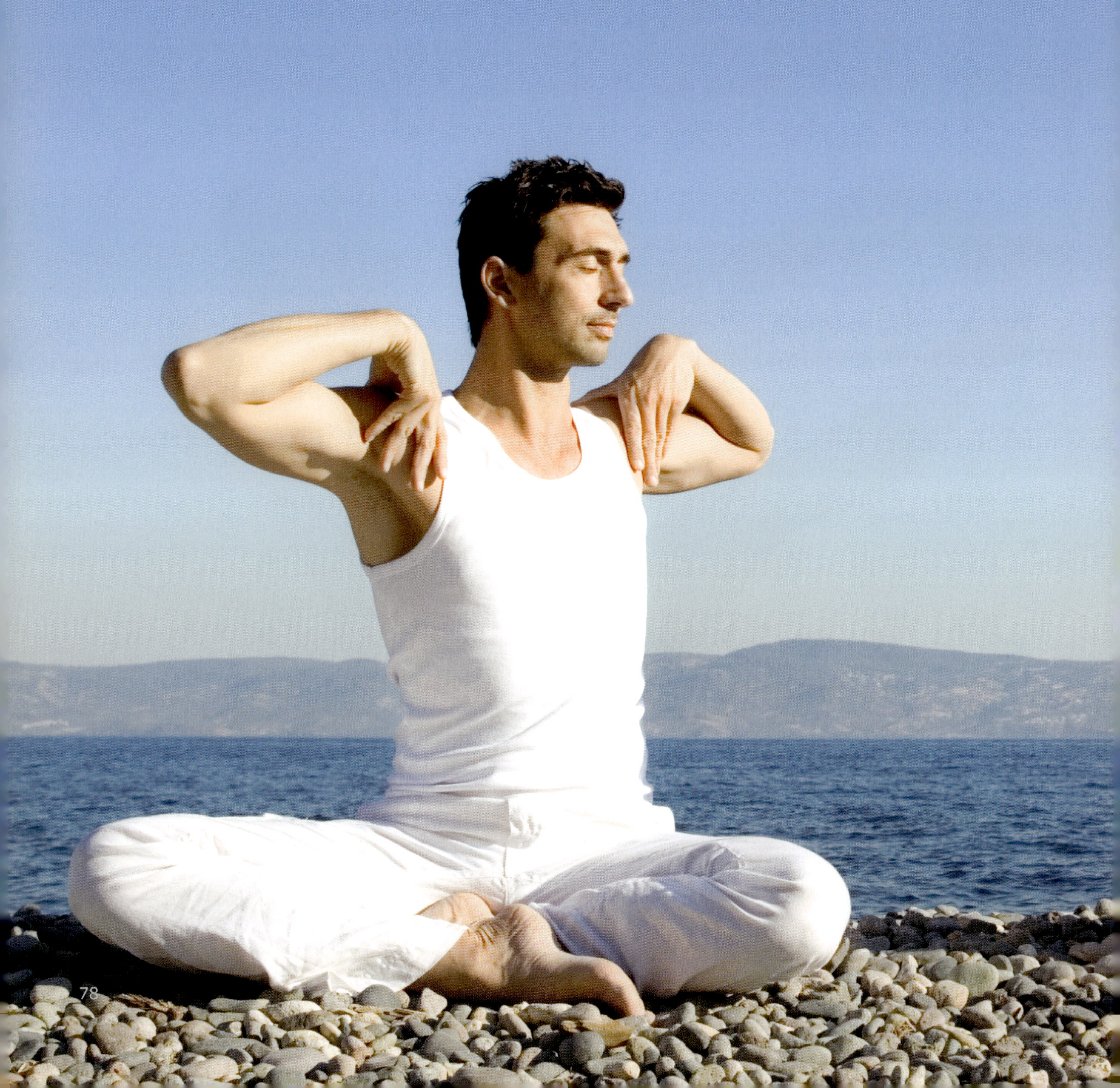

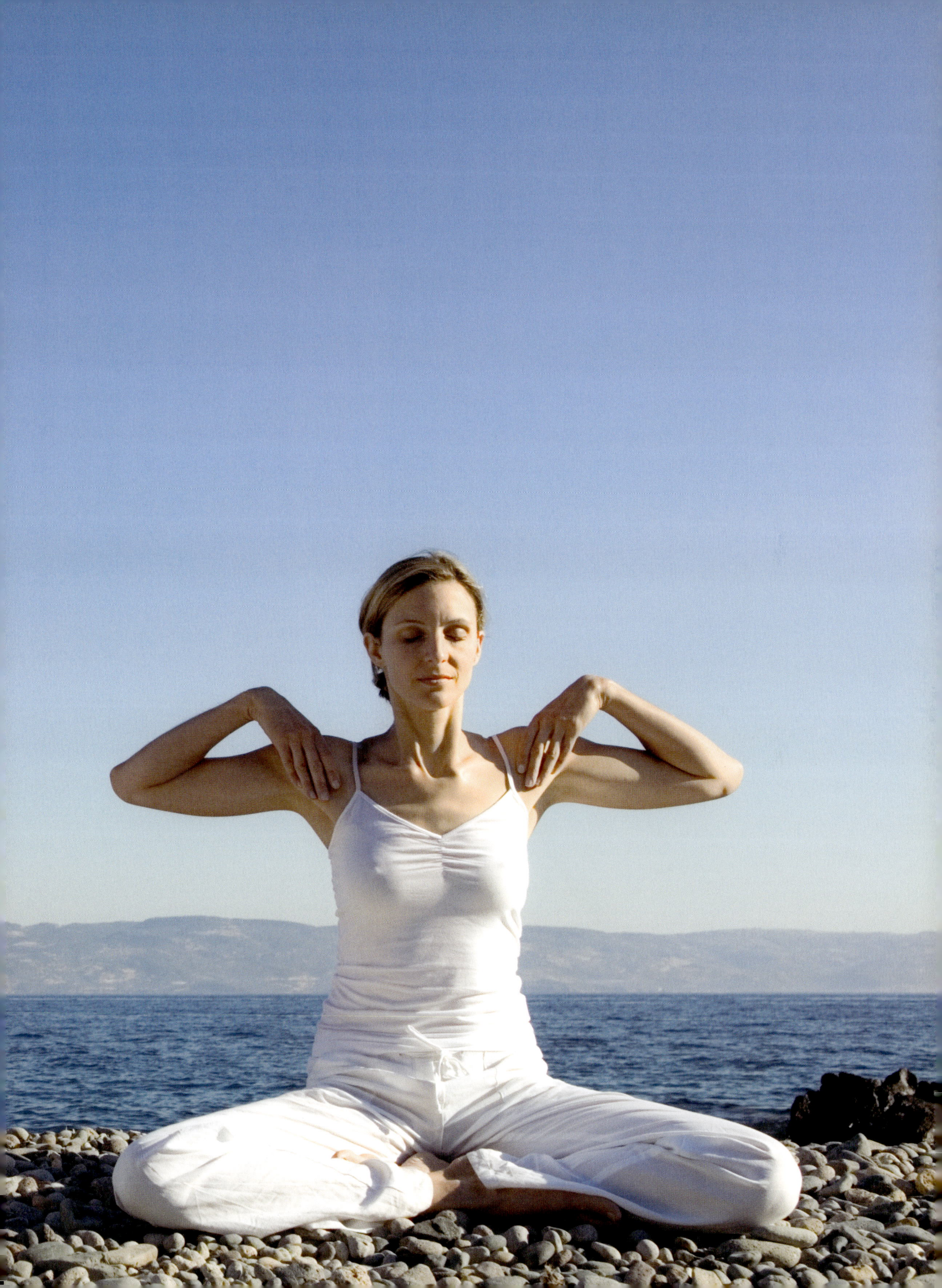

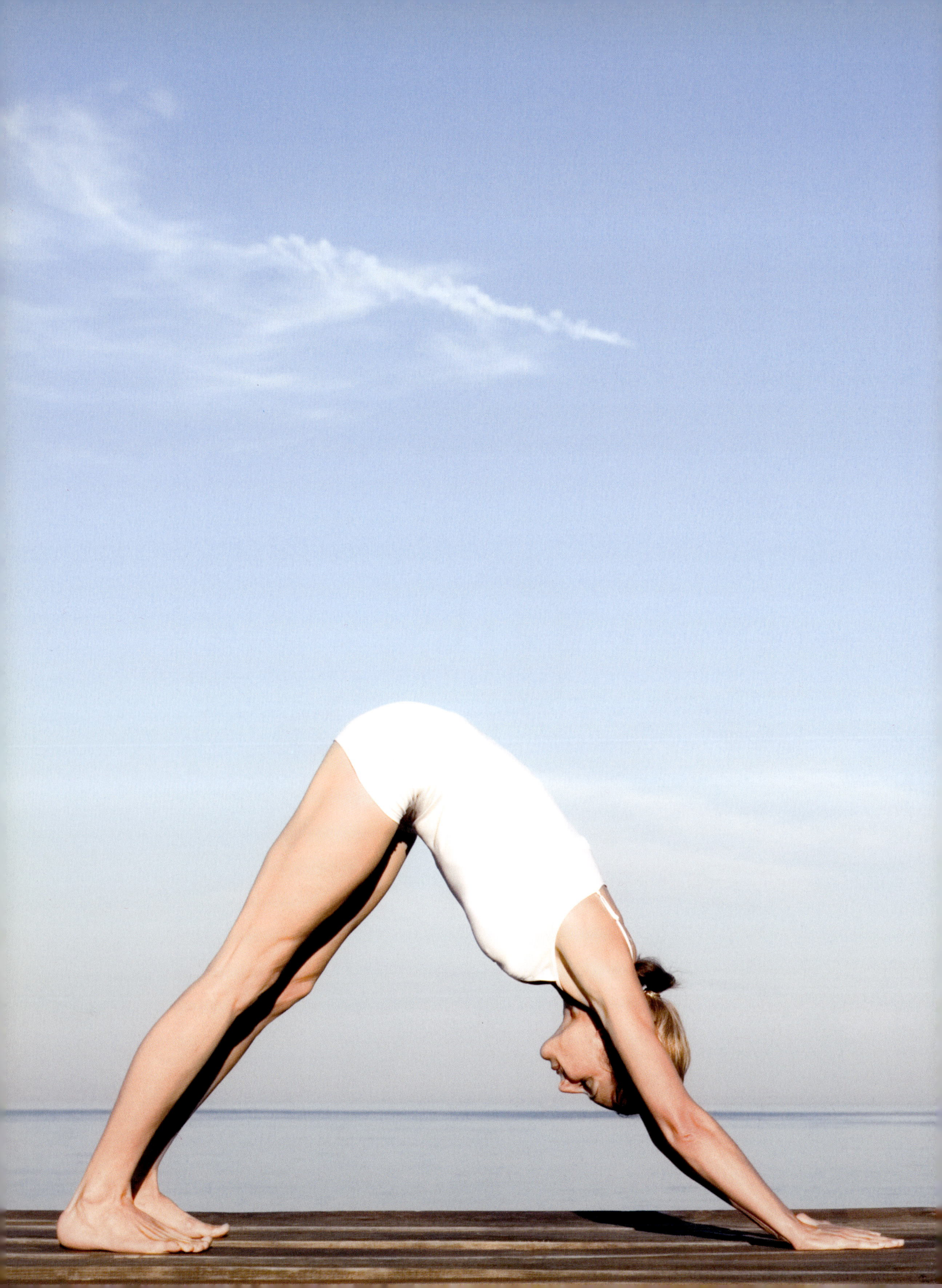

DREIECKSPOSITION (HUND)

TRIANGLE POSE

Lege in der ausgestreckten Bauchlage die Hände unter die Schultern. Die gespreizten Finger zeigen nach vorne, die Daumen zueinander. Beachte, dass die Ellbogen am Körper anliegen. Stelle die Füße hüftbreit auf, strecke die Arme und drücke dich somit hoch in den Vierfüßlerstand. Hebe das Becken und strecke die Beine durch. Achte darauf, dass die Sitzknochen an höchster Stelle sind und die Wirbelsäule mit den gestreckten Armen eine Linie bildet. Entspanne die gestreckten Beine und setze die Fersen auf den Boden. Verteile dein Gewicht gleichmäßig auf Füße und Handflächen. Entspanne die Kopf- und Halspartie, so dass sich das Kinn leicht zur Brust neigt. Bist du geübt, kannst du auch direkt aus der Bauchlage in die Dreiecksposition kommen.

Die Dreiecksposition kräftigt die gesamte Rücken- und Armmuskulatur. Rücken, Schultern und Beine werden intensiv gedehnt. Die Übung hilft bei Osteoporose, Steifheit und Schmerzen in den Füßen und gibt dem ganzen Körper neue Energie. Sie wirkt beruhigend auf Herz und Gehirn, hebt die Stimmung bei leichten Depressionen, entspannt in Stresssituationen und stärkt die Aura.

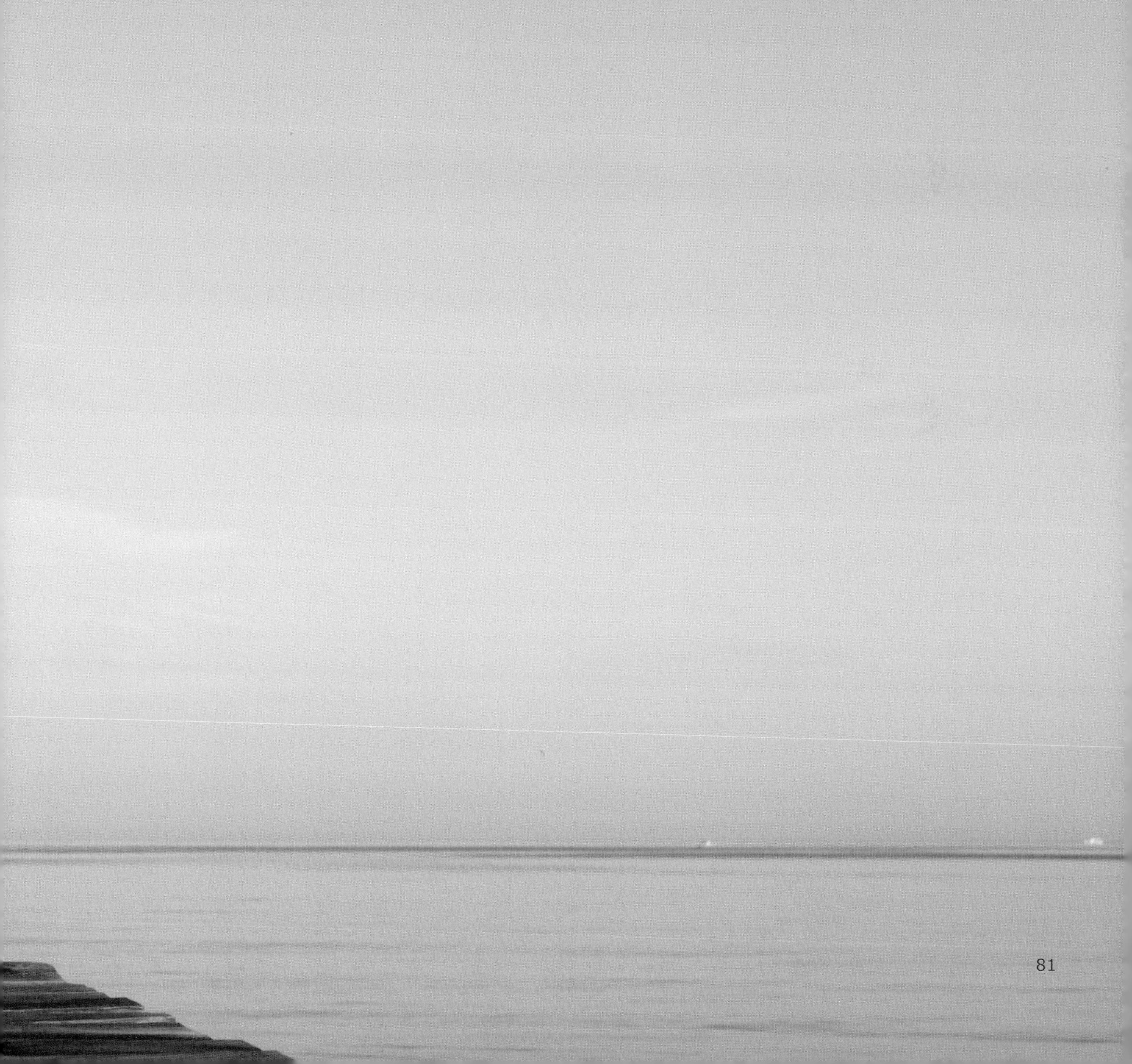

VORWÄRTSBEUGE
FRONT BENDS

Stehe aufrecht mit geschlossenen Beinen und strecke die Arme beim Einatmen senkrecht über den Kopf. Ziehe beim Ausatmen den Bauchnabel nach innen und oben, beuge dich mit geradem Rücken nach vorne und lege die Hände neben die Füße auf den Boden. Alternativ kannst du auch nur mit den Fingerspitzen den Boden berühren oder die Waden umgreifen. Lasse die Knie durchgestreckt, beuge sie nur, wenn du Rückenprobleme hast. Achte darauf, dass die Hüfte senkrecht über den Fersen steht und das Körpergewicht gleichmäßig auf den Fußsohlen verteilt ist. Ziehe Sitzknochen und Steißbein nach oben und entspanne gleichzeitig Nacken und Schultern. Strecke mit jedem Einatmen deine Wirbelsäule und lasse sie beim Ausatmen durch die Schwerkraft noch weiter nach unten fallen.
Löse die Haltung, indem du dich langsam und kontrolliert Wirbel für Wirbel wieder in die Ausgangsposition aufrichtest.

In der Vorwärtsbeuge wird die gesamte Wirbelsäule gleichzeitig sanft und intensiv gestreckt. Die Bauchorgane werden gestärkt und massiert, Verdauungs- und Menstruationsbeschwerden gelindert.
Die Übung wirkt beruhigend in Stresssituationen und hilft bei Angstzuständen sowie Schlaflosigkeit.

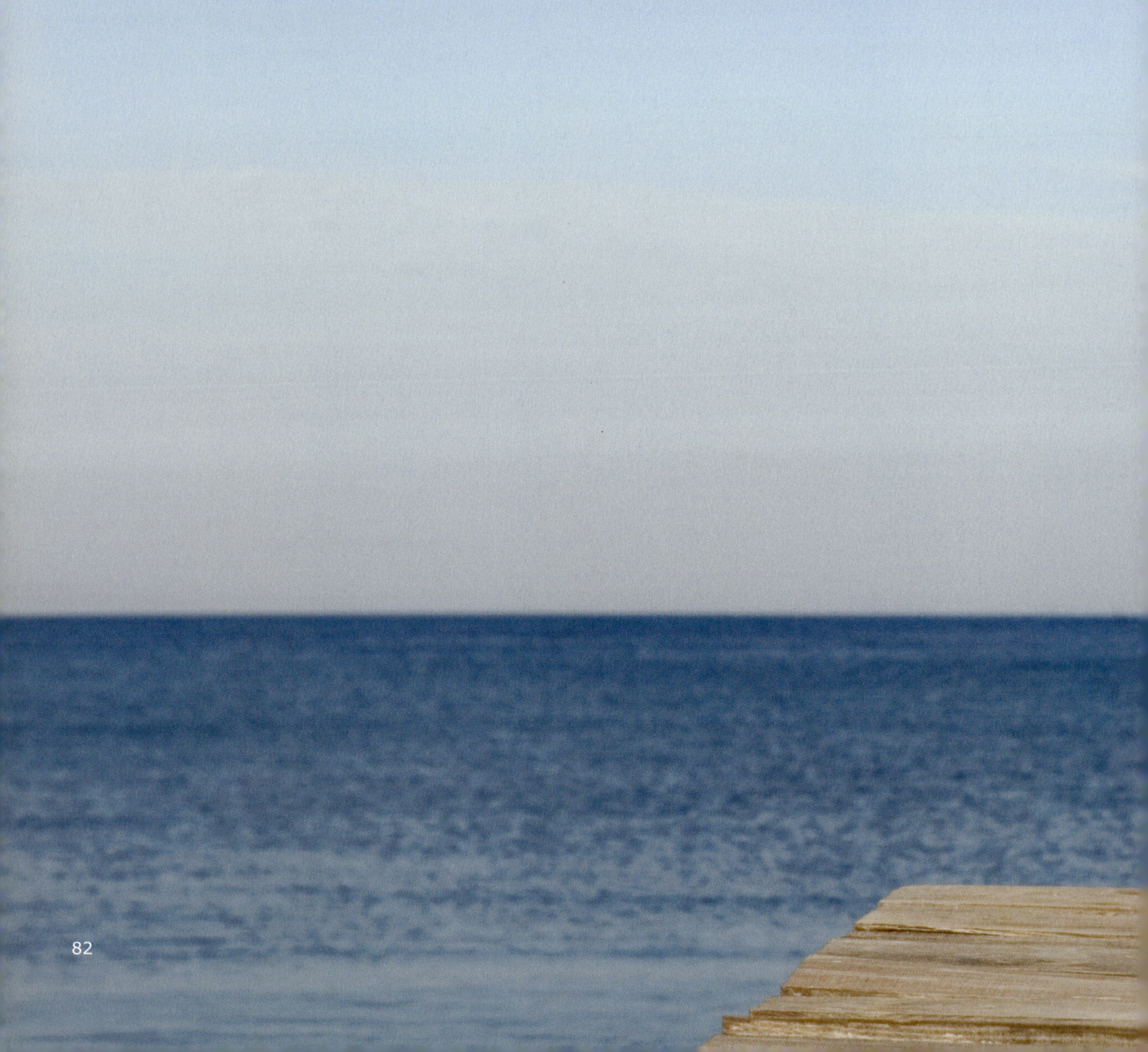

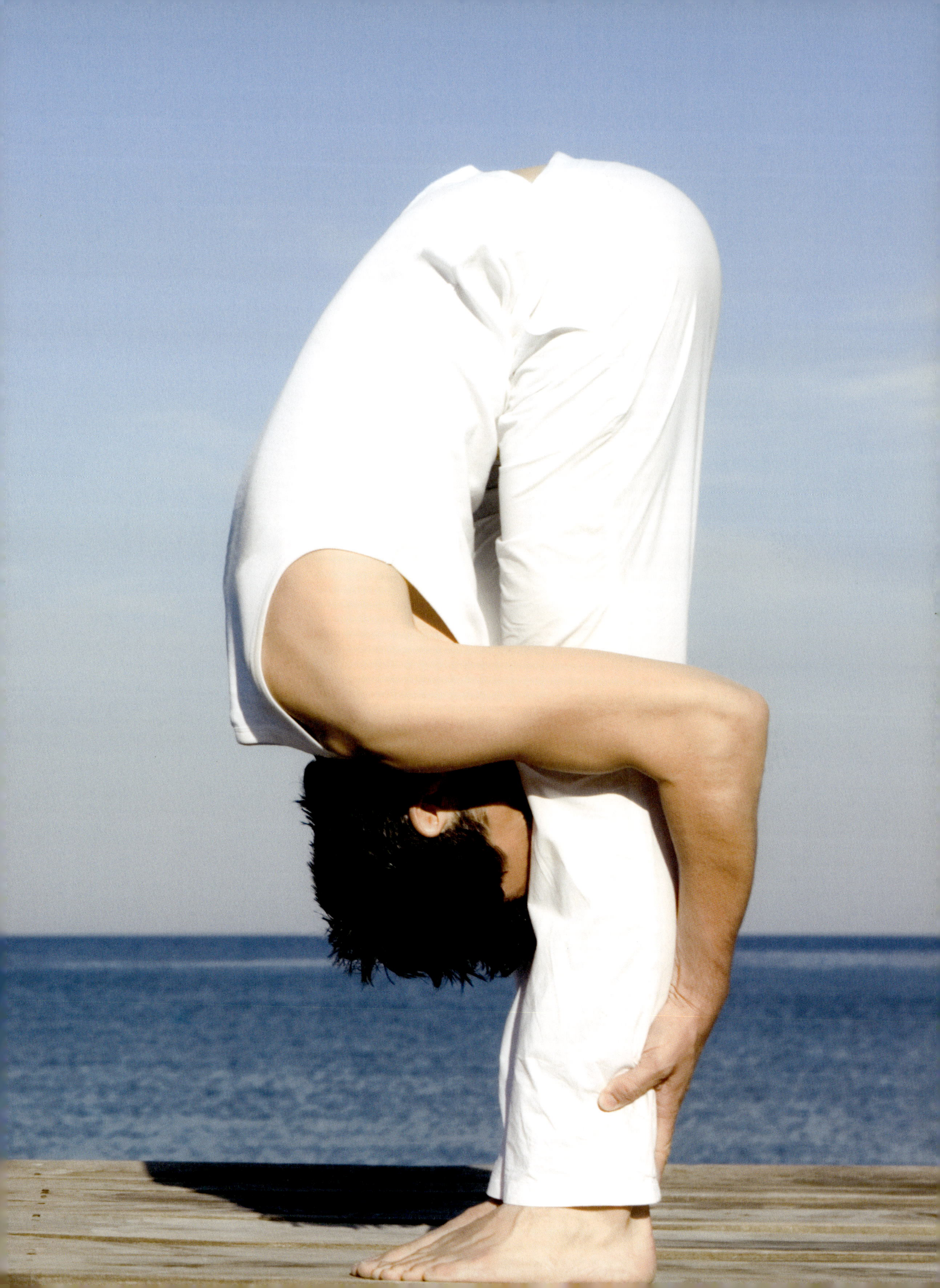

KOBRA
COBRA POSE

Nimm in der Bauchlage die Beine zusammen und lege die Hände unter die Schultern, wobei die Handflächen zum Boden zeigen. Richte deinen Blick nach vorne und hebe deinen Oberkörper, indem du die Arme langsam streckst. Führe die Übung nur so weit aus, wie es dir angenehm ist. Bist du geübt, kannst du den Kopf leicht in den Nacken legen und die Arme weiter strecken. Achte darauf, die Schultern nicht hochzuziehen. Hüftknochen, Beine und Fußrücken berühren während der gesamten Übung den Boden. Hast du Probleme mit dem unteren Rücken, kannst du als vereinfachte Form der Kobra die Sphinx ausführen: Hebe aus der Bauchlage heraus den Oberkörper an und stütze dich auf die Unterarme. Die Oberarme bilden dabei einen rechten Winkel zum Boden, die Handflächen zeigen nach unten.

Die Kobra-Haltung massiert und kräftigt die gesamte Wirbelsäulenmuskulatur. Brust und Lungen werden gedehnt, die Schilddrüse wird aktiviert, das Nervensystem gestärkt und die Verdauung durch den Druck auf den Nabelpunkt reguliert. Die Übung fördert das Selbstbewusstsein, das Herzzentrum öffnet sich und darin gefangene Ängste werden gelöst.

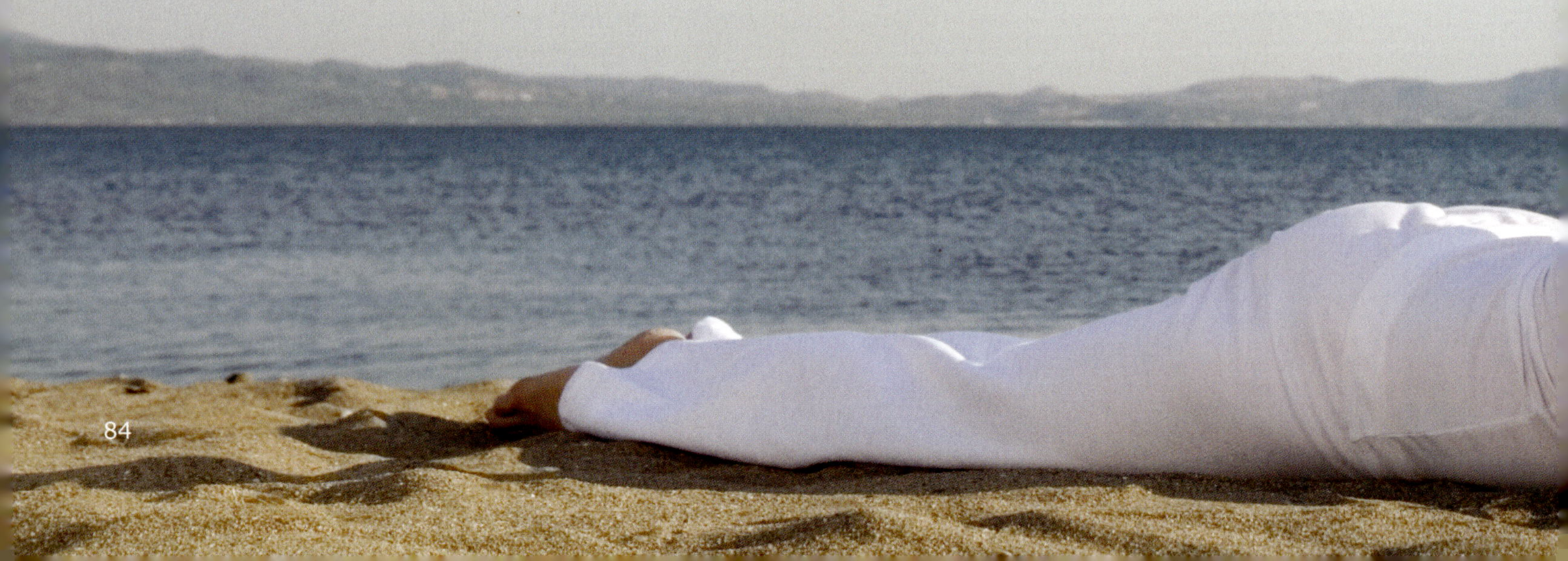

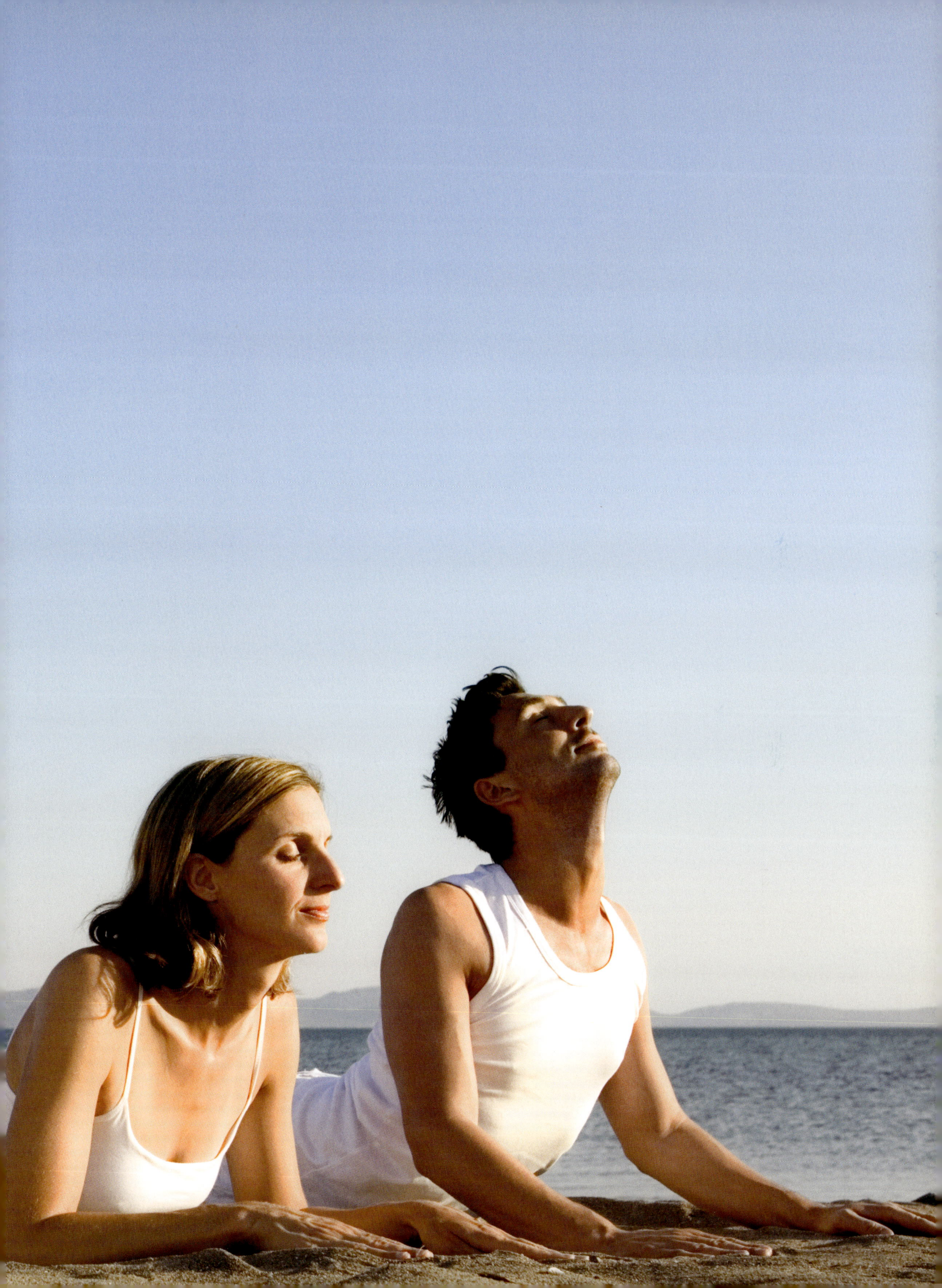

SCHULTERSTAND
SHOULDER STAND

Lege dich auf den Rücken, die Arme liegen neben dem Körper. Winkele die Beine an, ziehe die Knie zur Brust und drücke gleichzeitig die Arme gegen den Boden. Hebe das Becken und stütze es mit den Händen ab. Die Ellbogen stehen während der gesamten Übung schulterbreit auseinander. Strecke Wirbelsäule und Beine senkrecht nach oben aus. Korrigiere die Haltung, indem du die Hände weiter in Richtung Brustwirbelsäule versetzt. Das Gewicht ruht auf den Schultern und nicht auf dem Nacken. Achte darauf, dass du den Kopf nicht nach links oder nach rechts drehst.
Löse die Haltung, indem du die Knie zur Brust hin anwinkelst, die Hände vom Becken löst und langsam wieder in die Rückenlage zurückrollst. Alternativ kannst du auch die Pflug-Haltung einnehmen.

Der Schulterstand stimuliert die Schilddrüse, wodurch der Stoffwechsel im Körper reguliert wird. Als Umkehrhaltung wirkt diese Position zugleich vitalisierend und beruhigend, entspannt Gehirn und Nacken. Die Verdauung wird normalisiert, der Pranafluss und die Funktion der Geschlechtsorgane wird reguliert.

Nicht angewendet werden sollte der Schulterstand bei Schilddrüsen-, Nacken- und Menstruationsproblemen, starken Kopfschmerzen, hohem Blutdruck und in der Schwangerschaft.

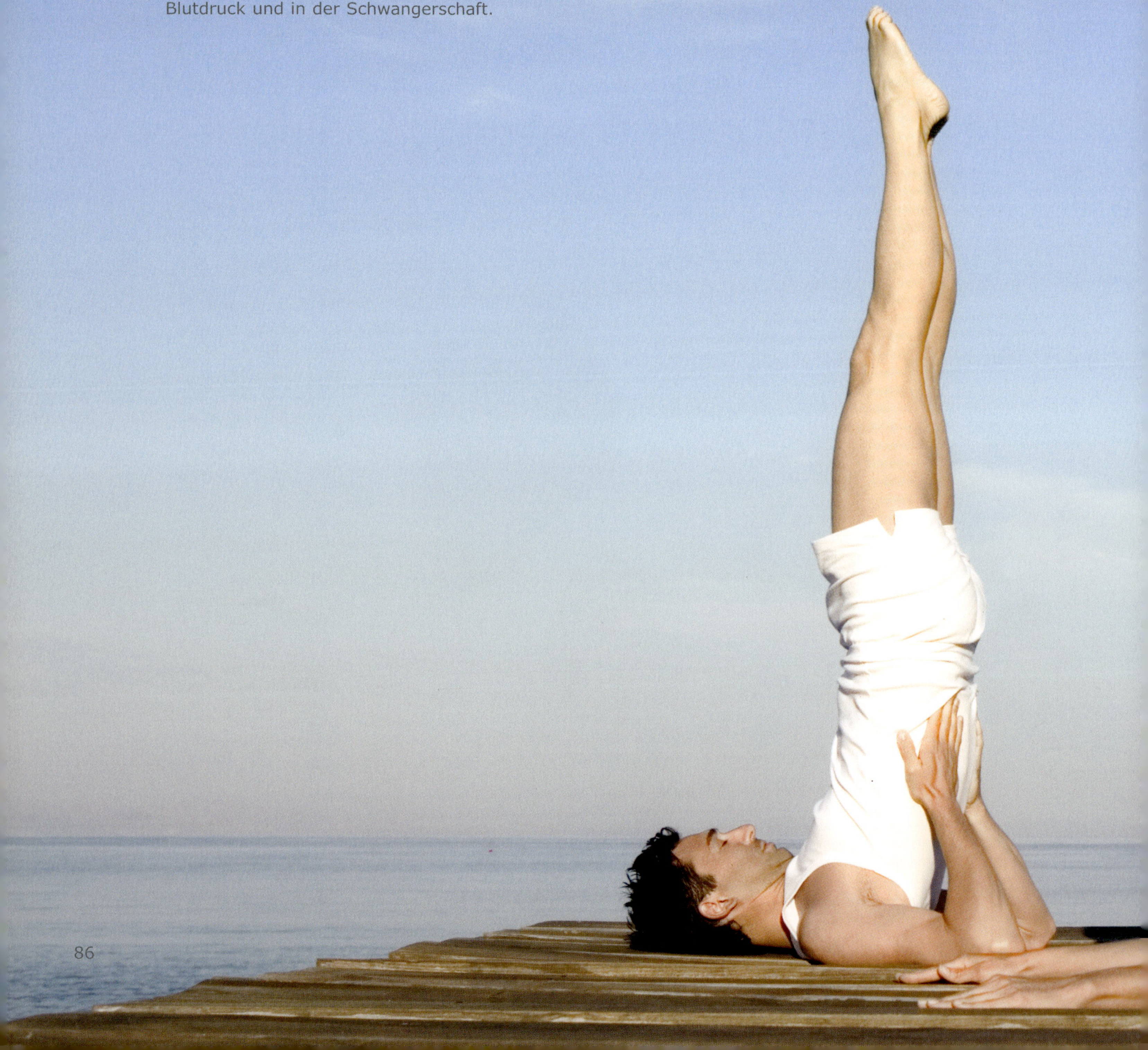

PFLUG

PLOW POSE

Senke, aus dem Schulterstand heraus, die gestreckten Beine über den Kopf und stelle die Zehen auf dem Boden auf. Stütze deinen Rücken dabei mit den Händen ab. Ziehe das Becken in Richtung Füße und gleichzeitig nach oben, so dass der Rücken gerade wird und senkrecht zum Boden steht. Ziehe die Nackenschleuse. Strecke die Arme mit nach unten zeigenden Handflächen schulterbreit aus oder verschränke die Hände zum Venusschloss und drücke sie leicht gegen den Boden. Ist dir dies nicht möglich, stütze den Rücken weiterhin ab. Die Knie sind während der Übung durchgestreckt. Fällt dir dies schwer, kannst du die Beine anwinkeln und die Knie entweder auf der Stirn oder jeweils neben den Ohren auf dem Boden ablegen. Achte darauf, dass du den Kopf weder nach links noch nach rechts drehst.
Beende die Haltung, indem du die Beine anwinkelst und dich Wirbel für Wirbel zurückrollst, bis du wieder ausgestreckt auf dem Boden liegst. Stütze dabei den Rücken ab, um die Bandscheiben zu entlasten.

Ähnlich wie der Schulterstand ist der Pflug sehr wirksam bei Rückenbeschwerden. Die gesamte Wirbelsäule und die Schultern werden gedehnt, die inneren Organe entlastet und die Funktion der Schilddrüse reguliert. Die Übung aktiviert den Kreislauf, hilft bei Stress, Kopfschmerzen sowie Schlaflosigkeit und erleichtert Symptome der Menopause.

Der Pflug sollte nicht angewendet werden bei Bandscheibenvorfällen, erhöhtem Blutdruck, Nacken-, Schilddrüsen- und Herzproblemen sowie in der Schwangerschaft oder während der Menstruation.

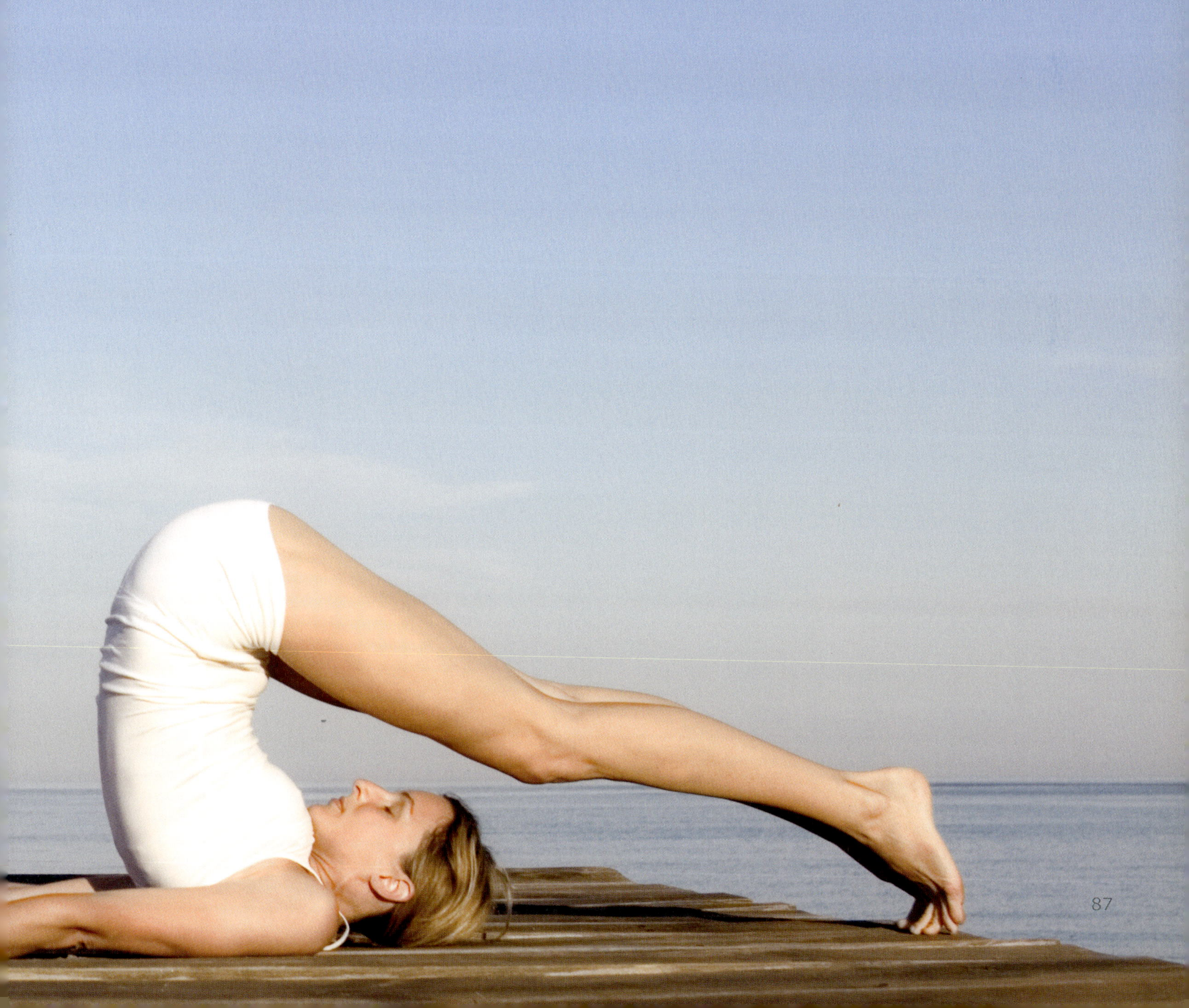

KAMEL
CAMEL POSE

Komme aus dem Fersensitz in den Kniestand und stelle die Knie hüftbreit auseinander. Spanne das Gesäß sowie die Bauchmuskulatur an, beuge dich so weit wie möglich zurück. Beschreibe mit dem rechten Arm an der Körperseite einen großen Kreis nach hinten und stütze dich mit der Hand auf die rechte Ferse. Wiederhole die Bewegung mit dem linken Arm und stütze dich auf die linke Ferse. Strecke gleichzeitig Brustkorb und Becken nach vorne und ziehe die Schulterblätter zusammen. Achte darauf, dass die Hüfte senkrecht über den Knien steht. Lege den Kopf entspannt über die Seite in den Nacken und konzentriere dich auf das Dritte Auge. Ziehe während der gesamten Übung Mula Bandha, um eine Stauchung der Lendenwirbelsäule zu vermeiden.

Die Kamel-Position erzielt eine hohe Flexibilität von Wirbelsäule, Brustkorb und Lungen und kräftigt die gesamte Rücken-, Schulter- und Nackenmuskulatur. Die Verdauungsorgane werden massiert, die Nieren und Nebennieren besser durchblutet und somit die Entgiftung des Körpers gefördert.
Das Herz-Chakra öffnet sich und die Empathiefähigkeit wird verstärkt.

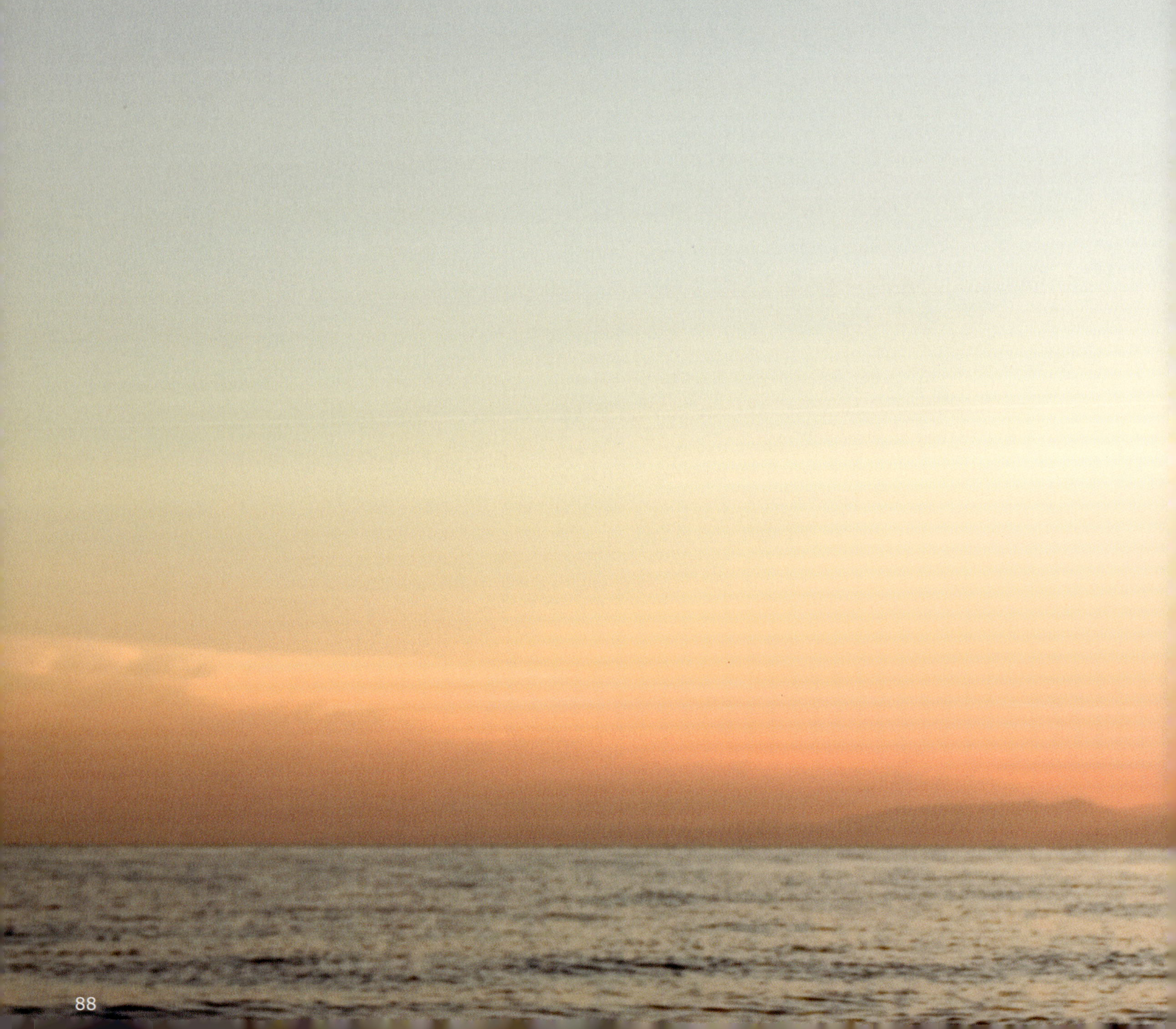

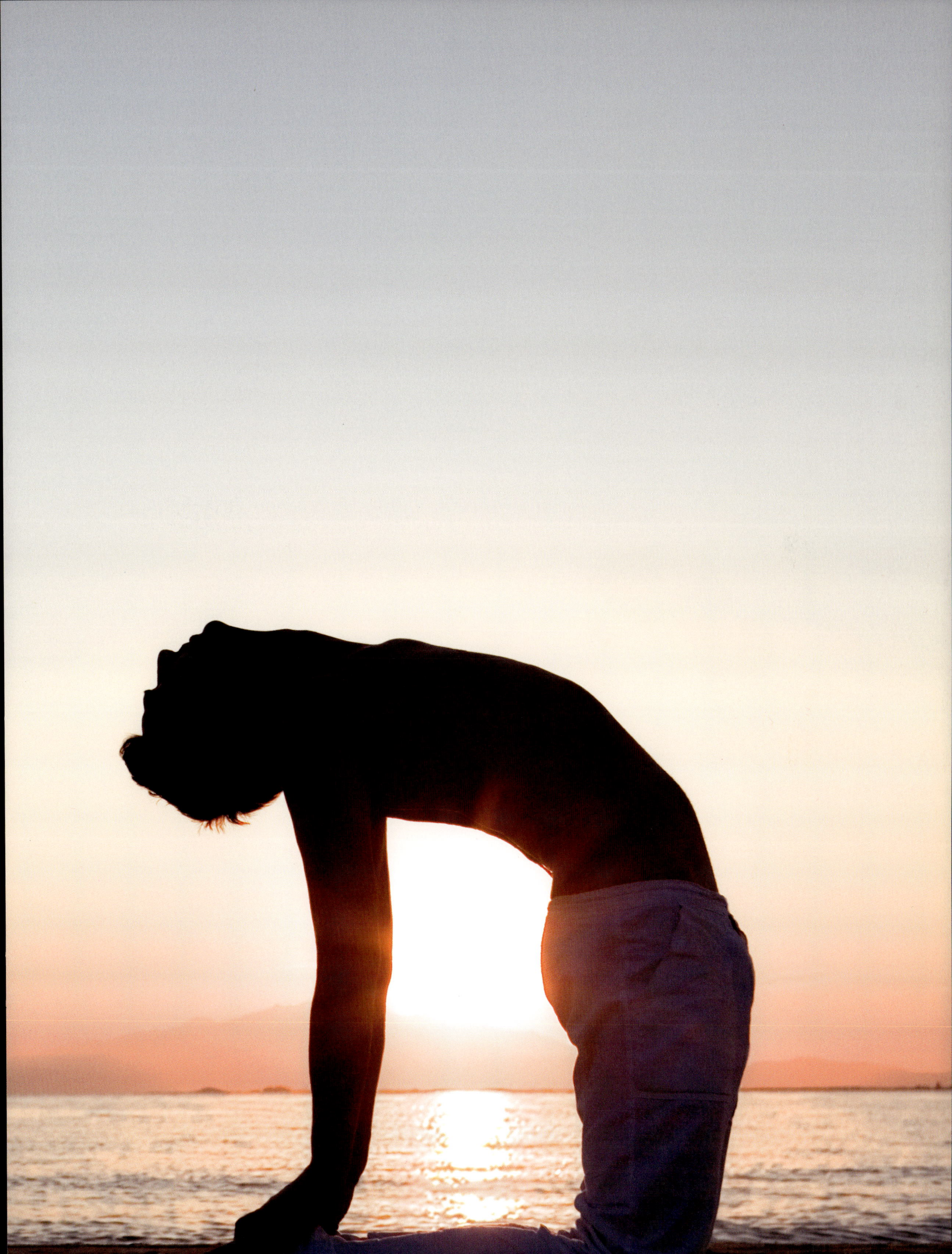

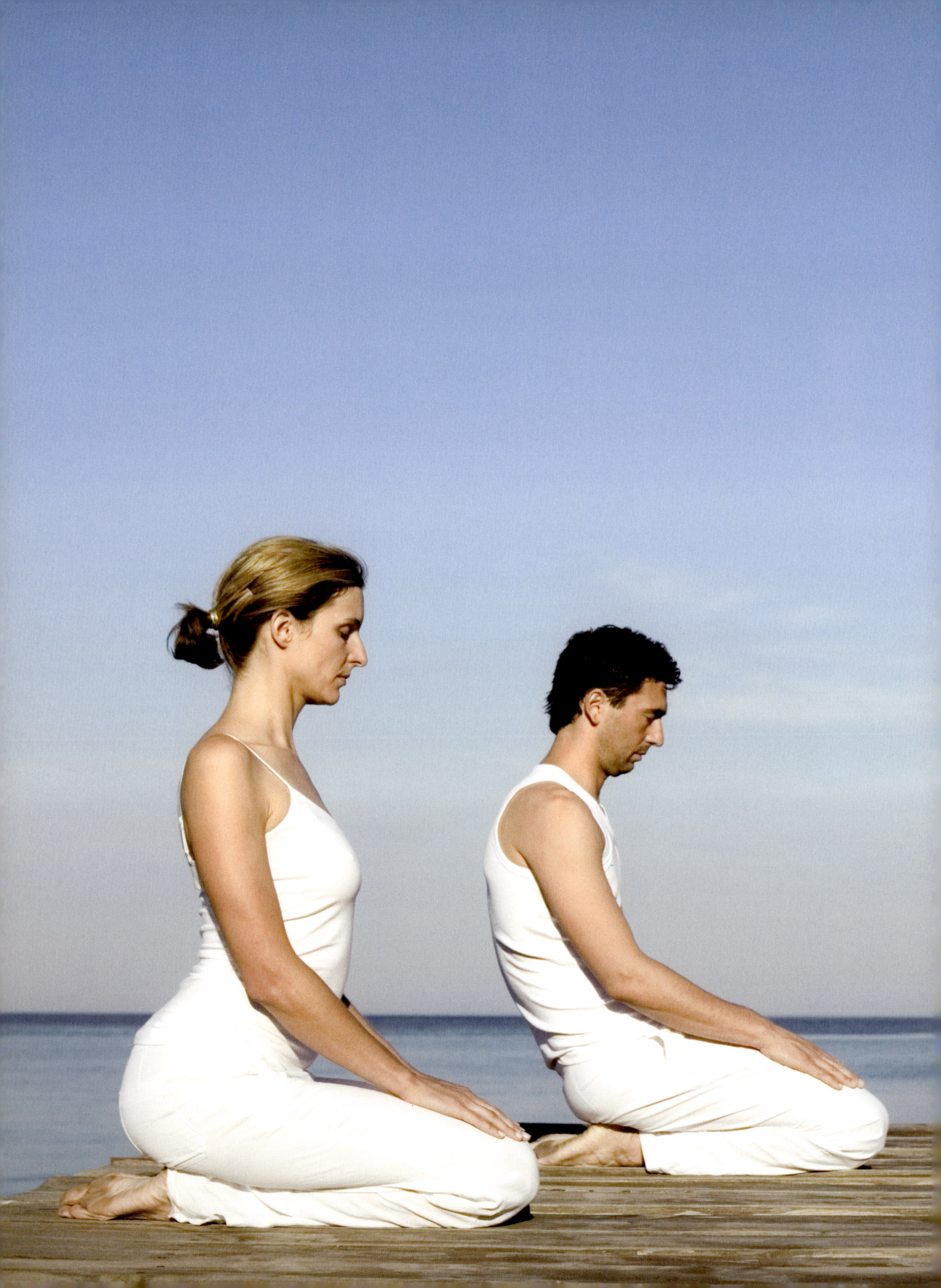

BIEGEN DER WIRBELSÄULE (KAMELRITT)

SPINAL FLEX

Lege im Fersensitz die Hände entspannt auf die Oberschenkel. Atme ein und wölbe deinen Rücken vom Becken bis zur Brustwirbelsäule so weit wie möglich nach vorne und oben. Ziehe die Nackenschleuse. Wölbe nun beim Ausatmen die gesamte Wirbelsäule in die Gegenrichtung nach hinten. Wiederhole die Bewegung. Achte darauf, dass Becken und Kopf während des gesamten Ablaufs in der Ausgangsposition bleiben und nur der Rücken gebeugt wird.

Der Kamelritt fördert die Flexibilität der Wirbelsäule, kräftigt und lockert die Rücken- und Bauchmuskulatur und massiert sämtliche Bauchorgane. Die körperliche und geistige Haltung wird verbessert.

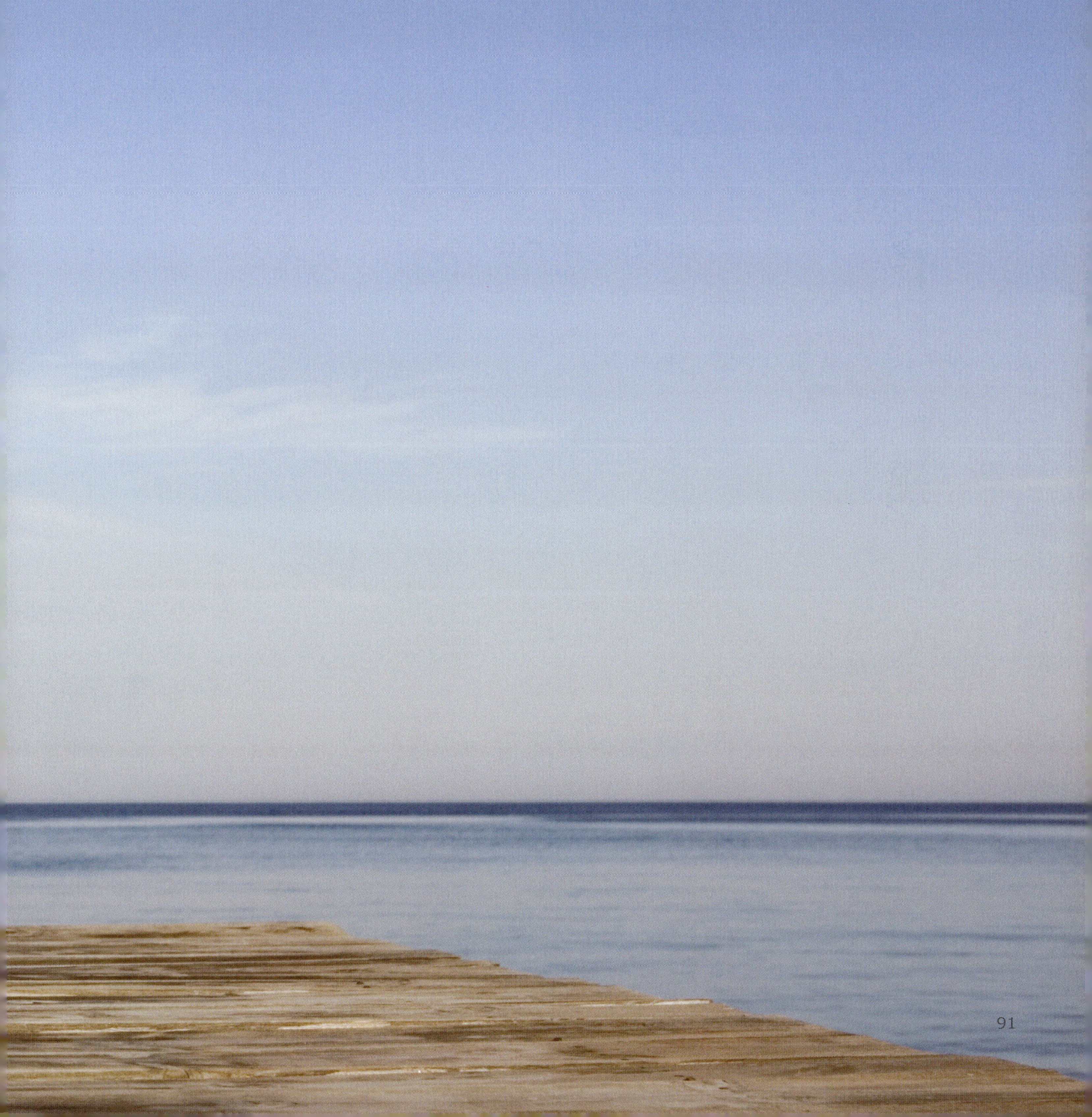

BOGEN

BOW POSE

Lege dich auf den Bauch und ziehe Mula Bandha. Winkele die Beine an, umgreife hinter dem Rücken deine Füße oder Fußknöchel und richte den Blick nach vorne. Spanne die Bein-, Gesäß- und untere Rückenmuskulatur an und ziehe dich nach oben, so dass sich Oberkörper und Knie langsam vom Boden lösen. Achte darauf, dass die Knie hüftbreit auseinander bleiben. Halte Mula Bandha während der gesamten Übung angezogen, um eine Stauchung im unteren Rücken zu vermeiden.

Der Bogen mobilisiert die gesamte Wirbelsäule. Die Rückenmuskulatur wird gestärkt und rheumatischen Beschwerden vorgebeugt. Durch die Massage der Bauchorgane wirkt die Übung appetitanregend und verdauungsfördernd, hilft bei Magenverstimmungen und Magen-Darm-Problemen. Sie stimuliert das Sonnengeflecht, stärkt das Selbstvertrauen und erhebt den Geist.

Bei Problemen mit dem unteren Rücken und nach Bauchoperationen sollte diese Übung nur sehr vorsichtig ausgeführt werden. In der Schwangerschaft darf der Bogen gar nicht praktiziert werden. Stattdessen empfiehlt sich die Kamel-Position.

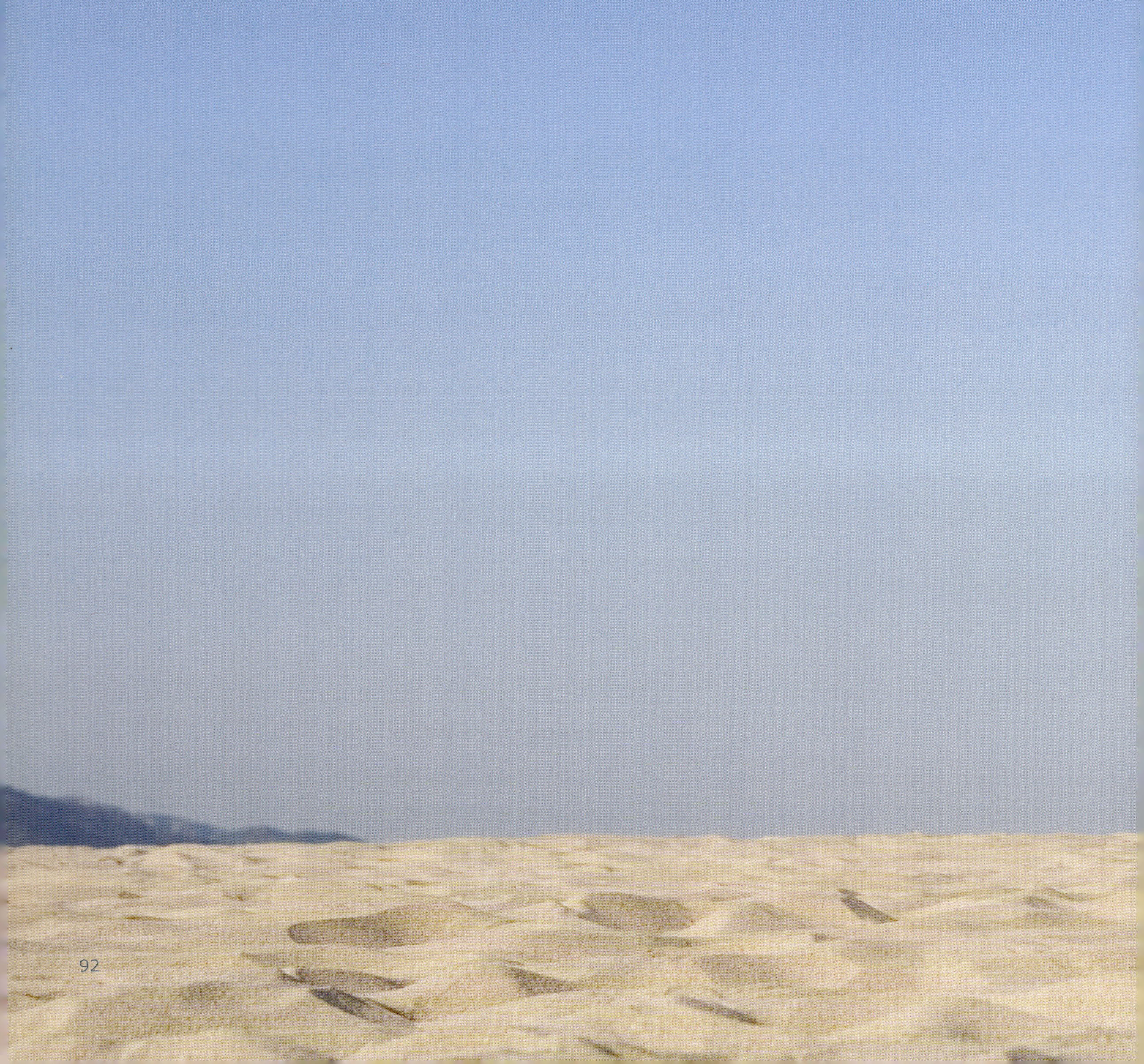

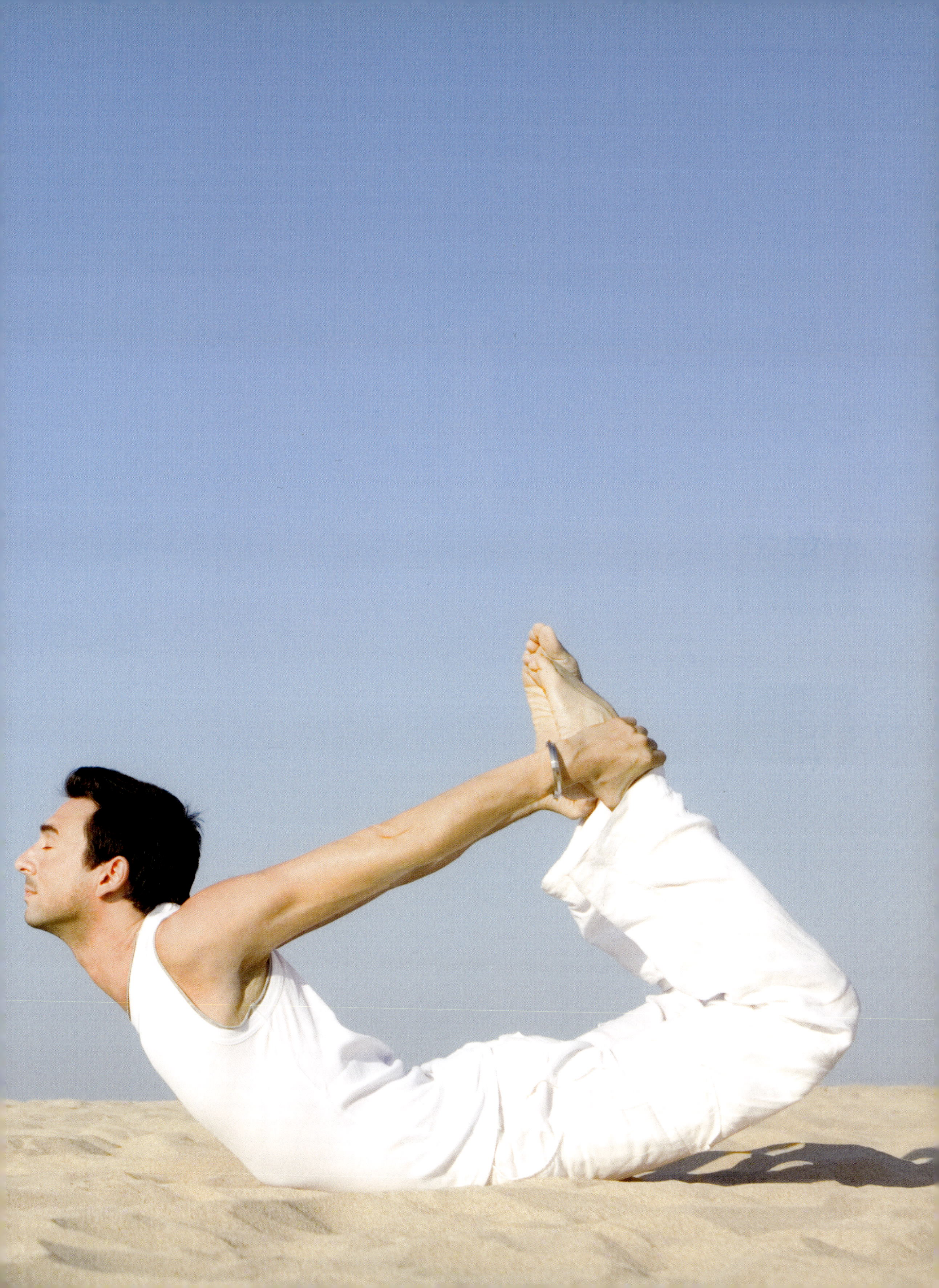

BOGENSCHÜTZE

ARCHER POSE

Mache aus dem Stand mit dem rechten Fuß einen großen Ausfallschritt zur Seite (je nach Körpergröße etwa 70 bis 100 cm). Drehe den rechten Fuß um 90° nach rechts, sodass er mit dem Körper eine Linie bildet. Drehe den linken Fuß um 15° nach rechts. Verlagere dein Gewicht auf das rechte Bein und beuge es so weit, bis sich das Knie senkrecht über dem Fußknöchel befindet. Das linke Bein bleibt durchgestreckt. Becken, Hüfte und Oberkörper drehen sich nicht mit, sondern bleiben während der gesamten Übung in der Ausgangsposition. Achte darauf, dass dein Oberkörper aufrecht ist und sich weder nach vorne noch nach hinten neigt.
Ziehe die Nackenschleuse. Entspanne die Schultern und strecke beide Arme waagerecht zu den Seiten. Balle beide Hände zu Fäusten, die Daumen zeigen nach oben. Beuge den linken Arm so, als würdest du einen Bogen spannen. Drehe deinen Kopf zur rechten Hand und richte dein Augenmerk auf den Nagelhalbmond des rechten Daumens. Dehne deine Brust, indem du beide Arme leicht nach hinten ziehst. Achte darauf, dass die Arme dabei parallel zum Boden bleiben.

Der Bogenschütze kräftigt die Bein-, Rücken- und Armmuskulatur, dehnt den Brust- und Beckenbereich und stärkt das Nervensystem.
Mut, Selbstvertrauen und Zielstrebigkeit werden gefördert sowie Willenskraft, Standhaftigkeit und Durchsetzungsvermögen gestärkt.

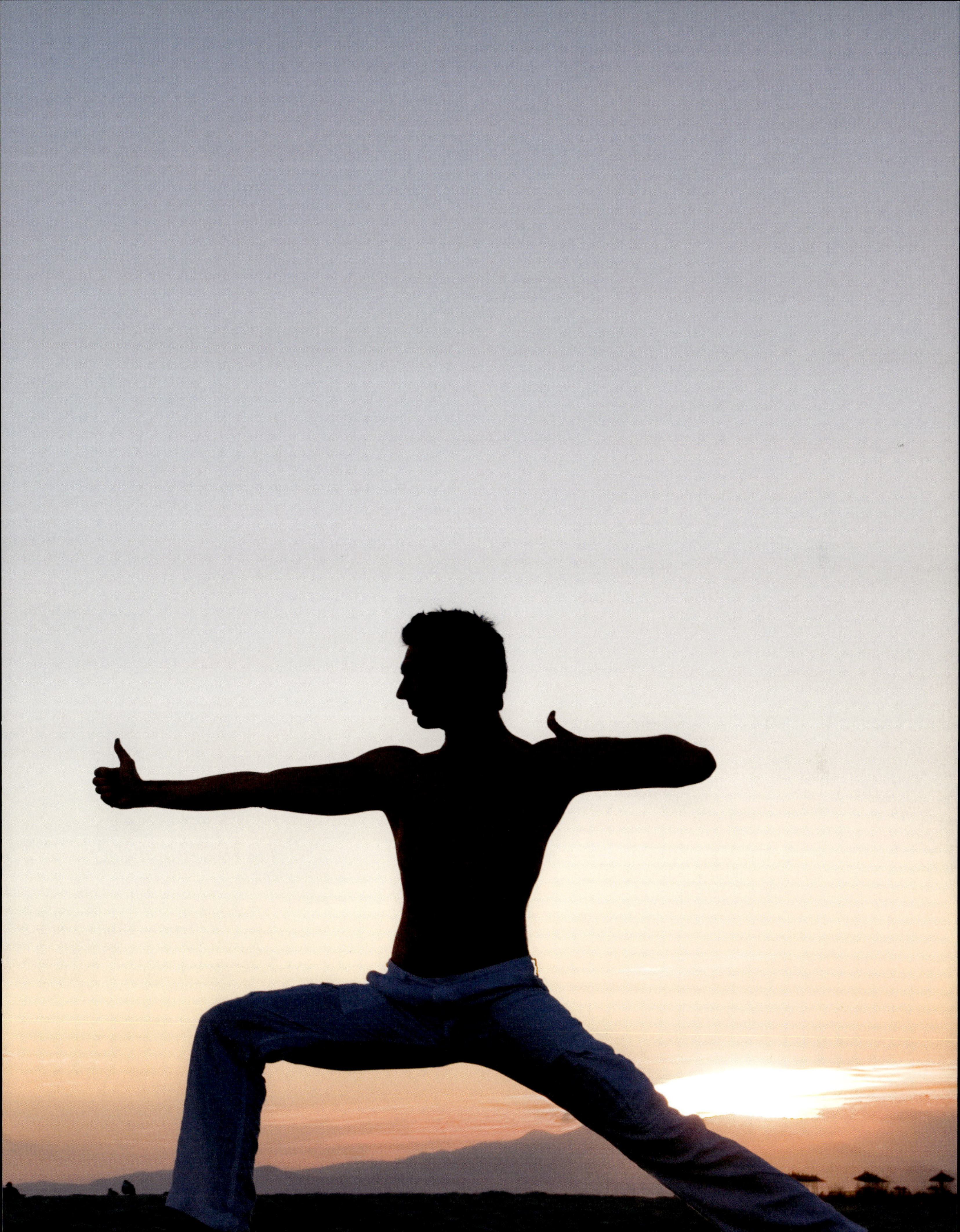

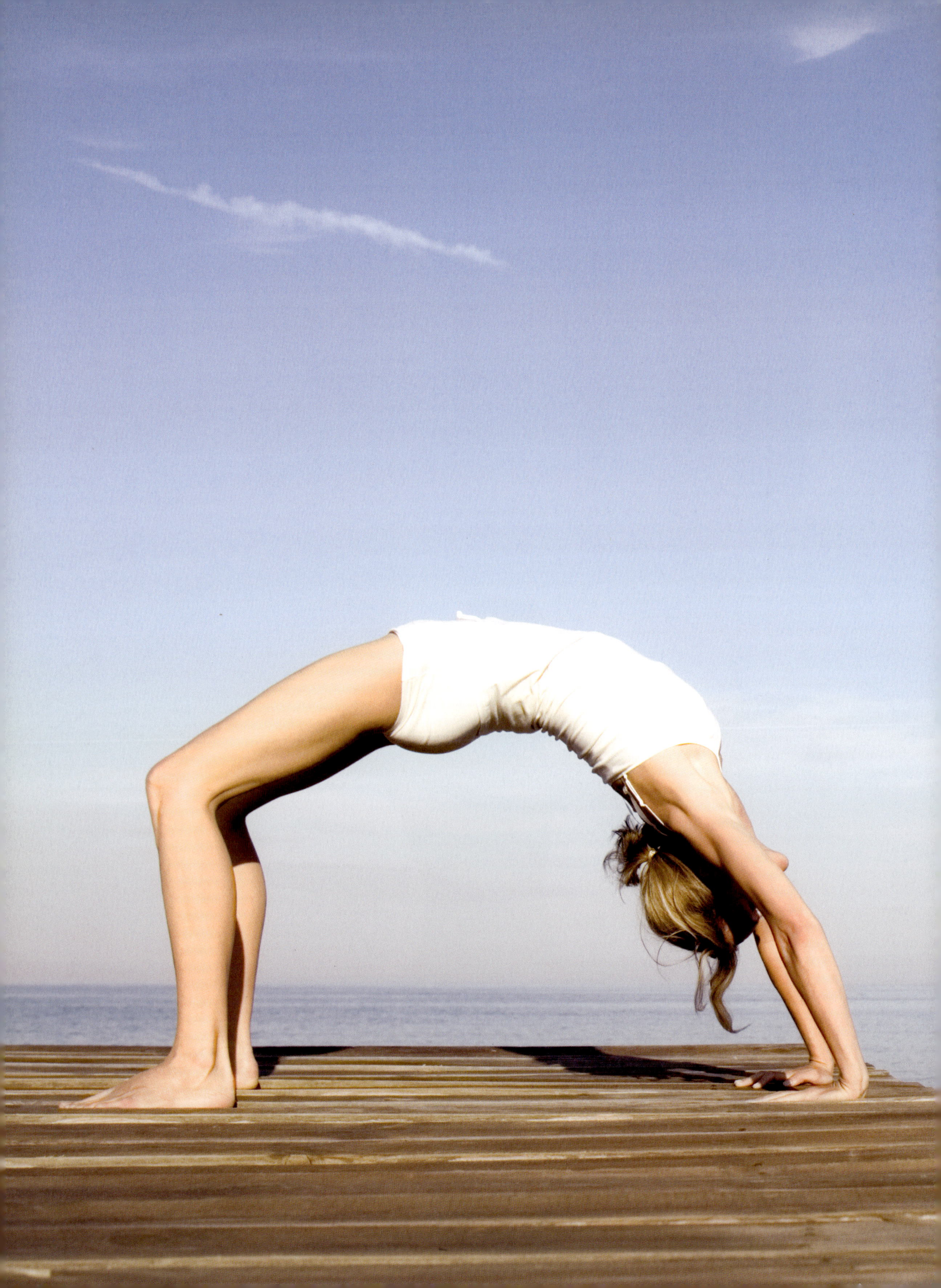

RAD

WHEELPOSE

Stelle in der Rückenlage deine Füße hüftbreit auf und bringe sie so nah wie möglich an das Becken heran. Lege die Handflächen neben dem Kopf auf. Die Ellbogen sind dabei gebeugt, die Unterarme stehen senkrecht zum Boden und die Finger zeigen in Richtung Schultern. Spanne das Gesäß leicht an und hebe das Becken beim Einatmen so weit wie möglich vom Boden. Beine und Fußinnenseiten bleiben parallel nebeneinander. Drücke dich beim Ausatmen weiter nach oben, so dass der obere Rücken und die Schultern den Boden verlassen und nur noch die Kopfoberseite den Boden berührt. Ziehe beim nächsten Einatmen Mula Bandha und drücke dich hoch ins Rad, indem du die Arme durchstreckst und der gesamte Körper somit in die Höhe kommt. Verlagere dein Gewicht leicht auf die Fußinnenseiten, drücke das Steißbein in Richtung Knie und das Schambein gegen den Bauchnabel. Entspanne Kopf und Nacken und achte darauf, dass der untere Rücken bei der Übung nicht gestaucht wird.

Die Rad-Position fördert in hohem Maße die körperliche Flexibilität. Oberschenkel, Bauch, Brust und Schultern erfahren eine maximale Dehnung, ebenso die gesamten Bauchorgane. Arme, Handgelenke, Beine sowie die gesamte Rückenmuskulatur werden gestärkt, das Herz wird entspannt, die Hypophyse und die Schilddrüse werden stimuliert.
Die Übung reguliert den Kreislauf, fördert die Willenskraft und öffnet das Herzzentrum.

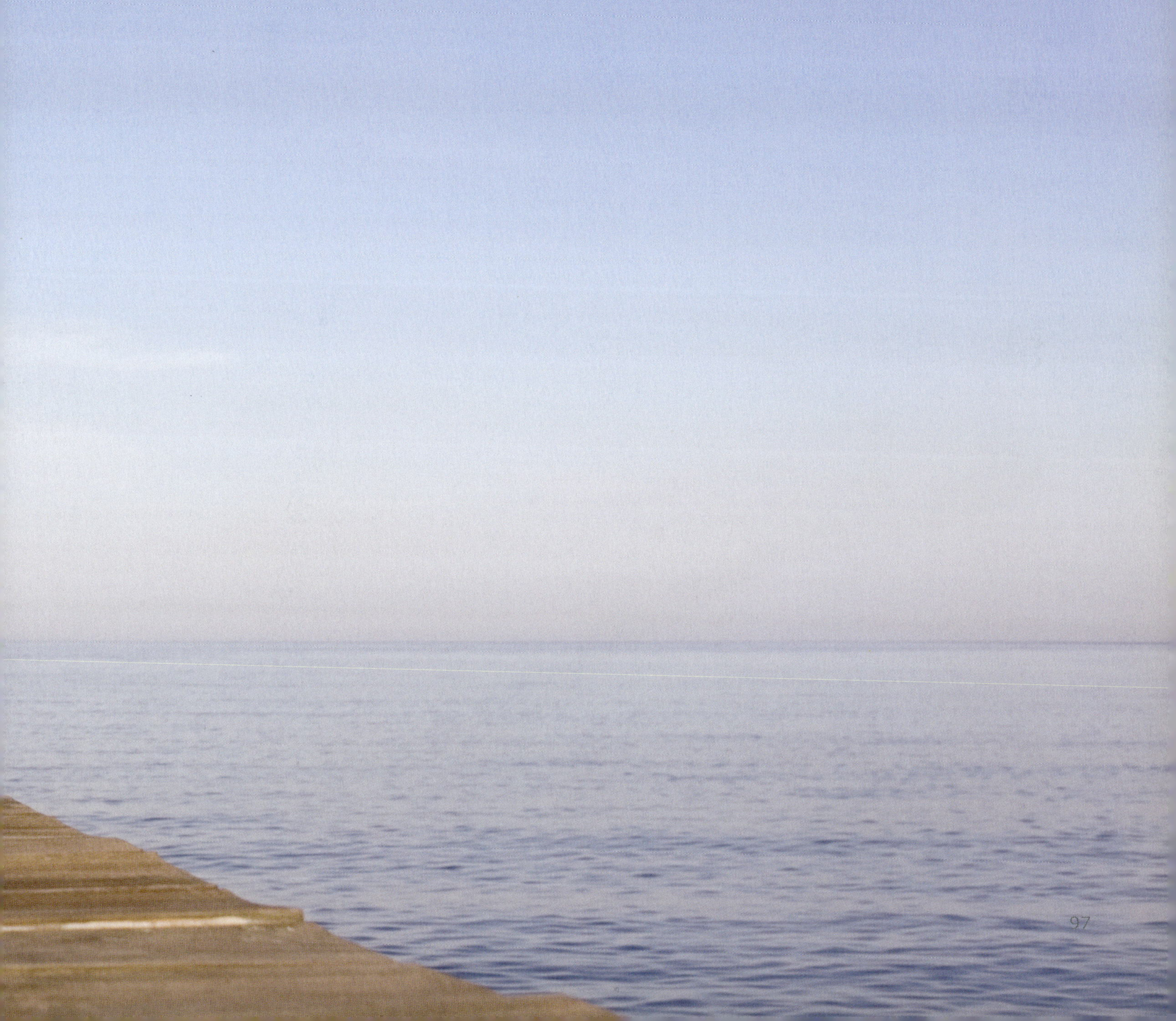

BOOT
BOAT POSE

Lege dich auf den Bauch und richte den Blick gerade nach vorne. Strecke die Arme über den Kopf und nimm die Beine zusammen, so dass Knie, Fersen und große Zehen sich berühren. Die Handflächen zeigen entweder zum Boden oder liegen aneinander. Spanne die Beinmuskulatur vom Gesäß bis zu den Fersen an. Hebe zuerst die gestreckten Arme und dann die Beine so weit wie möglich in die Höhe. Idealerweise berührt nur noch der Bauch den Boden. Strecke dich noch weiter, als würdest du an Händen und Füßen auseinander gezogen.

Die Boot-Position kräftigt die Schulter-, Wirbelsäulen- und Gesäßmuskulatur, die Bauchorgane werden massiert. Die Übung energetisiert den gesamten Körper und stärkt Willenskraft sowie Durchhaltevermögen.

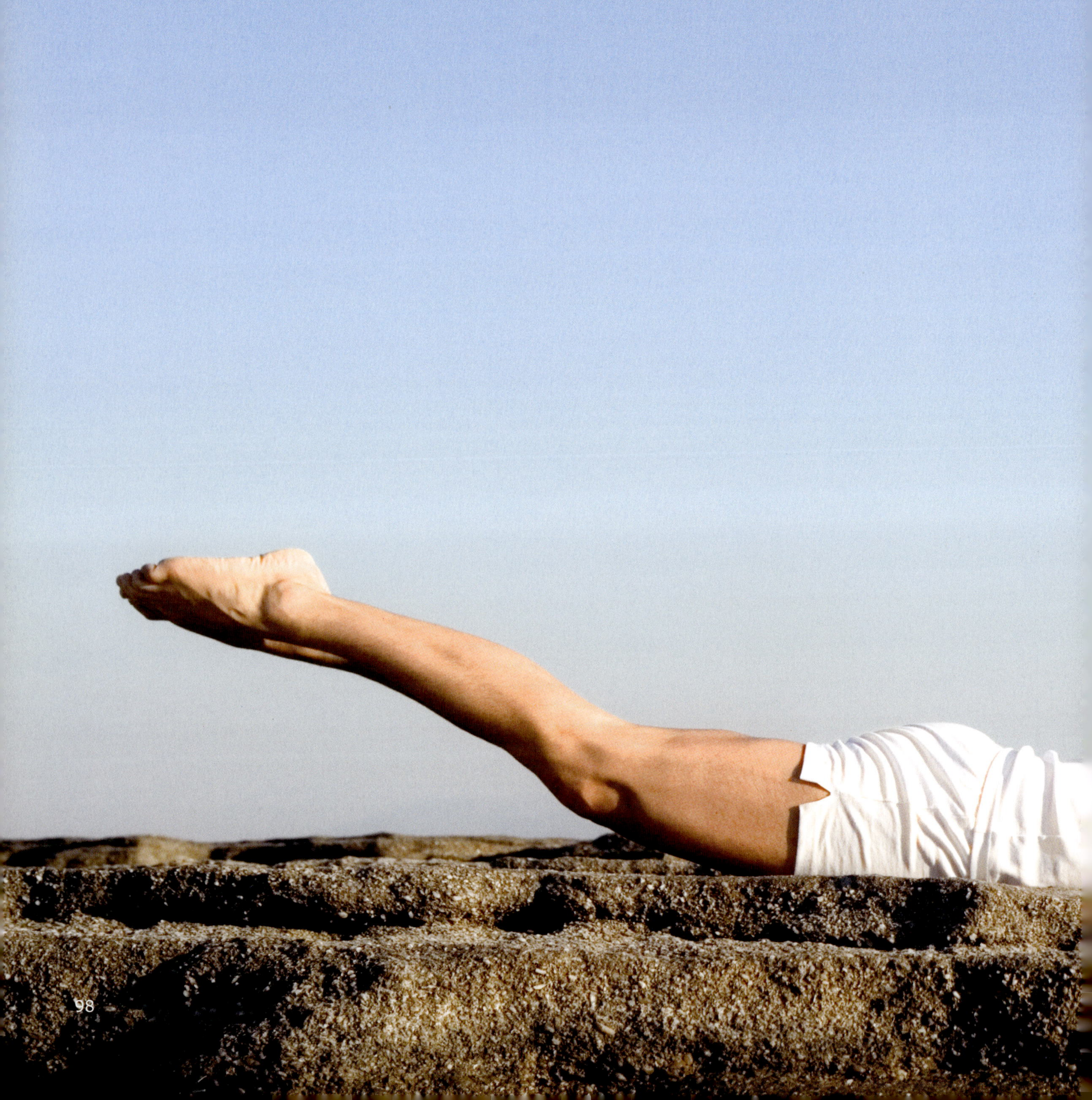

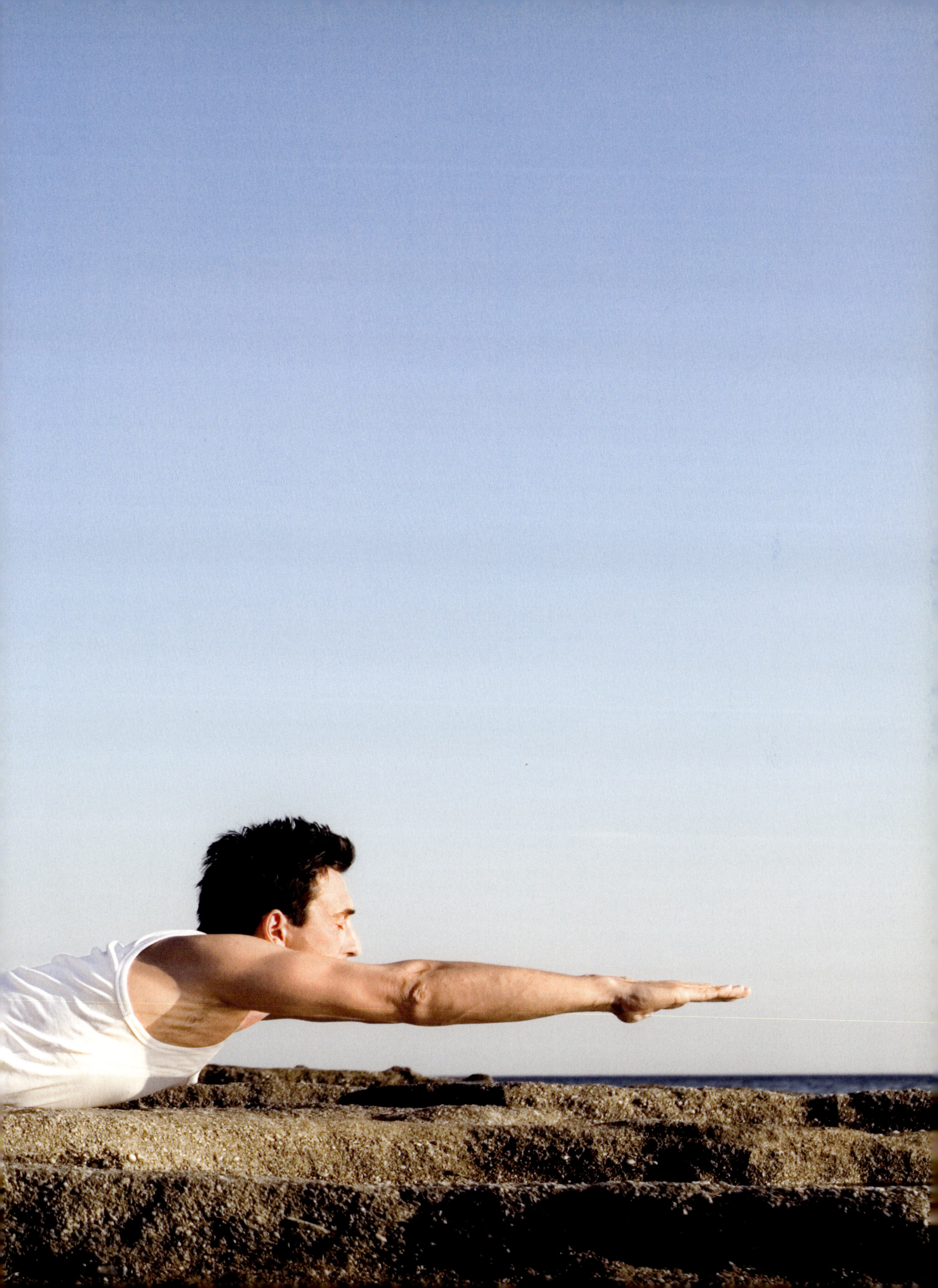

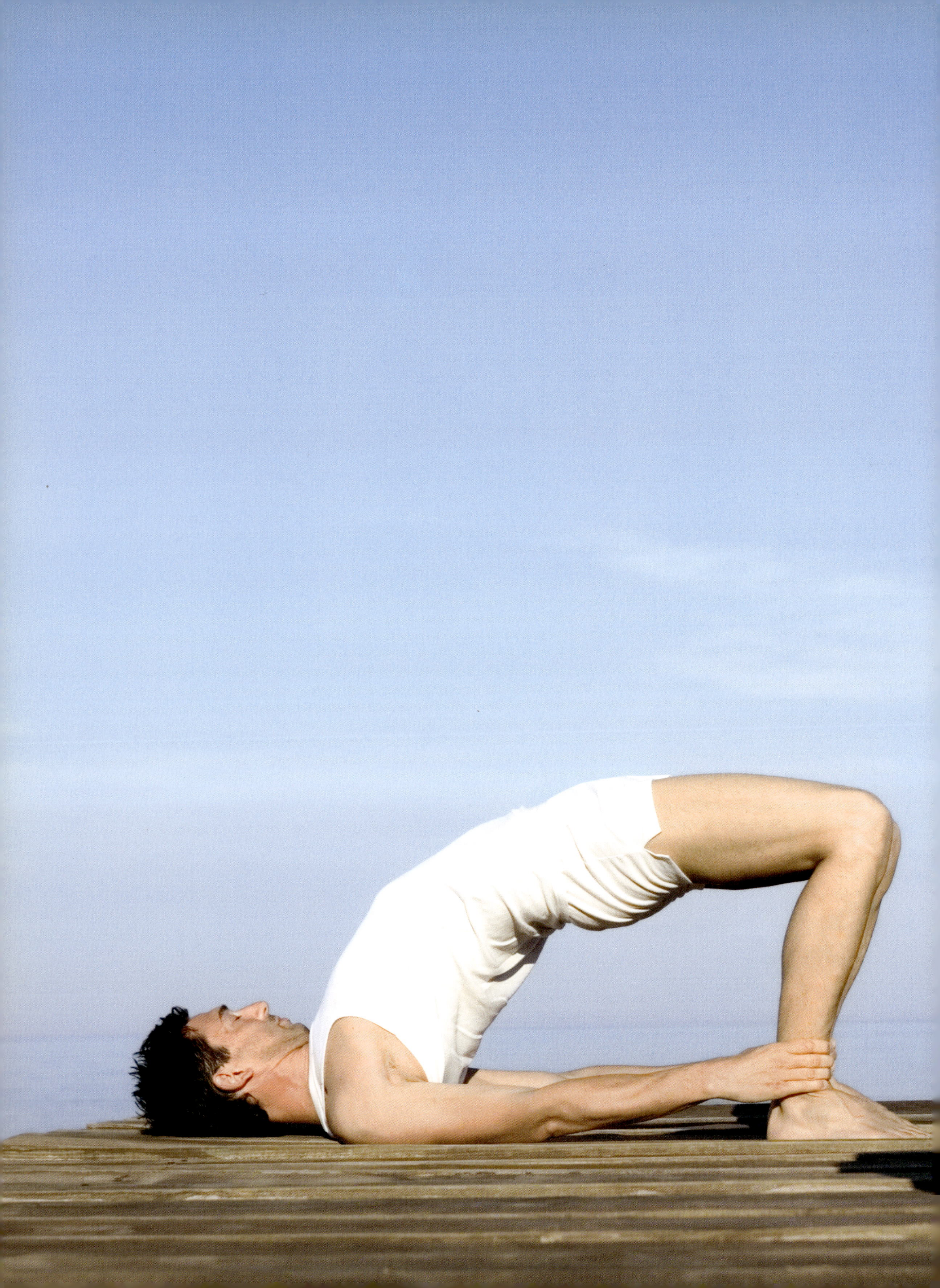

BECKENHEBEN
PELVIC LIFTS

Stelle in der Rückenlage die Füße hüftbreit auf und bringe sie so nah wie möglich an das Becken heran. Achte darauf, dass die Fußsohlen flach auf dem Boden bleiben. Umgreife mit den Händen deine Knöchel. Falls du nicht bis an die Knöchel kommst, lege die Handflächen neben der Hüfte ab und drücke sie gegen den Boden. Ziehe Nackenschleuse und Mula Bandha und beginne beim Einatmen das Becken zu heben. Bringe die Wirbelsäule Wirbel für Wirbel so weit wie möglich nach oben, bis nur noch der Schulterbereich den Boden berührt. Achte darauf, dass deine Lendenwirbelsäule nicht gestaucht wird. Dehne in dieser Haltung den gesamten Brustbereich. Komme beim Ausatmen Wirbel für Wirbel wieder nach unten, bis zuletzt das Becken wieder den Boden berührt. Wiederhole mit dem nächsten Einatmen die Übung.

Das Beckenheben stärkt die Muskulatur des Gesäßes und der Lendenwirbelsäule und beugt so Rückenbeschwerden vor. Gleichzeitig wird der Beckenboden entspannt. Die energetische Verbindung zwischen Kopf, Herz und Unterleib wird verbessert, stressbedingte Blockaden werden aufgelöst, Lust und Kreativität gefördert.

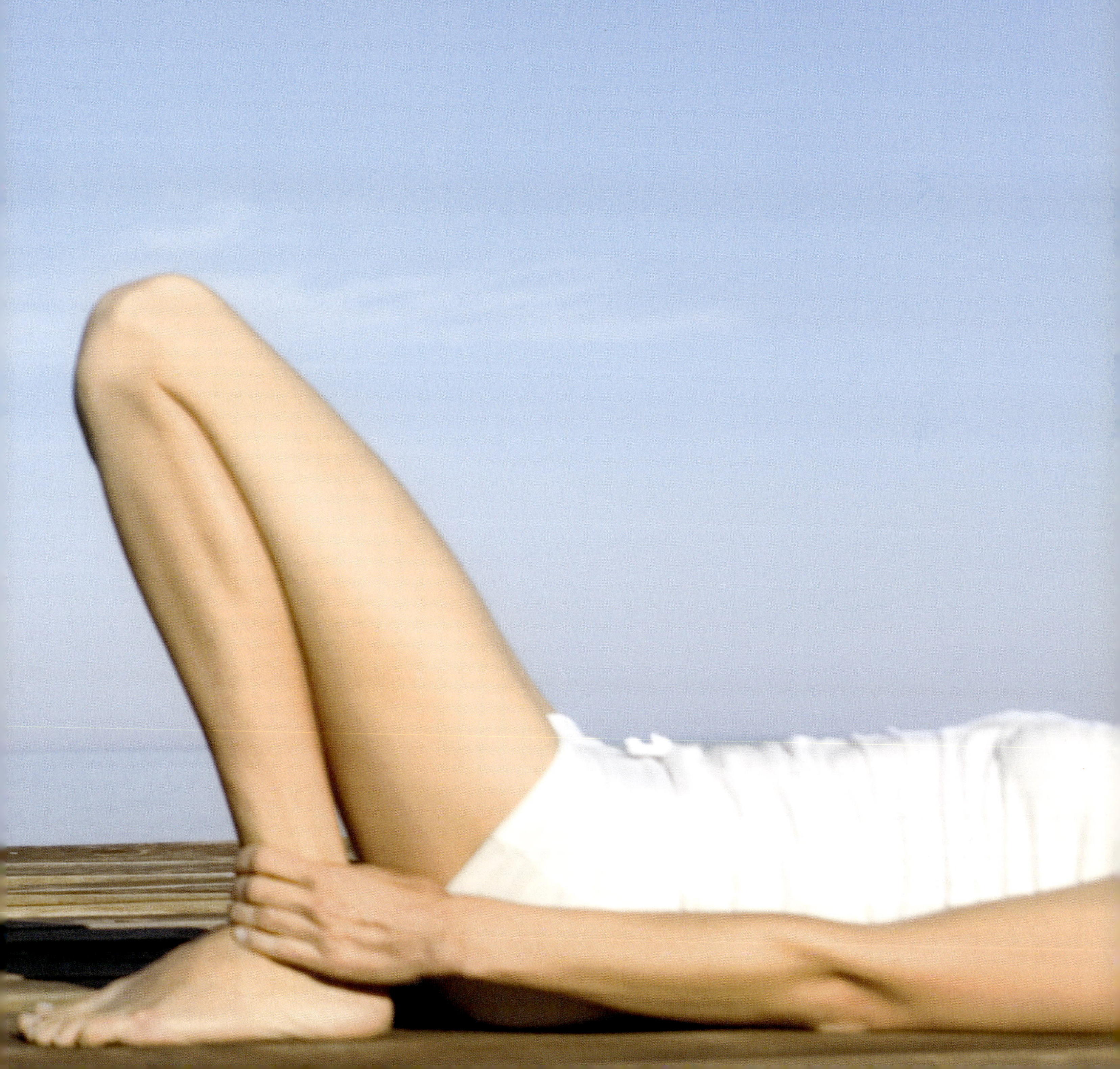

TOTENHALTUNG

CORPSE POSE

Lege dich ausgestreckt auf den Rücken. Die Arme liegen in einem leichten Abstand neben dem Körper, die Handflächen zeigen nach oben und die Finger sind entspannt. Die Fersen berühren sich und die Fußspitzen fallen locker nach außen. Schließe die Augen und atme langsam und tief ein und aus.
Konzentriere dich in dieser Haltung ganz auf deine Atmung, die ruhig und regelmäßig ist, so dass der Körper zur Ruhe kommt. Beginne jetzt, schrittweise jeden einzelnen Muskel in deinem Körper zu entspannen. Fange bei den Zehen, Waden, Knien und Oberschenkeln an, gehe über Becken, Bauchdecke und Brust bis hin zu Hals, Schultern, Kiefer, Nase, Augenbrauen, Ohrläppchen bis hin zu den Haarspitzen.

Eine etwa 11-minütige Tiefenentspannung in der Totenhaltung lässt den Kreislauf zur Ruhe kommen und baut Spannungen ab. Körper und Geist werden energetisch aufgeladen, die Endorphinausschüttung wird angeregt. Die Übung stärkt das Immunsystem und beugt stressbedingten Beschwerden vor. Die durch die Asanas aktivierten Energien werden im gesamten Körper harmonisch verteilt.

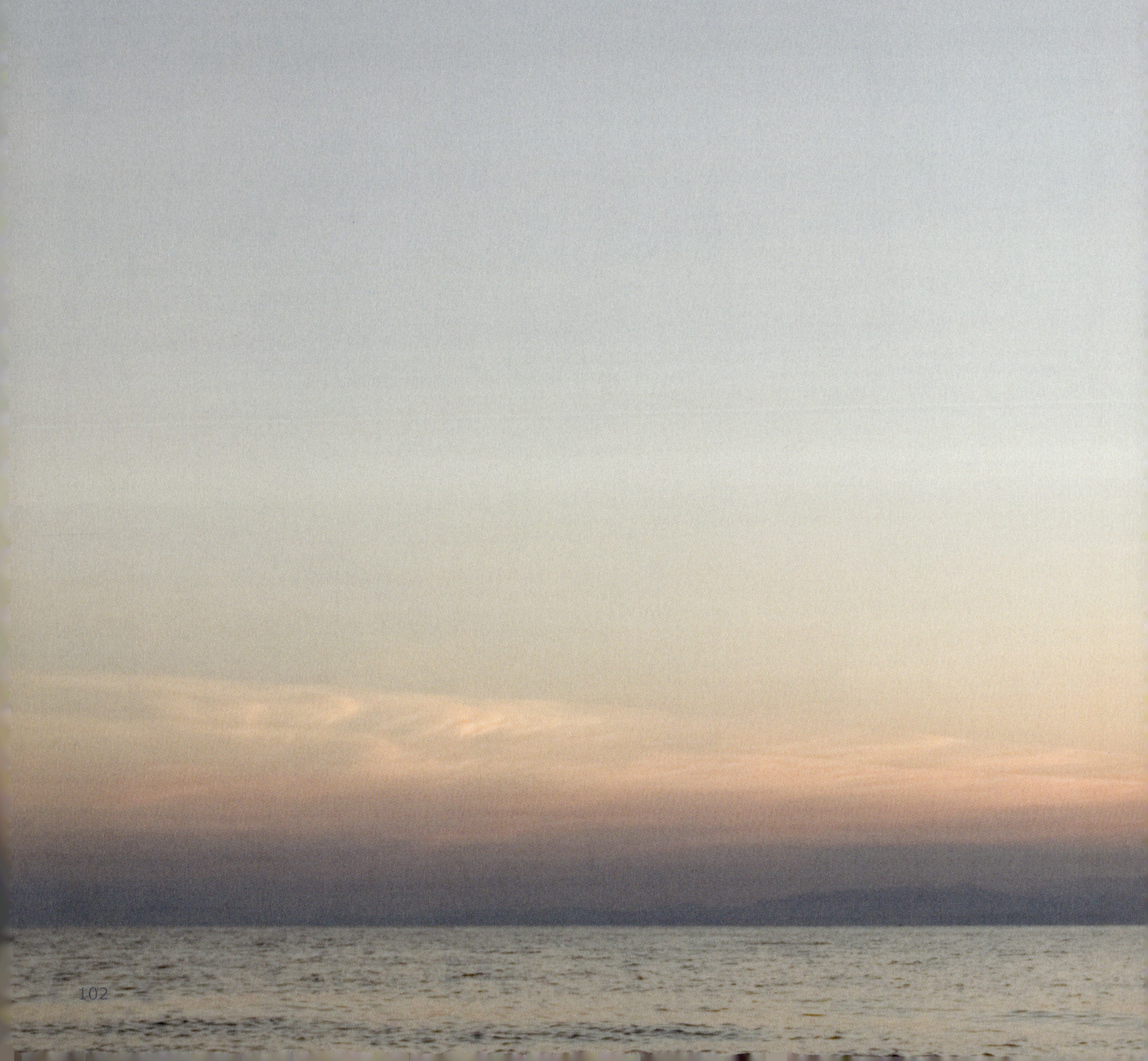

„Selbstheilung ist das Privileg eines jeden Menschen. Selbstheilung ist kein Wunder und hat nichts damit zu tun, etwas zu tun, etwas zu können. Selbstheilung ist ein Prozess, der entsteht durch die Beziehung des Körpers und der unendlichen Kraft der Seele. Es ist eine Verabredung, eine Einheit – das ist Wissenschaft des Kundalini Yoga." Y. B.

KRIYA

KRIYA = HANDLUNG, TAT

Als Kriyas werden im KUNDALINI YOGA Übungsreihen, Meditationen oder eine Kombination von Übungen und Meditationen bezeichnet. Die von Yogi Bhajan festgelegten Übungselemente sind energetisch aufeinander abgestimmt und wirken gleichzeitig auf Körper, Geist und Seele.

Die Kriyas unterscheiden sich hinsichtlich der Dauer und des Schwierigkeitsgrades. Die Übungen in einer Kriya sollten immer in der vorgegebenen Reihenfolge ausgeführt und die angegebenen Zeiten eingehalten werden.

Die bildliche Darstellung der Übungen dieses Buches dient der Orientierung. Maßgeblich für die richtige Ausführung jeder einzelnen Übung ist immer die textliche Anleitung.

SAT KRIYA

SAT KRIYA

Sitze im Fersensitz und strecke die Arme senkrecht nach oben. Die Finger sind ineinander verschränkt, nur die Zeigefinger zeigen senkrecht nach oben. Achte darauf, dass die Oberarme an den Ohren anliegen. Chante laut, kraftvoll und in einem gleichmäßigen Rhythmus das Mantra SAT NAM (etwa 8-mal in 10 Sekunden). Ziehe bei der Silbe SAT den Nabelpunkt kräftig nach innen zur Wirbelsäule. Entspanne bei der Silbe NAM den gesamten Bauchraum. Setze dieses mindestens 3 Minuten lang fort.
Atme zum Abschluss ein und ziehe im Geiste die durch die Pumpbewegung freigesetzte Energie vom unteren Ende der Wirbelsäule den gesamten Rücken hinauf und lasse sie durch dein Kronen-Chakra nach oben fließen. Mula Bandha findet automatisch statt, deshalb brauchst du es nicht bewusst zu ziehen. Die Haltung bleibt während der gesamten Übung unverändert, nur Arme und Schultern bewegen sich durch das Einziehen des Nabelpunktes automatisch leicht auf und ab.
Führe die anschließende Entspannung doppelt solange aus wie die Kriya.

Sat Kriya hat im KUNDALINI YOGA eine elementare Bedeutung. Sie sollte täglich ausgeführt und grundsätzlich mit dem Mantra SAT NAM kombiniert werden.
Sat Kriya kann bis zu 31 Minuten praktiziert werden. Die Übungsdauer sollte jedoch nur schrittweise gesteigert werden, da die Kriya sowohl unbewusst als auch bewusst auf allen Ebenen des Seins wirkt. Der Körper sollte langsam auf die aufsteigenden Energien vorbereitet werden, da sonst die auftretenden Bewusstseinserfahrungen nicht vollständig in die Psyche eingegliedert werden können. Um die Übungsdauer schrittweise zu steigern, ist es empfehlenswert, die Kriya 3 Minuten zu praktizieren und anschließend 2 Minuten auszuruhen. Dieser Zyklus wird so oft wiederholt, bis 15 Minuten Sat Kriya und 10 Minuten Ruhe erreicht sind. Im Anschluss sollte eine 20-minütige Entspannung folgen.
Sat Kriya kann auch mit flach aneinander gelegten Händen praktiziert werden. Auf diese Weise wird mehr Energie freigesetzt als in der oben beschriebenen Variante. Wichtig ist hierfür jedoch, dass der Körper völlig frei von Drogen (z. B. Rauschmitteln, Koffein, Nikotin) und im Falle eines früheren Konsums auch von dessen Folgen gereinigt ist.

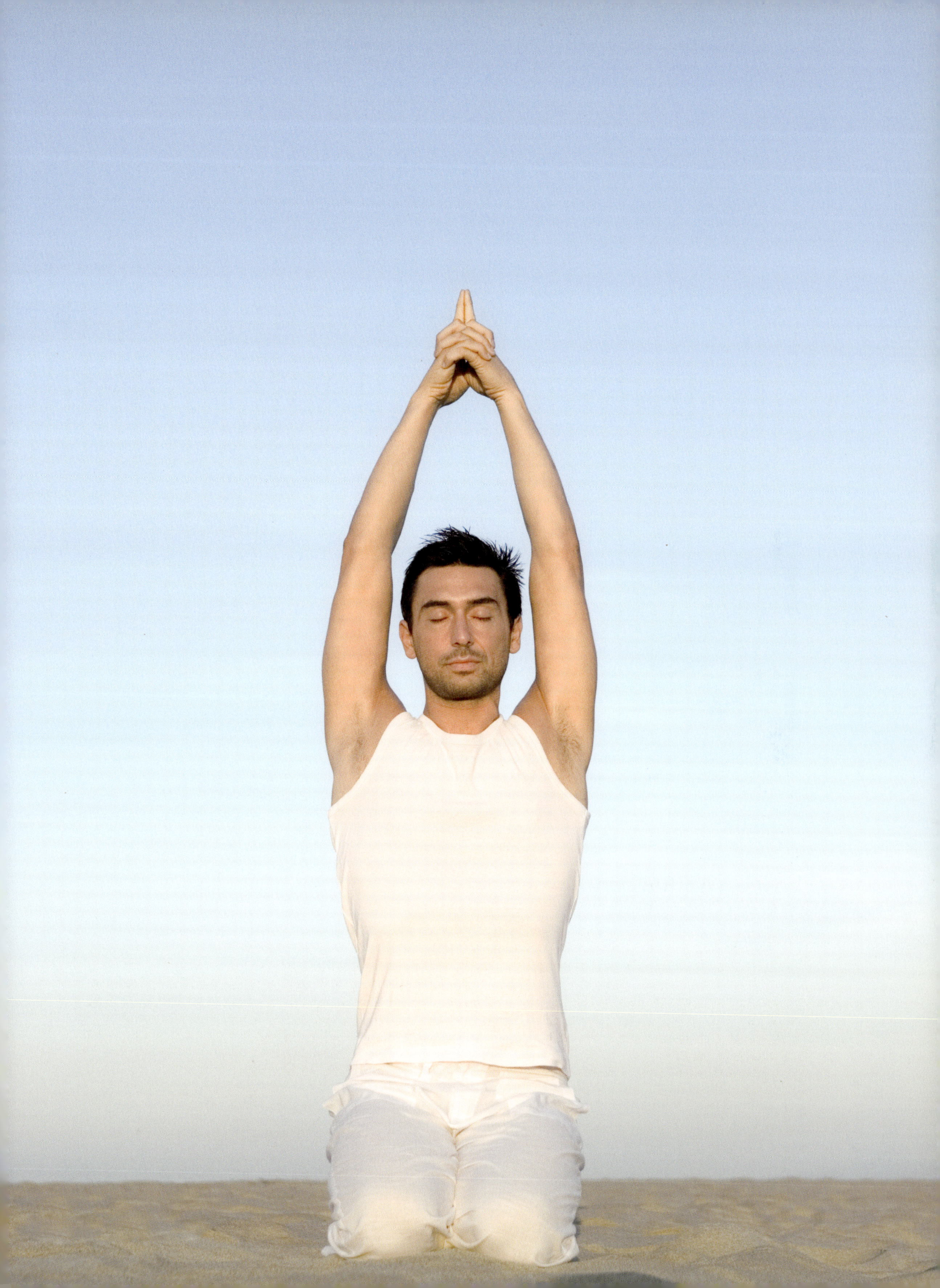

VARUYAS KRIYA

VARUYAS KRIYA

Stehe aufrecht mit geschlossenen Beinen. Mache mit dem rechten Fuß einen kleinen Schritt nach vorne und mit dem linken Fuß einen großen Ausfallschritt nach hinten. Stelle den linken Fuß auf oder lege, um die Wirkung zu verstärken, den Fußrücken flach auf den Boden. Achte darauf, dass sich das rechte Knie senkrecht über dem Knöchel befindet. Strecke die Arme waagerecht nach vorne und lege die Handflächen aneinander. Neige den Oberkörper leicht nach vorne und richte den Blick auf einen Punkt am Horizont oder konzentriere dich auf das Dritte Auge. Spanne Mula Bandha, atme tief ein und beginne, rhythmisch SAT NAM zu singen. Ziehe bei jedem SAT den Nabelpunkt zur Wirbelsäule und entspanne bei jedem NAM den gesamten Bauchraum. Atme zum Abschluss tief ein und aus und entspanne. Wechsele anschließend die Beinstellung und wiederhole die Übung. Dauer: 1 1/2 - 7 1/2 Minuten

Varuyas Kriya kann als einzelne Übung durchgeführt werden oder im Anschluss an Übungsreihen, die zur Anregung der Blutzirkulation oder zur Förderung der Beweglichkeit dienen.

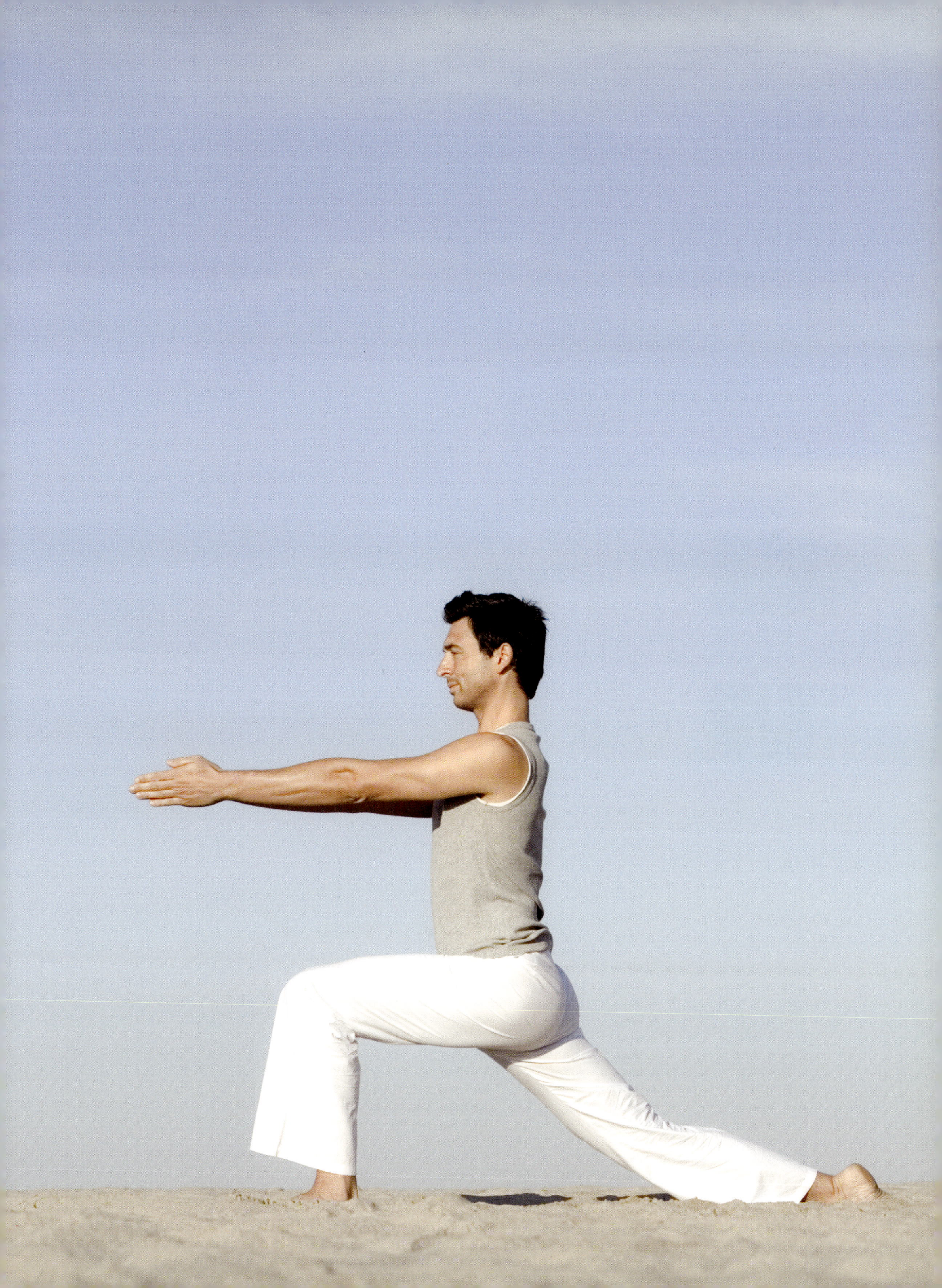

ÜBUNGSREIHE ZUM AUFWACHEN
WAKE UP SERIES

1 Strecke in der Rückenlage die Arme und Beine, hebe den Kopf leicht an und schaue zu den Zehen. Hebe Arme und Beine 15 cm vom Boden und beginne mit Feueratem. Die Fingerspitzen zeigen zu den Füßen. Atme zum Abschluss tief ein und aus, löse die Haltung und entspanne. Kannst du die Übung weniger als eine Minute ausführen, so löse die Haltung, entspanne und beginne anschließend von Neuem.
Dauer: 1–2 Minuten
Verbindet Prana mit Apana.

2 Winkele in der Rückenlage die Beine an, bringe die Knie zur Brust und umfasse sie mit den Armen. Hebe den Kopf so weit, dass die Nase zwischen den Knien ist, und beginne mit Feueratem. Atme zum Abschluss tief ein und aus, löse die Haltung und entspanne. Dauer: 2 Minuten
Diese Übung positioniert den Nabelpunkt.

3 Umfasse in der Rückenlage mit den Händen die angewinkelten Knie. Rolle beim Ausatmen auf der Wirbelsäule nach vorne und beim Einatmen nach hinten. Dauer: 1 Minute
Verteilt die Prana-Energie und entspannt die Wirbelsäule.

4 Hebe in der einfachen Sitzhaltung deine gestreckten Arme zur Seite, so dass sie jeweils einen 60°-Winkel zum Boden bilden. Die Fingerspitzen berühren die Fingerwurzeln, die Daumen sind gestreckt und zeigen senkrecht nach oben. Atme 2 Minuten im Feueratem. Schließe die Übung ab, indem du die Arme sehr langsam nach oben hebst, bis sich die Daumenspitzen über dem Kopf berühren. Senke beim Ausatmen die Arme mit nach unten zeigenden Handflächen zum Boden. Säubere und kräftige deine Aura, indem du alle negativen Energien in den Händen sammelst und sie über die Handflächen an die Erde abgibst.

Yogi Bhajan empfiehlt, diese Übungsreihe täglich vor dem Aufstehen im Bett zu praktizieren.

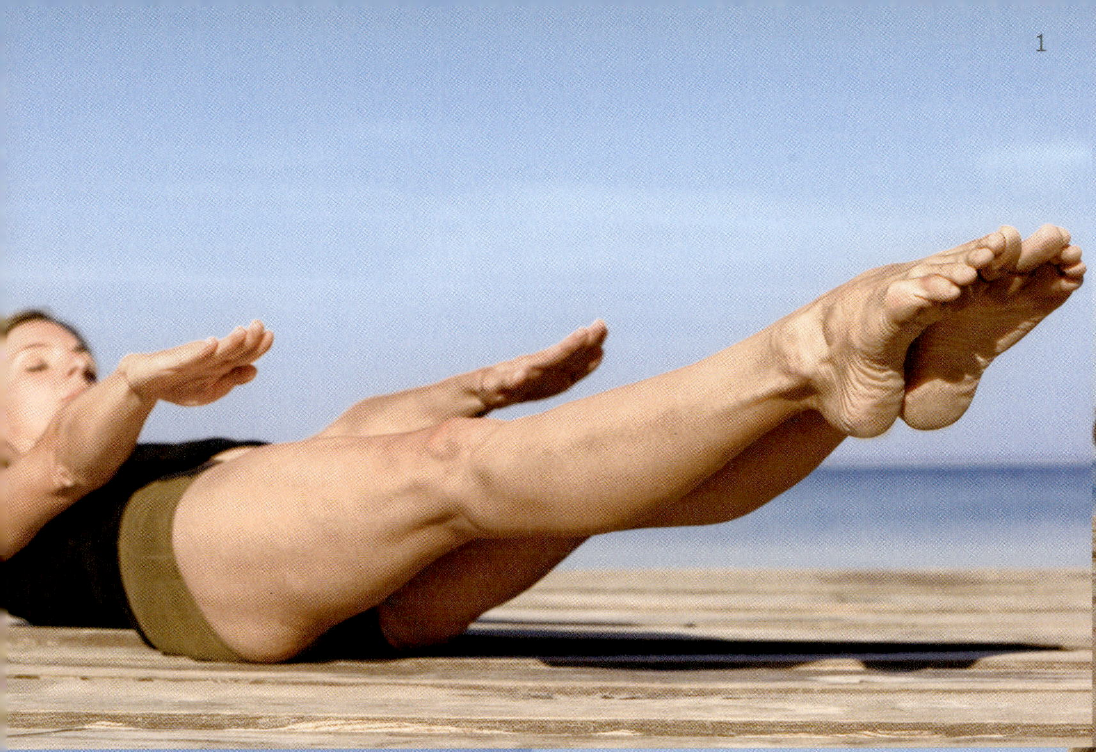
1

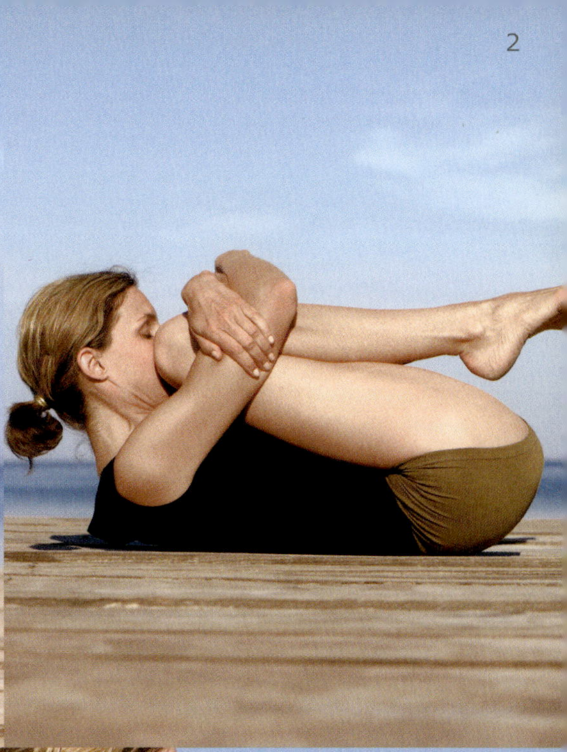
2

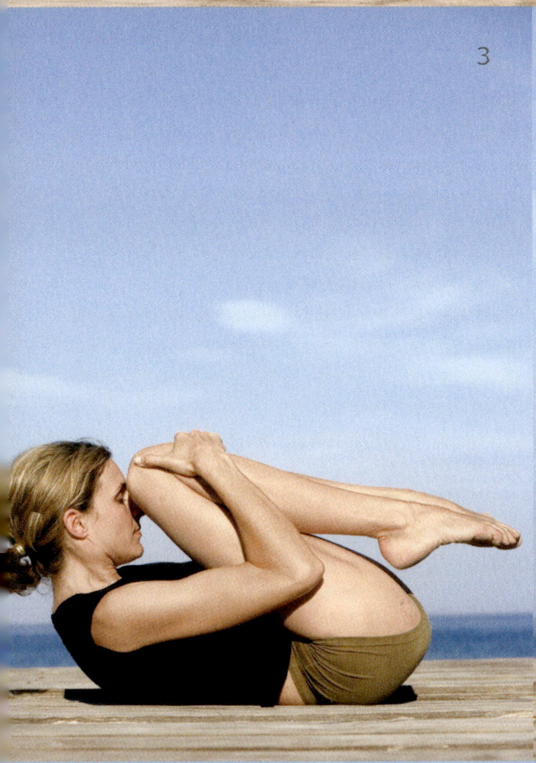
3

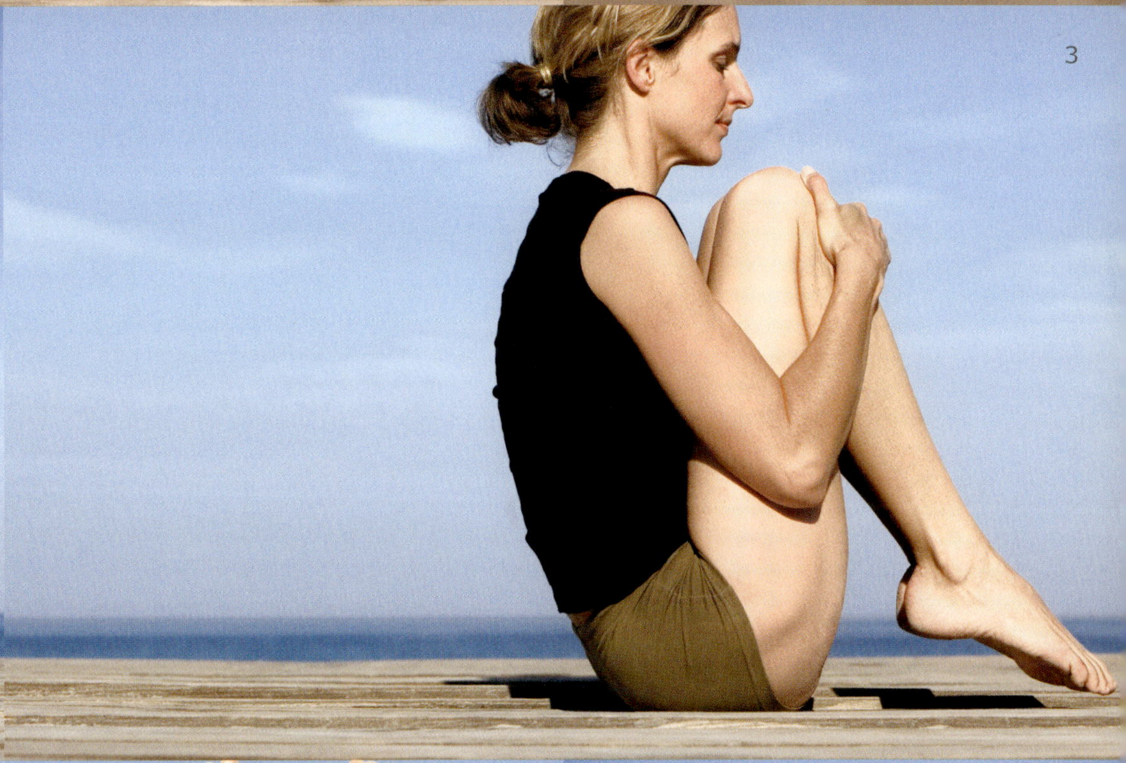
3

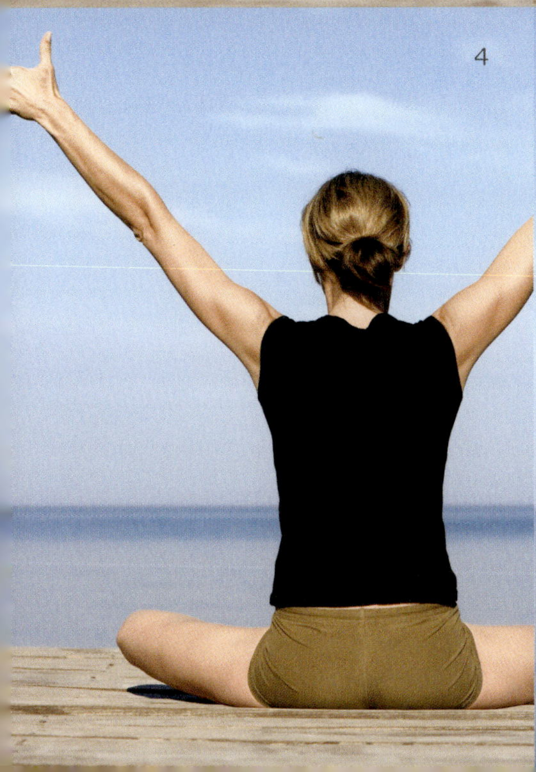
4

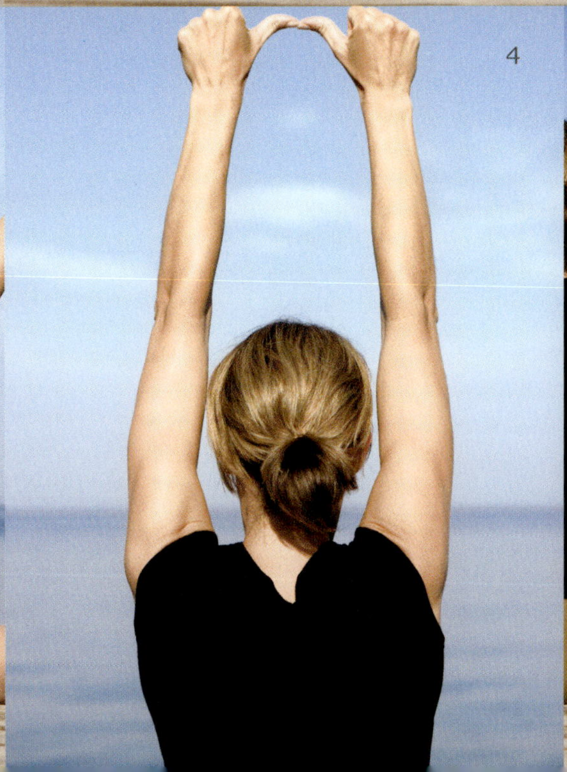
4

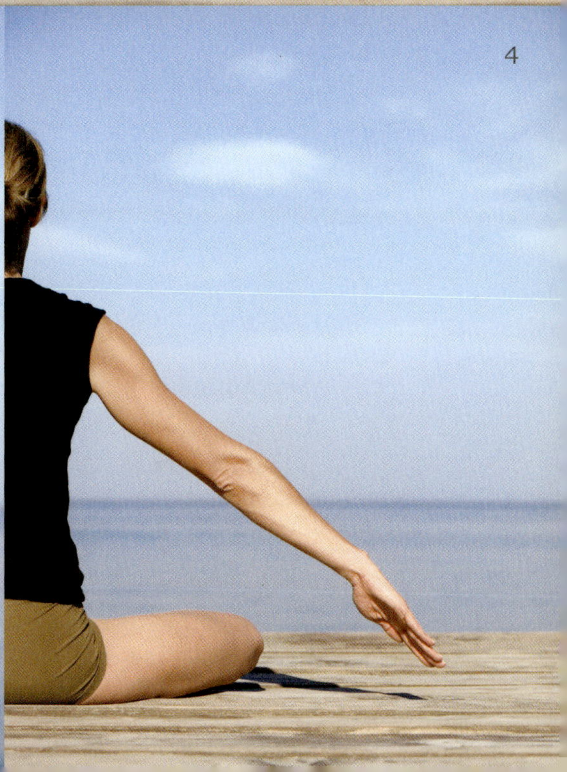
4

AKTIVIERUNG DER KUNDALINI-ENERGIE

RAISE KUNDALINI IN QUICK ORDER

1 Stelle die Füße schulterbreit auseinander und gehe in die Hocke. Führe deine Arme zwischen den Innenseiten der Oberschenkel an die Außenseiten der Waden und umfasse die Fußaußenseiten mit den Händen. Deine Wirbelsäule ist gerade und parallel zum Boden, die Atmung ist lang und tief. Atme zum Abschluss tief ein und aus und ziehe ausgeatmet Mula Bandha. Löse die Haltung und entspanne.
Dauer: 2 – 3 Minuten

2 Umfasse in der einfachen Sitzhaltung die Schienbeine. Atme ein und ziehe den Oberkörper senkrecht nach oben. Entspanne beim Ausatmen die Haltung, bleibe jedoch weiterhin aufrecht sitzen. Achte darauf, dass dein Oberkörper weder nach vorne noch nach hinten kippt. Atme zum Abschluss tief ein und aus und ziehe ausgeatmet Mula Bandha. Löse die Haltung und entspanne. Dauer: 2 – 3 Minuten

3 Führe in der einfachen Sitzhaltung Rumpfdrehen aus. Lasse mit jedem Einatmen das Mantra SAT und mit jedem Ausatmen das Mantra NAM im Geiste schwingen. Richte dich bei der letzten Wiederholung nach vorne, halte den Atem kurz an und entspanne beim Ausatmen die Haltung. Dauer: 2 – 3 Minuten

4 Strecke in der einfachen Sitzhaltung die Arme senkrecht nach oben, lege die Handflächen aneinander und fahre mit Rumpfdrehen fort. Richte dich bei der letzten Wiederholung nach vorne, atme tief ein und aus und ziehe ausgeatmet Mula Bandha. Löse die Haltung und entspanne. Dauer: 2 – 3 Minuten

5 Strecke im Sitzen die Beine nach vorne aus und stütze dich mit den Händen neben der Hüfte ab. Kommst du mit den Händen nicht bis zum Boden, balle sie zu Fäusten. Bist du geübt, kannst du auch den Lotussitz einnehmen. Atme ein und drücke dich mit den Händen senkrecht nach oben ab, bis das Gesäß sich vom Boden löst. Lasse dich beim Ausatmen wieder nach unten sinken. Achte darauf, dass deine Wirbelsäule während der gesamten Übung gerade bleibt. Atme zum Abschluss tief ein und aus und ziehe ausgeatmet Mula Bandha. Löse die Haltung und entspanne. Dauer: 2 – 3 Minuten

6 Sitze mit ausgestreckten Beinen. Beuge dich so weit nach vorne, wie es dir möglich ist. Umgreife idealerweise mit den Händen die Füße und berühre mit der Stirn die Knie. Entspanne in dieser Haltung. Atme abschließend tief ein und aus und ziehe ausgeatmet Mula Bandha. Löse die Haltung und entspanne.
Dauer: 2 – 3 Minuten

7 Sitze weiterhin aufrecht und lasse die Beine ausgestreckt. Kreuze die gestreckten Arme vor der Brust und berühre mit der linken Hand das rechte Knie und mit der rechten Hand das linke Knie. Atme tief ein, halte den Atem an, dehne Arme und Schultern in die Position hinein. Dann löse die Haltung und entspanne.

8 Bringe in der einfachen Sitzhaltung die Hände vor die Brust und verhake die Zeigefinger ineinander. Ziehe jetzt die Arme kräftig auseinander, ohne dabei den Griff zu lösen. Atme lang und tief. Atme zum Abschluss tief ein, strecke die Arme über den Kopf, atme aus und spanne Mula Bandha an, löse die Haltung und entspanne. Dauer: 2 – 3 Minuten

9 Ziehe dich aus der Bauchlage heraus in den Bogen und beginne mit langem tiefem Atem. Atme zum Abschluss ein, ziehe eingeatmet Mula Bandha, halte einen Moment, atme aus. Löse die Haltung und entspanne. Dauer: 2 – 3 Minuten

10 Nimm für die abschließende Meditation wieder die einfache Sitzhaltung ein. Die Hände sind in Ghyan Mudra und deine Aufmerksamkeit richtet sich auf deinen Scheitelpunkt. Drücke die Zunge nach oben gegen den Gaumen, wodurch ein leichter Schmerz in der Nase auftreten kann. Verbinde dich mit deinem Höheren Selbst.

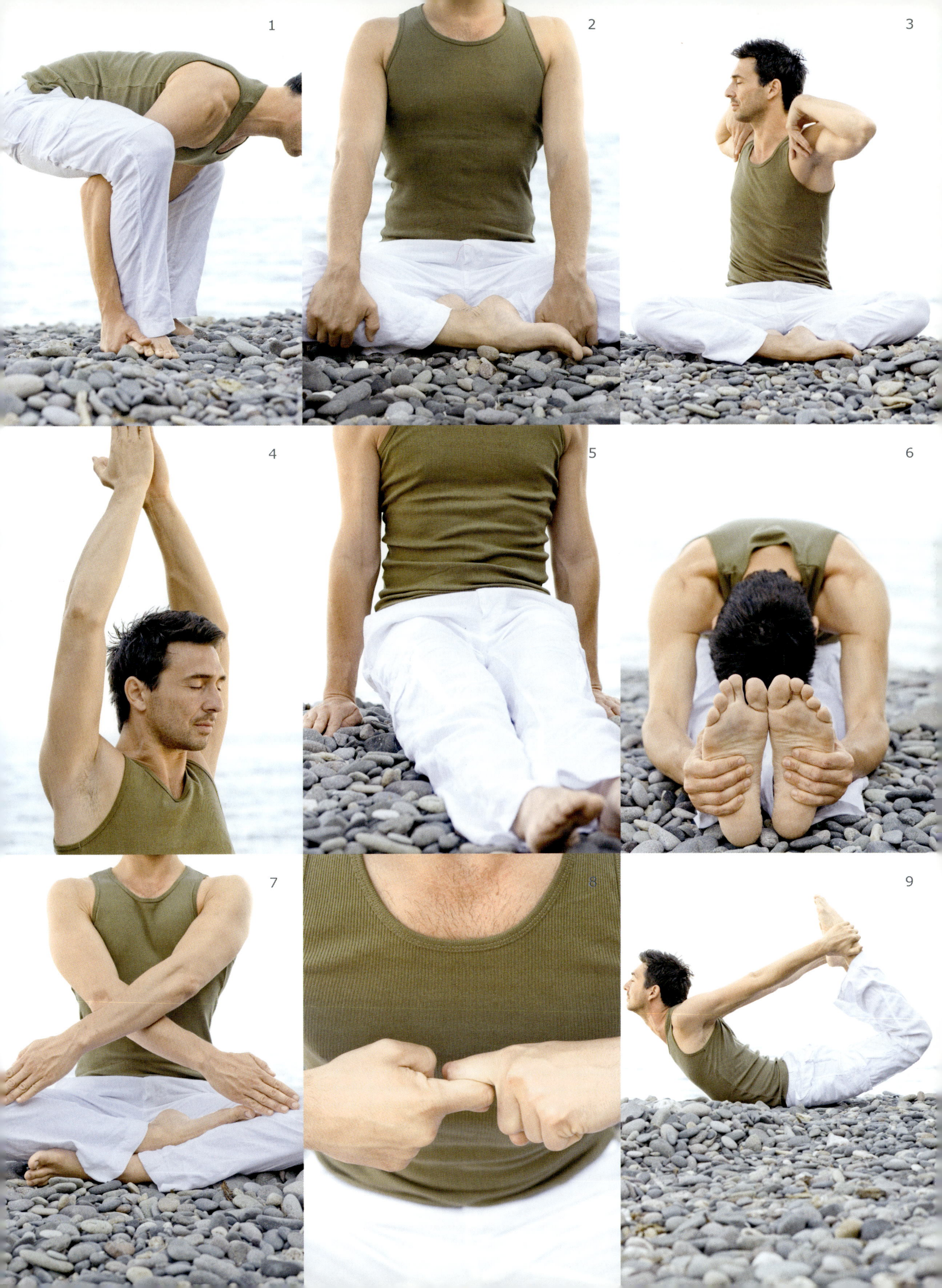
1
2
3
4
5
6
7
8
9

ÜBUNGSREIHE FÜR DIE WIRBELSÄULE

BASIC SPINAL ENERGY SERIES

1 Umfasse in der einfachen Sitzhaltung die Fußknöchel mit den Händen und beginne mit Kamelritt. Denke bei jedem Einatmen SAT und bei jedem Ausatmen NAM. Achte darauf, dass du den Kopf aufrecht hältst. Atme zum Abschluss tief ein und aus, löse die Haltung und entspanne 1 Minute. Wiederholungen: 108

2 Lege im Fersensitz deine Hände flach auf die Oberschenkel und wiederhole den Kamelritt. Lasse mit jedem Einatmen das Mantra SAT und mit jedem Ausatmen das Mantra NAM im Geiste schwingen. Atme abschließend tief ein und aus, löse die Haltung und ruhe 2 Minuten. Wiederholungen: 108 (ohne Abb.)

3 Lege die Hände auf die Schultern, Daumen nach hinten, Finger nach vorne. Beginne in der einfachen Sitzhaltung mit Rumpfdrehen. Denke bei jedem Einatmen SAT und bei jedem Ausatmen NAM. Atme zum Abschluss tief ein und aus, löse die Haltung und entspanne 1 Minute. Wiederholungen: 26

4 Bleibe in der einfachen Sitzhaltung und verhake die Hände vor der Brust zum Bärengriff. Beginne mit langer tiefer Atmung und schaukele mit den Ellbogen abwechselnd auf und ab. Hebe beim Einatmen den linken und beim Ausatmen den rechten Ellbogen. Achte darauf, dass die Unterarme stets eine Linie bilden. Atme zum Abschluss tief ein und ziehe die Arme kräftig auseinander. Atme aus, entspanne die Armhaltung und ruhe 30 Sekunden. Wiederholungen: 26

5 Umgreife in der einfachen Sitzhaltung die Knie. Wölbe, ähnlich wie bei dem Kamelritt, bei der Einatmung die Brustwirbelsäule nach vorne und bei der Ausatmung nach hinten. Lasse bei jedem Einatmen das Mantra SAT und bei jedem Ausatmen das Mantra NAM im Geiste schwingen. Die Arme bleiben die ganze Zeit gestreckt. Atme zum Abschluss in aufrechter Sitzposition tief ein und aus, löse die Haltung und entspanne 1 Minute. Wiederholungen: 108

6 Bleibe in der einfachen Sitzhaltung. Ziehe beim Einatmen die Schultern zu den Ohren und lasse sie beim Ausatmen wieder locker nach unten fallen. Wiederhole die Bewegung. Atme zum Abschluss mit hochgezogenen Schultern tief ein. Halte den Atem 15 Sekunden an. Löse mit dem Ausatmen die Haltung und entspanne. Dauer: maximal 2 Minuten

7 Rolle in der einfachen Sitzhaltung den Kopf zuerst 5-mal im Uhrzeigersinn und anschließend 5-mal in die Gegenrichtung. Atme abschließend tief ein, ziehe mit angehaltenem Atem die Nackenschleuse, löse mit dem Ausatmen die Haltung und entspanne.

8 Verschränke in der einfachen Sitzhaltung die Hände vor der Brust zum Bärengriff. Hebe beim Einatmen die Arme über den Kopf und lasse sie beim Ausatmen wieder vor die Brust sinken. Ziehe sowohl beim Ein- als auch beim Ausatmen Mula Bandha. Atme zum Abschluss tief ein und aus, löse die Haltung und entspanne. Wiederholungen: 2

9 Strecke im Fersensitz die Arme senkrecht nach oben und beginne mit Sat Kriya. Atme zum Abschluss ein und ziehe im Geiste die Energie vom unteren Ende der Wirbelsäule bis hoch zum Scheitel. Löse beim Ausatmen die Haltung und entspanne. Dauer: mindestens 3 Minuten

10 Lege dich auf den Rücken und entspanne. Dauer: 15 Minuten

Weniger Geübte können die Übungen von 108 auf 26 Wiederholungen reduzieren und die Ruhepausen auf 2 Minuten ausdehnen.

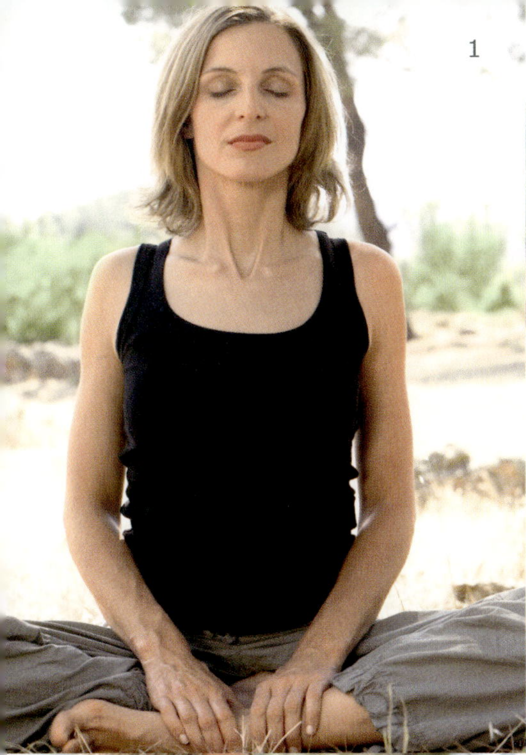
1

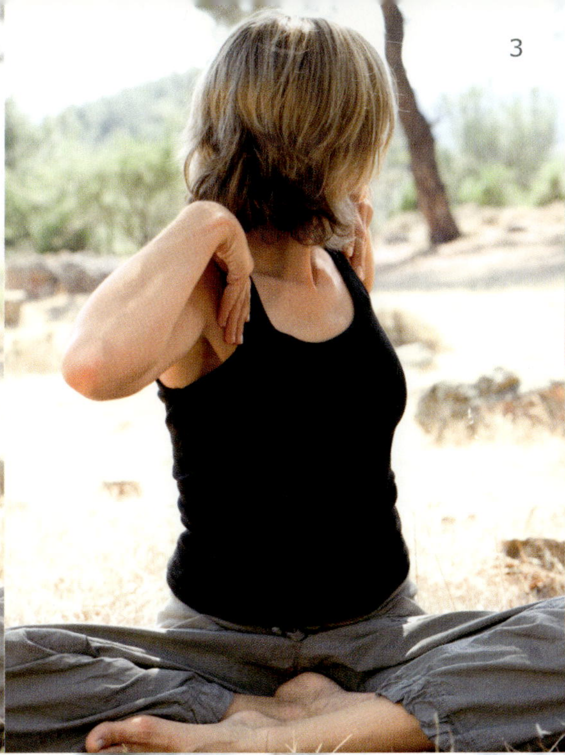
3

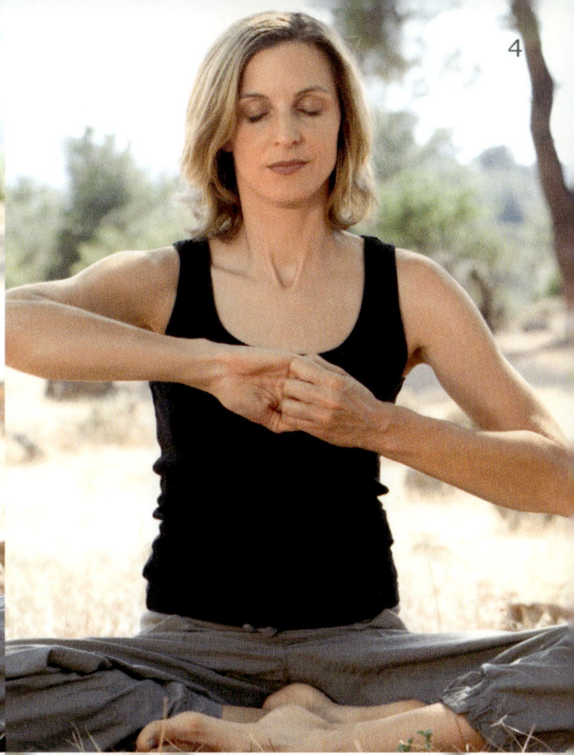
4

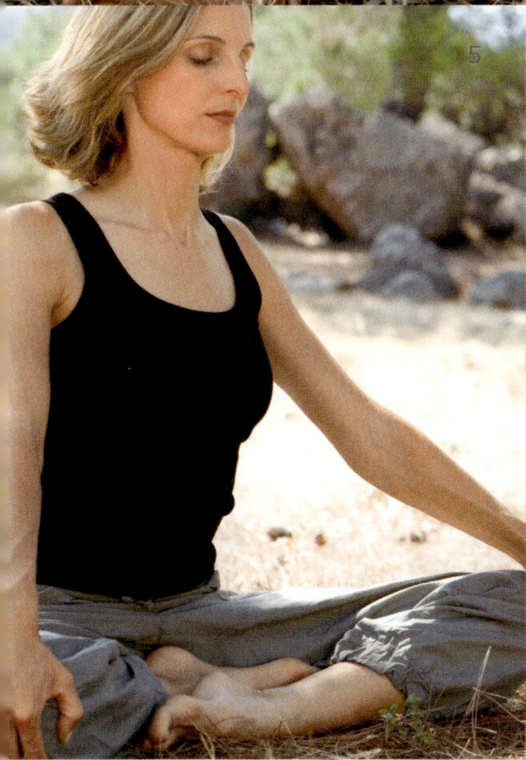
5

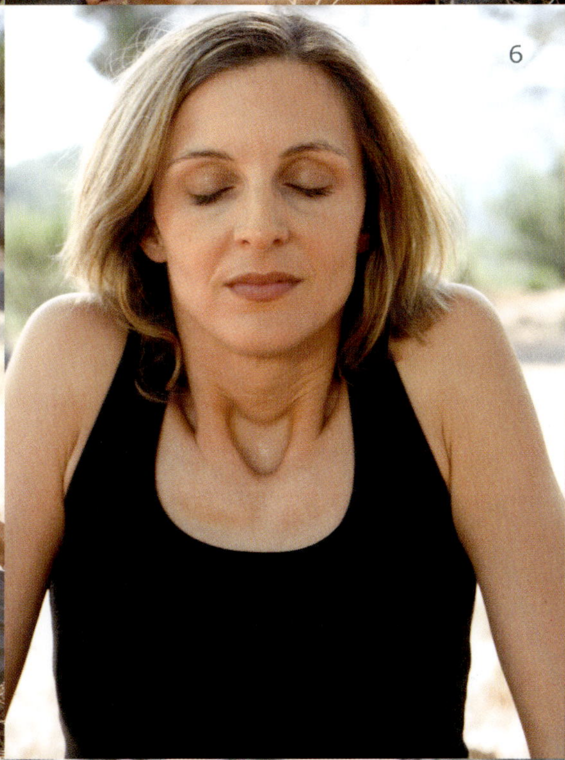
6

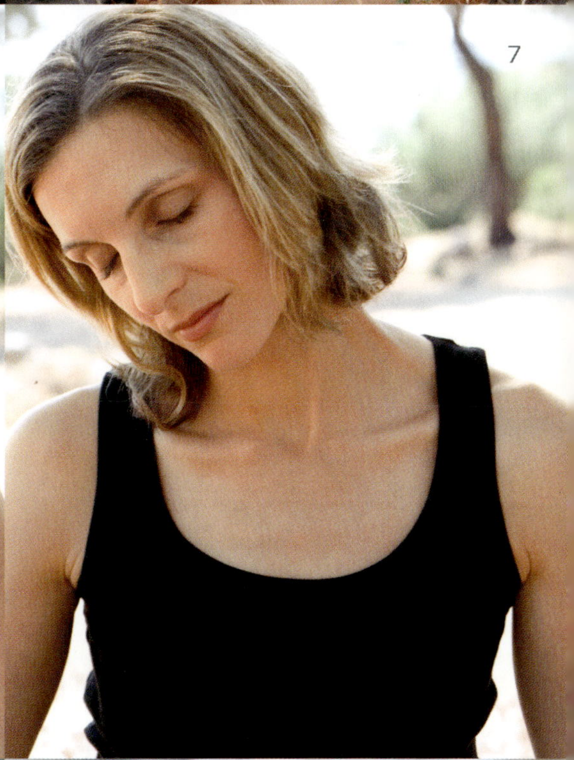
7

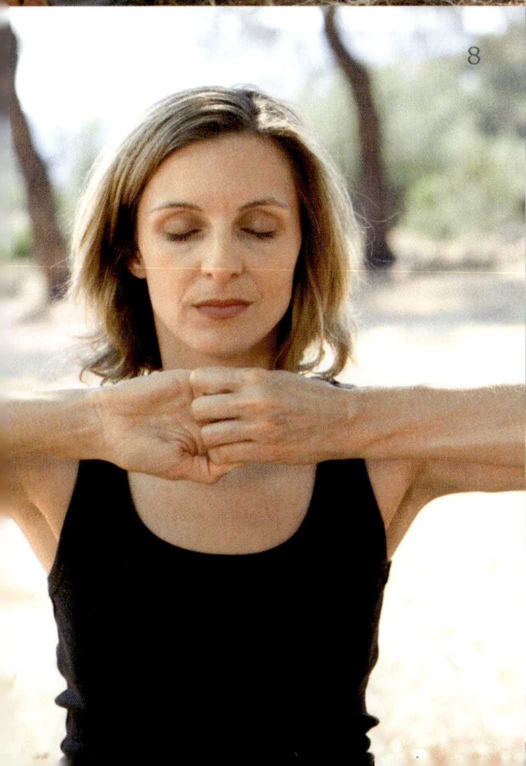
8

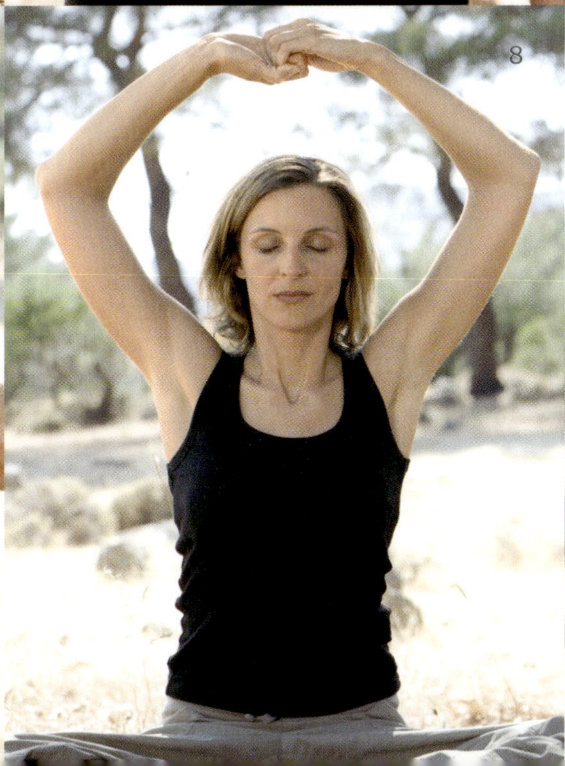
8

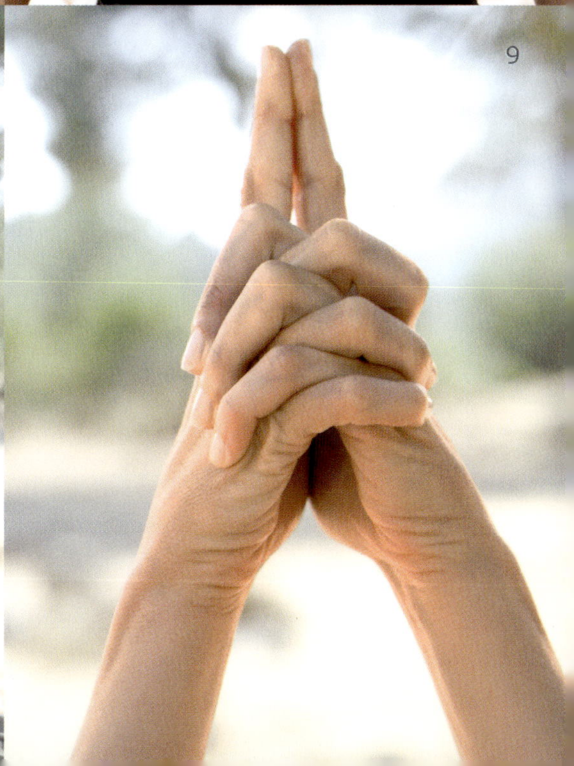
9

STÄRKUNG DER ABWEHRKRÄFTE
KRIYA FOR DISEASE RESISTANCE

1 Strecke im Fersensitz die Arme über den Kopf und lege die Handflächen aneinander. Atme ein, halte den Atem an und bewege den Bauch so oft wie möglich und in gleichbleibendem Rhythmus kraftvoll nach innen in Richtung Wirbelsäule und wieder nach außen. Atme aus und beginne mit dem nächsten Einatmen wieder mit den Pumpbewegungen. Atme zum Abschluss tief ein und aus, löse die Haltung und entspanne.
Dauer: 1–3 Minuten
Regt die Verdauung an und stimuliert die Kundalini-Energie im 3. Chakra.

2 Verschränke im Fersensitz die Hände vor der Brust zum Bärengriff. Atme ein, halte den Atem an und ziehe die Hände so fest wie möglich auseinander, ohne den Griff zu lösen. Atme aus und lockere den Griff. Wiederhole mit dem nächsten Einatmen die Übung. Atme zum Abschluss tief ein und aus, löse die Haltung und entspanne. Dauer: 1–3 Minuten
Öffnet das Herz-Chakra und stimuliert die Thymusdrüse.

3 Verschränke im Fersensitz die Hände im Nacken zum Venusgriff. Atme ein und beuge dich beim Ausatmen mit geradem Rücken nach vorne, bis die Stirn den Boden berührt. Richte dich beim Einatmen wieder auf. Wiederhole den Ablauf mit kräftigen Atemzügen. Atme abschließend tief ein und aus, löse die Haltung und entspanne. Dauer: 1–3 Minuten
Verbessert die Verdauung und erhöht die Flexibilität der Wirbelsäule.

4 Sitze mit ausgestreckten Beinen und beuge den geraden Oberkörper nach vorne. Versuche mit den Zeige- und Mittelfingern die großen Zehen zu umgreifen und die Stirn auf die Knie zu legen. Achte darauf, dass die Beine gestreckt bleiben. Bleibe in dieser Position und atme normal weiter. Atme zum Abschluss tief ein und aus, löse die Haltung und entspanne. Dauer: 1–3 Minuten
Verhilft dem Körper zu tiefer Entspannung.

5 Kreise in der einfachen Sitzhaltung den Kopf im Uhrzeigersinn. Wechsele nach der Hälfte der Zeit die Drehrichtung. Atme abschließend tief ein und aus, löse die Haltung und entspanne.
Dauer: 2–4 Minuten pro Seite

6 Beginne im Vierfüßlerstand langsam mit Katze – Kuh. Steigere allmählich die Geschwindigkeit, dein Atem ist die ganze Zeit tief und kräftig. Atme zum Abschluss in der Kuh-Position tief ein und aus, löse die Haltung und entspanne. Dauer: 1–3 Minuten
Hilft, die sexuelle Energie und die Energie im Verdauungstrakt zu transformieren.

7 Ziehe im Fersensitz abwechselnd die Schultern zu den Ohren, ohne dabei den Kopf zu bewegen. Hebe beim Einatmen die linke Schulter und beim Ausatmen die rechte Schulter. Wiederhole mit kräftigem Atem. Atme zum Abschluss ein, ziehe beide Schultern hoch, atme aus, löse die Haltung und entspanne.
Dauer: 1–3 Minuten
Übungen 5–7 erhöhen die Blutzufuhr zum Gehirn und stimulieren das Drüsensystem.

8 Entspanne in der Rückenlage. Dauer: 5–7 Minuten

9 Nimm die Dreieckspositon ein und bleibe darin. Die Atmung ist natürlich. Atme zum Abschluss tief ein und aus, löse die Haltung langsam und entspanne.
Verbessert die Verdauung, stärkt das gesamte Nervensystem und entspannt die Hauptmuskelgruppen.

10 Beuge dich aus dem Stand so weit wie möglich nach unten und umfasse deine Fußgelenke. Achte darauf, dass die Knie durchgestreckt sind. Beginne in dieser Haltung mit kleinen Schritten durch den Raum zu gehen. Richte dich abschließend auf und entspanne. Dauer: 1–3 Minuten
Unterstützt die Verdauung und bereitet die Aura auf die Meditation vor.

11 Entspanne in der Rückenlage.

1

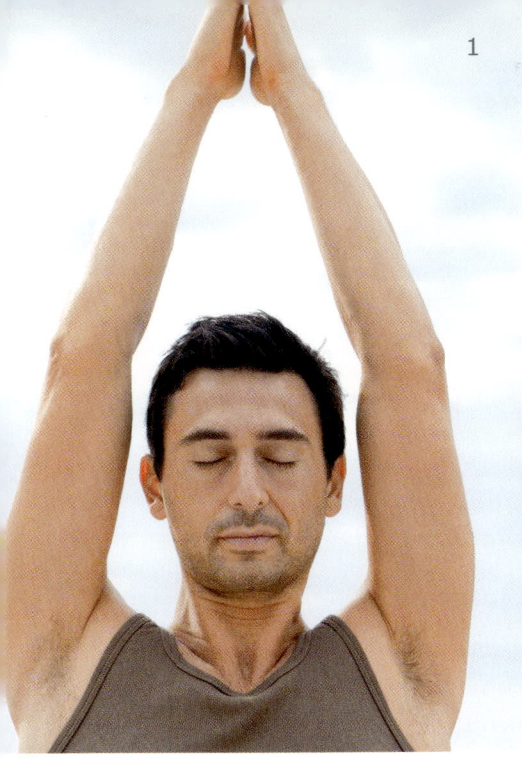

2

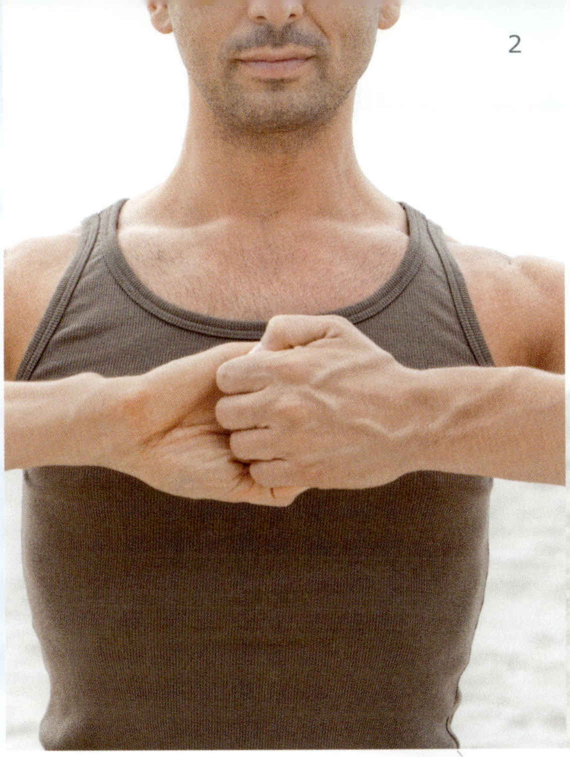

3

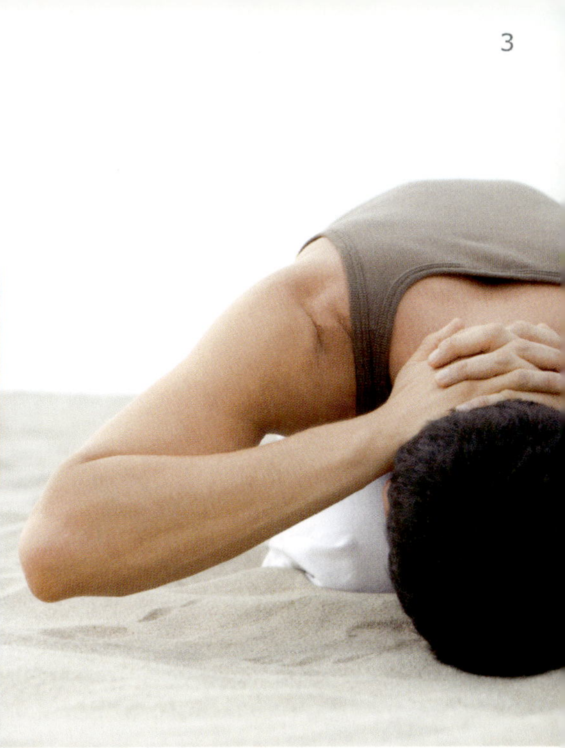

4

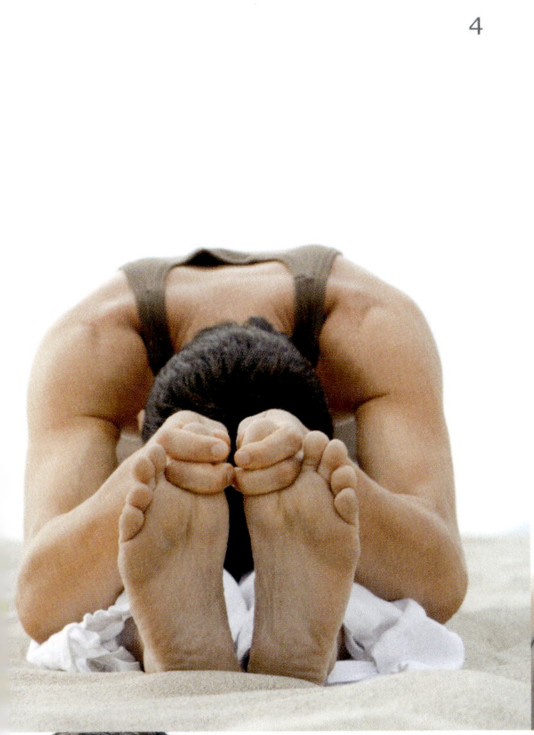

5

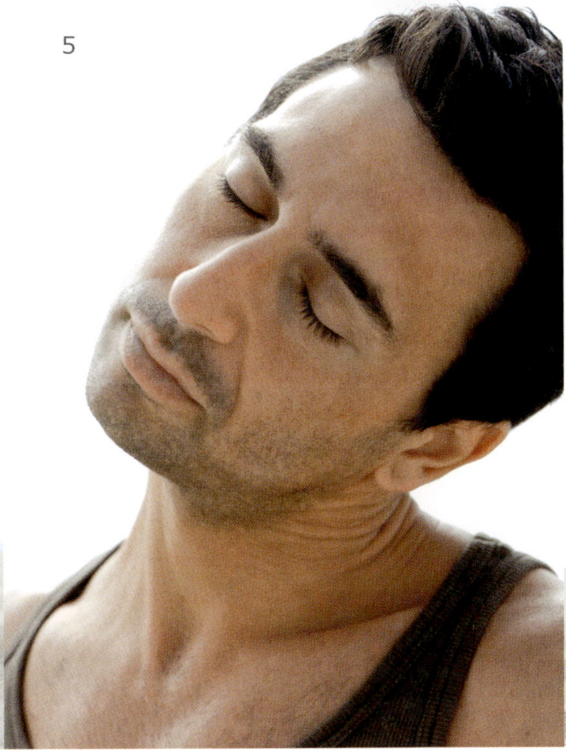

6

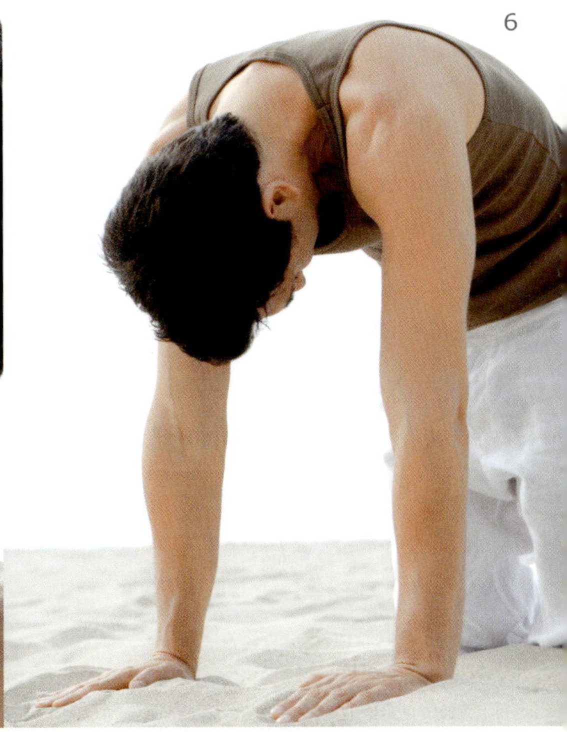

7

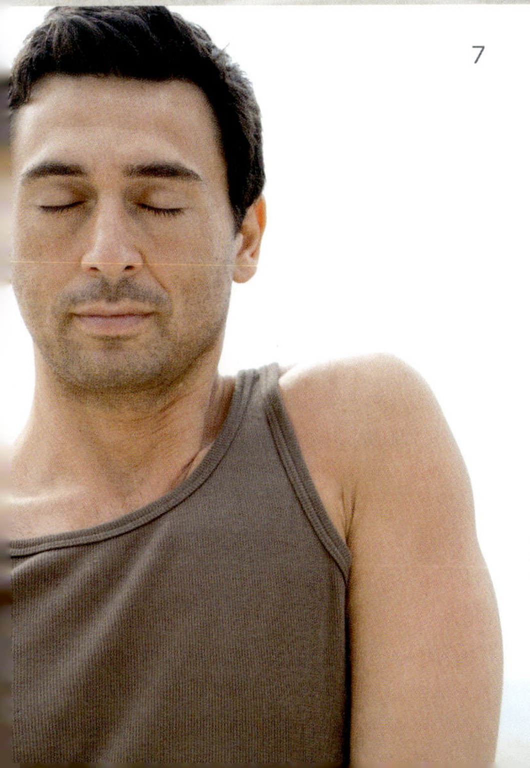

9

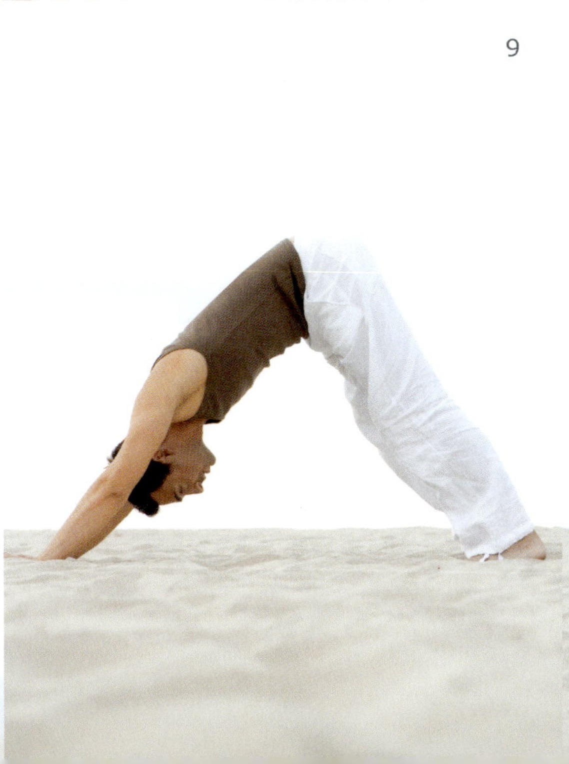

10

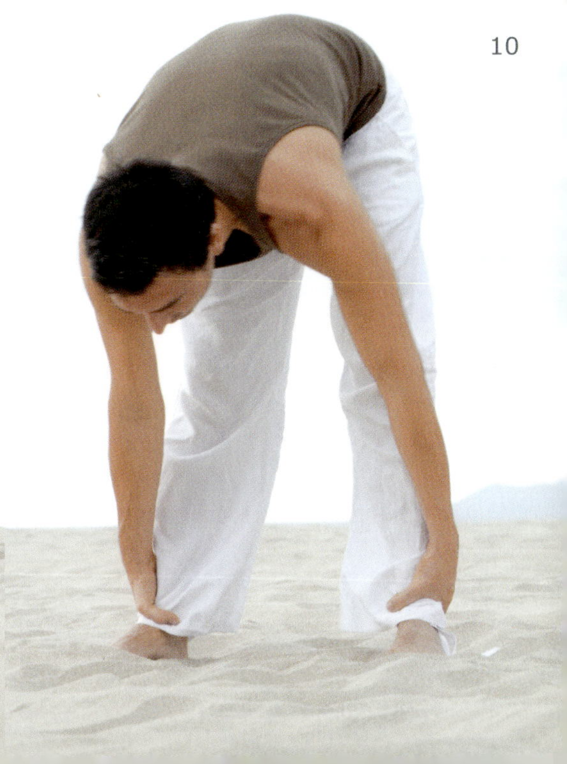

KRIYA ZUR ÜBERWINDUNG VON SCHLAFSTÖRUNGEN

KRIYA FOR CONQUERING SLEEP

1 Lege im Fersensitz die Handflächen entspannt auf die Oberschenkel. Lehne dich mit gerader Wirbelsäule so weit nach hinten, dass der Oberkörper einen 60°-Winkel zum Boden bildet. Dein Atem ist lang und tief. Atme zum Abschluss tief ein und aus, löse die Haltung und entspanne. Dauer: 1 Minute

2 Verschränke im Fersensitz die Arme vor der Brust und umgreife die Ellbogen. Beginne mit dem Oberkörper im Uhrzeigersinn zu kreisen. Achte darauf, dass der Rücken dabei gerade bleibt. Richte dich zum Abschluss auf, atme tief ein und aus, löse die Haltung und entspanne. Dauer: 3 Minuten

3 Sitze mit nach vorne ausgestreckten Beinen und lege die Hände neben den Hüften ab. Balle sie zu Fäusten, falls du nicht bis zum Boden kommst. Drücke dich beim Einatmen mit den Armen nach oben, so dass sich das Gesäß und wenn möglich auch die Fersen vom Boden lösen. Lasse dich beim Ausatmen zurück in die Ausgangsposition sinken. Wiederhole den Ablauf. Atme zum Abschluss tief ein und aus, löse die Haltung und entspanne. Wiederholungen: 20

4 Wiederhole Übung 2. Dauer: 3 Minuten

5 Wiederhole Übung 3. Wiederholungen: 15

6 Winkele im Sitzen die Beine an, stelle die Füße auf und stütze dich mit den Armen nach hinten ab. Hebe das Becken und komme in die Brücken-Haltung. Achte darauf, dass Unterschenkel und Arme senkrecht zum Boden stehen. Knie, Becken und Schultern bilden parallel zum Boden eine Linie. Lasse den Kopf entspannt in den Nacken hängen und atme lang und tief. 1 Minute. Setze die Übung mit Feueratem fort. 3 Minuten. Atme zum Abschluss vollständig aus und ziehe ausgeatmet Mula Bandha. Löse anschließend die Haltung und entspanne.

7 Wiederhole Übung 3. Wiederholungen: 10

8 Wiederhole Übung 6 und atme mit Feueratem. Atme zum Abschluss vollständig aus und ziehe ausgeatmet Mula Bandha. Löse die Haltung und entspanne. Dauer: 3 Minuten

9 Entspanne in der Rückenlage. Dauer: 2 – 3 Minuten

10 Komme wieder in die Brücken-Haltung und hebe das rechte Bein, so dass es einen 60°-Winkel zum Boden bildet. Strecke die Zehen nach vorne. Lasse den Kopf entspannt in den Nacken hängen. Beginne in dieser Haltung mit Feueratem. Atme zum Abschluss vollständig aus und ziehe ausgeatmet Mula Bandha. Wiederhole die Übung und strecke diesmal das linke Bein aus. Löse die Haltung und entspanne.
Dauer: pro Seite 1 $^{1}/_{2}$ Minuten

11 Gehe in die Hocke, der Oberköper ist aufrecht und die Füße stehen flach auf dem Boden. Strecke die Arme waagerecht nach vorne aus, die Handflächen zeigen nach unten. Stehe beim Einatmen gerade auf und gehe beim Ausatmen wieder zurück in die Hocke. Achte darauf, dass die Wirbelsäule während der gesamten Übung so aufrecht wie möglich bleibt. Wiederholungen: 30

12 Hebe dich aus der Bauchlage in die Kobra. Atme 1 Minute lang und tief. Beginne anschließend bei jedem Ausatmen mit der linken Ferse gegen das Gesäß zu kicken. Wechsele nach 1 Minute zur anderen Seite und kicke weitere 2 Minuten mit der rechten Ferse gegen das Gesäß. Atme zum Abschluss tief ein und aus, löse die Haltung und entspanne.

13 Hebe im Fersensitz die leicht angewinkelten Arme über den Kopf und lege die Handflächen aneinander. Ziehe die Nackenschleuse und richte deine Aufmerksamkeit auf den Scheitelpunkt, auf die Zirbeldrüse. Stell dir vor, du schaust durch die Schädeldecke hindurch nach oben. Dauer: Mindestens 3 Minuten

Diese Kriya hilft bei Schlafstörungen und sollte 90 Tage lang entweder morgens nach dem Aufstehen oder abends vor dem Schlafengehen praktiziert werden.

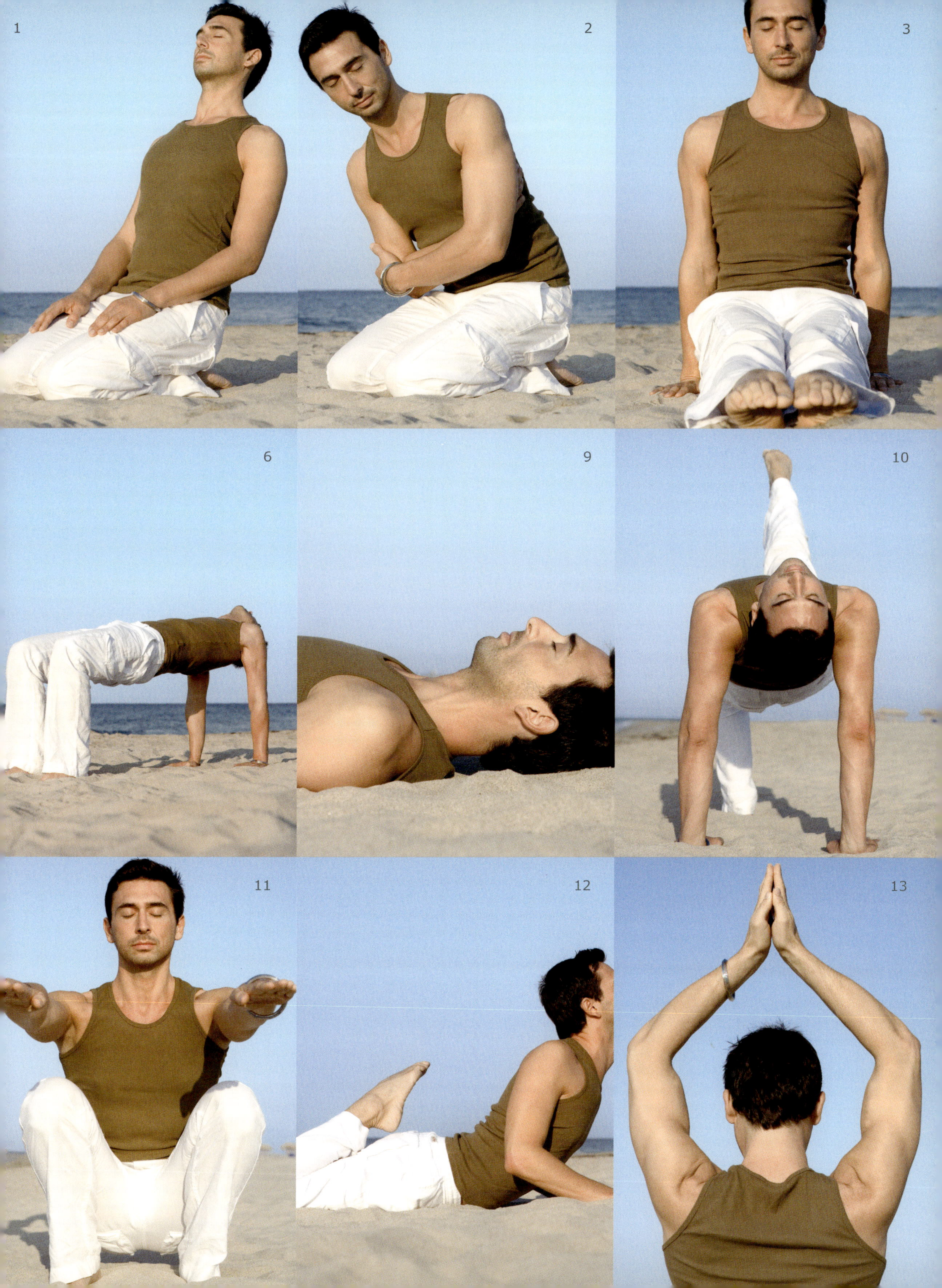
1
2
3
6
9
10
11
12
13

ÜBUNGSREIHE FÜR DIE NIEREN

EXERCISE SET FOR KIDNEYS

1 Sitze mit ausgestreckten Beinen und hebe die Arme waagerecht nach vorne. Die Fingerspitzen berühren die Fingerwurzeln und die Daumen sind senkrecht nach oben gestreckt. Atme ein und aus und beuge dich beim Ausatmen mit geradem Rücken so weit wie möglich nach vorne. Achte darauf, dass die Arme parallel zum Boden bleiben. Richte dich beim Einatmen wieder auf. Beuge dich innerhalb von 5 Sekunden 2-mal nach vorne. Der Atem wird während der Übung immer tiefer und kraftvoller. Atme zum Abschluss tief ein und aus, löse die Haltung und entspanne. Dauer: 5 – 6 Minuten

2 Beginne in der Rückenlage mit Beckenheben. Atme beim Anheben ein, atme beim Senken aus. Atme zum Abschluss tief ein und aus, löse die Haltung und entspanne. Dauer: 8 Minuten
Stärkt den Nacken, stimuliert Nieren und Blase und ist hilfreich bei Hernie (Eingeweidebruch). Der kraftvolle Atem stimuliert die Hypophyse.

3a Beginne im Vierfüßlerstand langsam mit Katze – Kuh. Atme ein, wenn du den Kopf hebst, atme aus, wenn du ihn senkst. Steigere kontinuierlich die Geschwindigkeit. Atme zum Abschluss in der Kuh-Position tief ein. Dauer: 2 Minuten

3b Strecke in der Kuh-Position das linke Bein waagerecht nach hinten aus und halte es in dieser Position. Wechsele nach 30 Sekunden zum anderen Bein. Dauer: je 30 Sekunden

3c Hebe in der Kuh-Position wieder das linke Bein waagerecht nach hinten. Beginne mit dem linken Fuß gegen die linke Gesäßhälfte zu kicken. Atme nach 1 Minute tief ein und aus, wechsele zur anderen Seite und kicke 30 Sekunden mit dem rechten Fuß gegen die rechte Gesäßhälfte. Atme zum Abschluss tief ein und aus und löse die Haltung.
Übung 3 verbessert die Nierenfunktion.

4 Ziehe in der Rückenlage die Knie an die Brust und umarme deine Beine. Hebe deinen Kopf, so dass du die Nase zwischen den Knien halten kannst. Entspanne 1 – 2 Minuten in dieser Haltung. Singe anschließend in der gleichen Haltung 5 – 6 Minuten das Lied „Nobility" (Text S. 142) und 2 Minuten „Alles kommt von Gott und alles geht zurück zu Gott." Alternativ kannst du auch 7 – 9 Minuten lang und tief atmen.

5a Gehe in die Hocke und strecke die Arme waagerecht nach vorne aus. Die Füße stehen flach auf dem Boden, der Rücken ist aufgerichtet und die Handflächen zeigen nach unten. Bleibe in dieser Position. Dauer: 1 Minute

5b Beginne in der gleichen Position kontinuierlich das Mantra HAR HAR HAR zu chanten. Achte darauf, dass dabei die Zungenspitze unmittelbar hinter den Schneidezähnen den Gaumen berührt. Dauer: 2 – 3 Minuten

5c Bleibe in dieser Haltung und spanne beim Einatmen die Mund- und Lippenmuskulatur an. Halte den Atem 20 Sekunden an und konzentriere dich auf deine Körperhaltung. Atme aus und wieder ein. Halte den Atem diesmal 30 Sekunden an, spanne wieder Mund- und Lippenmuskulatur an und richte deine gesamte Aufmerksamkeit auf deine Körperbalance. Atme zum Abschluss tief ein und aus, löse die Haltung und entspanne.
Stimuliert die Nieren und den Harntrakt. Tritt während der Übung ein leichter Schwindel auf, so ist das ein Zeichen dafür, dass der Körper mehr Wasser braucht.

6a Lege in der einfachen Sitzhaltung die Hände in Ghyan Mudra. Strecke die Arme waagerecht nach vorne aus, die Handflächen zeigen nach unten. Winkele den linken Unterarm so an, dass die Fingerspitzen zum rechten Ellbogen zeigen. Winkele nun den rechten Unterarm senkrecht nach oben an und die Hand nach hinten ab, so dass der Handrücken parallel zum Oberarm zeigt. Genauigkeit ist in diesem Mudra wesentlich. Strecke die Wirbelsäule. Ziehe den Nabelpunkt nach innen und den Brustkorb nach oben. Spanne die Gesäß- und Beckenmuskulatur an und ziehe dich so in die Höhe, bis du kein Gewicht mehr auf den Gesäßknochen spürst. Löse nach 30 Sekunden die Spannung. Fahre mit dem Anspannen und Entspannen fort. Ziehe während der gesamten Übung die Nackenschleuse. Atme zum Abschluss tief ein und aus und entspanne. Dauer: 5 Minuten

6b Behalte die nach oben gerichtete Muskelspannung bei und singe das Mantra WAHE GURU WAHE GURU WAHE DSCHIO. Konzentriere dich dabei auf deinen Atem. Die Augenlider werden schwer und der Atem wird immer leichter. Atme abschließend tief ein und aus, löse die Haltung und entspanne. Dauer: 5 Minuten
Die Übung hat eine stark entspannende und reinigende Wirkung auf den gesamten Körper. Zwar gibt es für diese Haltung keine Zeitbegrenzung, die Übungsdauer sollte jedoch langsam und kontinuierlich aufgebaut werden.

7 Entspanne lang und tief.

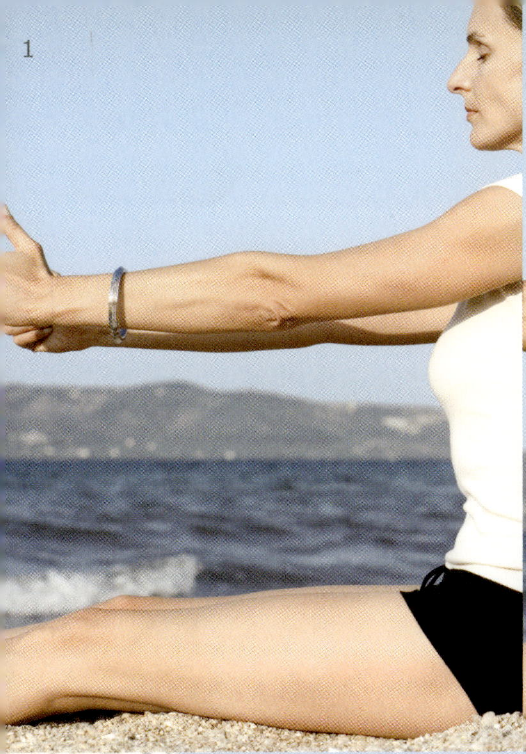
1

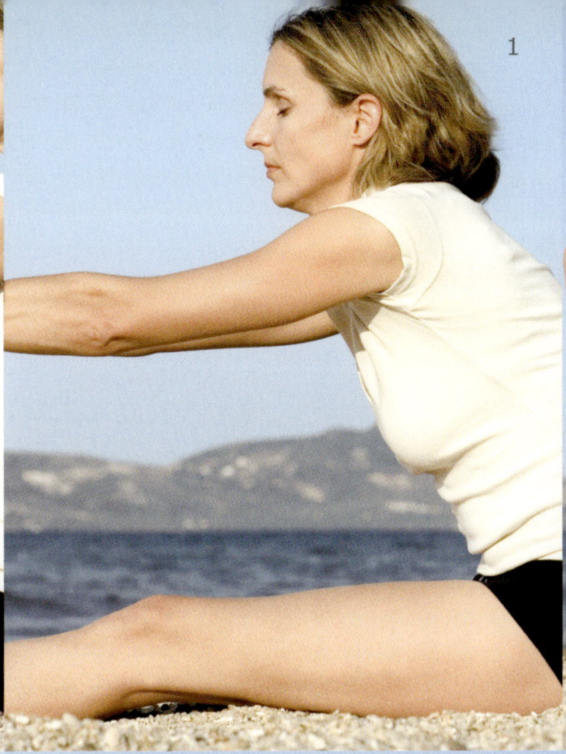
1

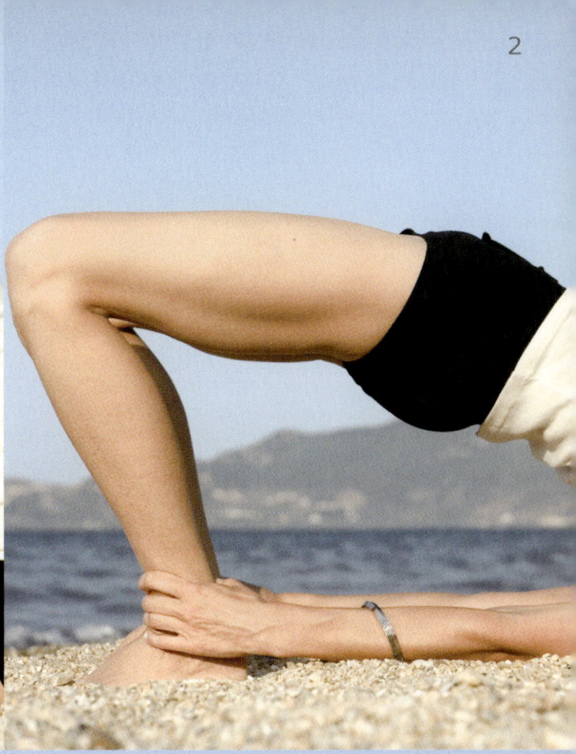
2

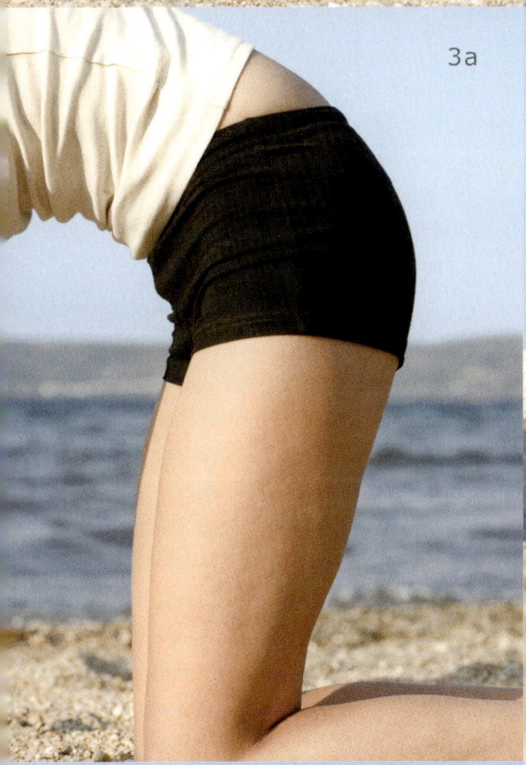
3a

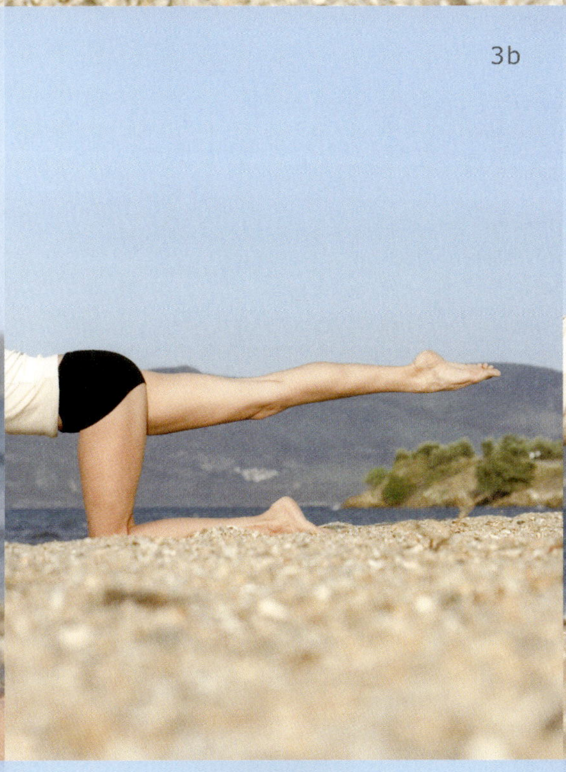
3b

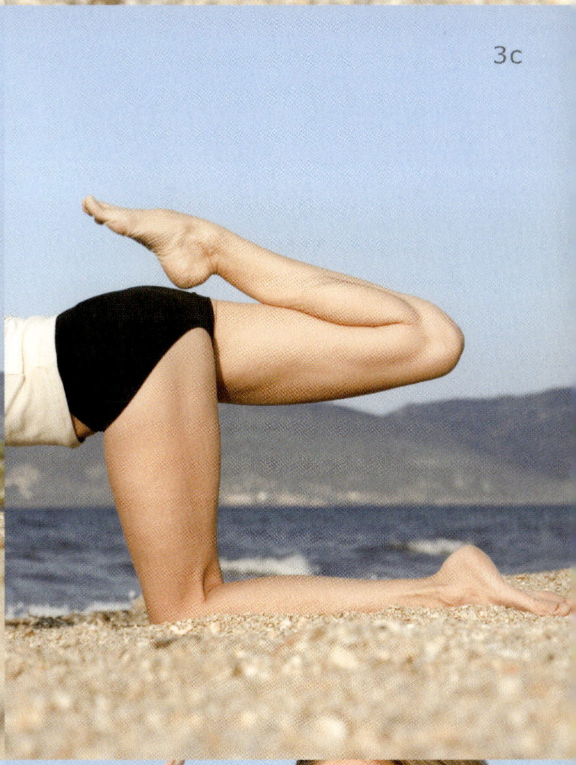
3c

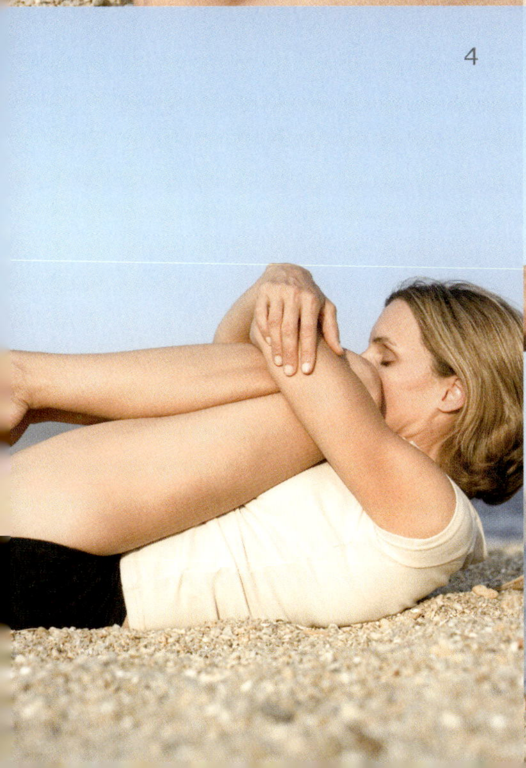
4

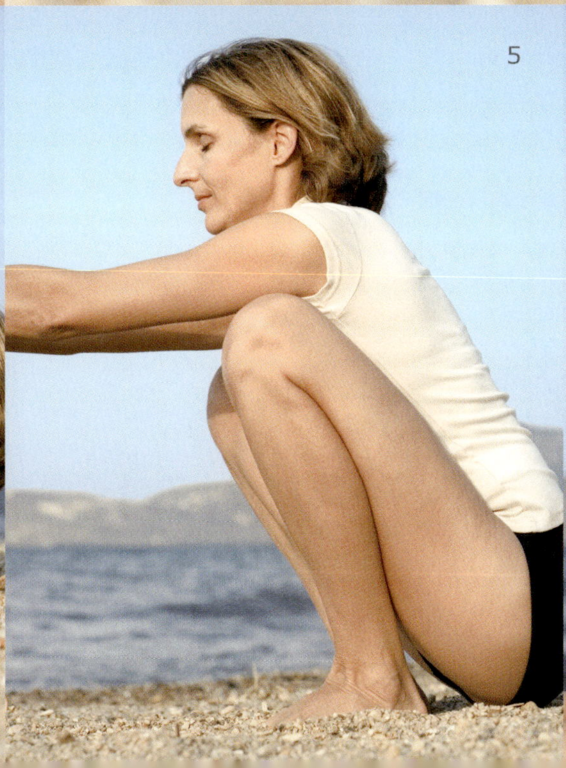
5

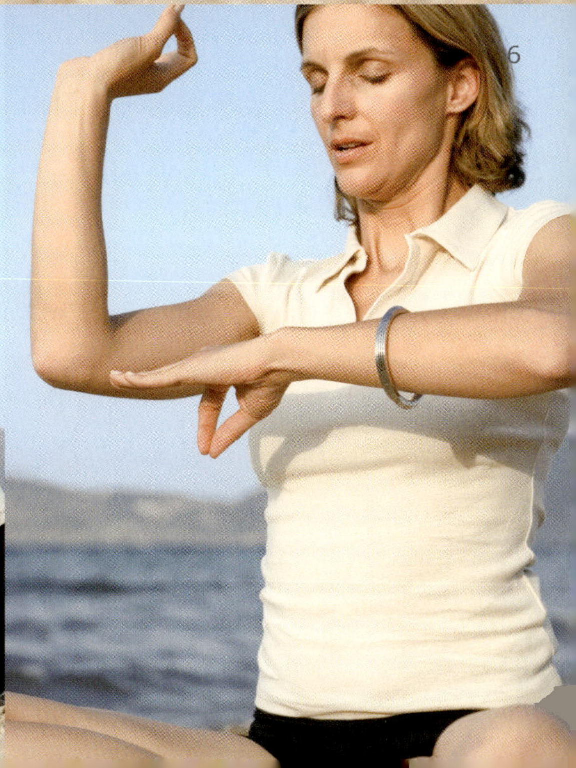
6

NEUE MÖGLICHKEITEN UND GRÜNE ENERGIE

OPPORTUNITY AND GREEN ENERGY

1 Setze dich in den Fersensitz und beginne mit Kamelritt. Denke beim Einatmen SAT und konzentriere dich auf das 1. Chakra, denke beim Ausatmen NAM und richte deine Aufmerksamkeit auf das 4. Chakra. Dauer: 2 – 3 Minuten
Richte dich zum Abschluss auf. Atme tief ein, halte den Atem an und ziehe Mula Bandha, atme aus, halte den Atem aus und ziehe 10 Sekunden lang wieder Mula Bandha. Wiederhole dies 3-mal. Löse die Haltung und entspanne.

2 Sitze mit nach vorne ausgestreckten Beinen und lege die Hände neben den Hüften ab. Balle sie zu Fäusten, falls du nicht bis zum Boden kommst. Drücke dich beim Einatmen mit den Armen nach oben, so dass sich das Gesäß vom Boden löst. Lasse dich beim Ausatmen vorsichtig zurück in die Ausgangsposition sinken. Achte darauf, dass der Rücken während der gesamten Übung gerade bleibt. Wiederhole den Ablauf. Atme zum Abschluss tief ein und aus, löse die Haltung und entspanne. Dauer: 2 – 3 Minuten

3 Gehe in die Hocke, die Füße stehen flach auf dem Boden. Strecke die Arme waagerecht nach vorne aus und verschränke die Hände zum Venusschloss, die Zeigefinger sind gestreckt und zeigen nach vorne. Achte darauf, dass die Wirbelsäule dabei so gerade und aufrecht wie möglich bleibt. Beginne mit Feueratem. Atme zum Abschluss tief ein und aus, löse die Haltung und entspanne. Dauer: 2 – 3 Minuten

4 Stelle dich aufrecht hin. Beginne kräftig und schwungvoll auf der Stelle zu laufen. Hebe dabei die Knie kraftvoll nach oben und mache mit den Fäusten boxende Bewegung nach vorne. Dauer: 3 – 5 Minuten

5 Sitze im Kundalini-Lotus und beginne mit Feueratem. Atme zum Abschluss ein, halte den Atem ein, ziehe die Energie die gesamte Wirbelsäule entlang nach oben und atme aus. Löse die Haltung und entspanne. Dauer: 2 – 3 Minuten

6 Setze dich auf den rechten Fuß und lege den linken Fuß auf den rechten Oberschenkel. Die Handflächen liegen im Schoß ineinander, die Daumenspitzen berühren sich. Hebe dein Zwerchfell, singe laut und kraftvoll ONG SO HANG und lausche mit deinem Herzen den Klängen des Mantras. Atme zum Abschluss tief ein und aus, löse die Haltung und entspanne.

7 Strecke in der einfachen Sitzhaltung die Arme waagerecht zu den Seiten aus, die Handflächen zeigen nach oben. Konzentriere dich darauf, wie die Energie von der linken Hand in einem großen Bogen über den Kopf in deine rechten Hand fließt und von der rechten Hand durch deine Arme und die Schultern zurück in die linke Hand strömt. Spüre diesen kraftvollen Bogen zwischen deinen Händen. Beginne mit Feueratem. Atme zum Abschluss ein, halte den Atem an und spüre weiterhin das Fließen der Energie. Atme aus, löse die Haltung und entspanne. Dauer: 2 – 3 Minuten

▶▶

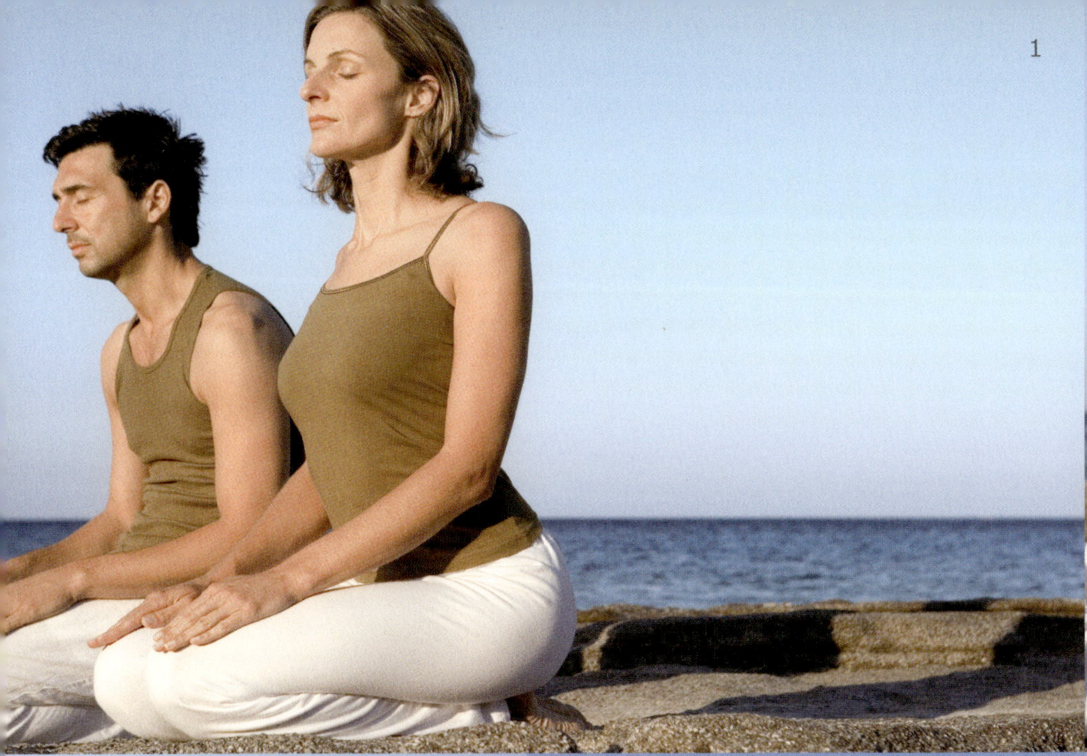
1

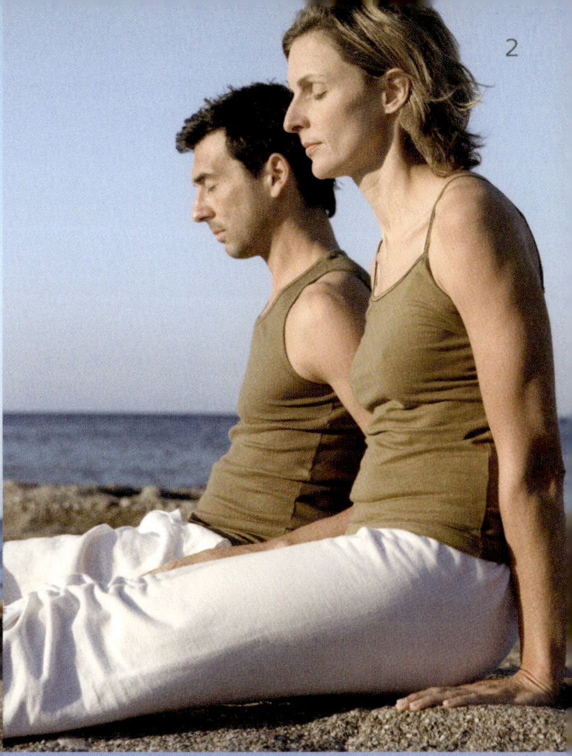
2

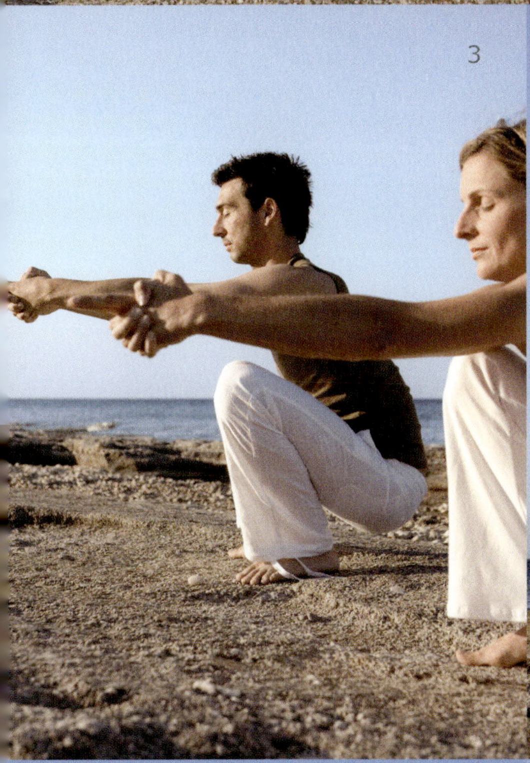
3

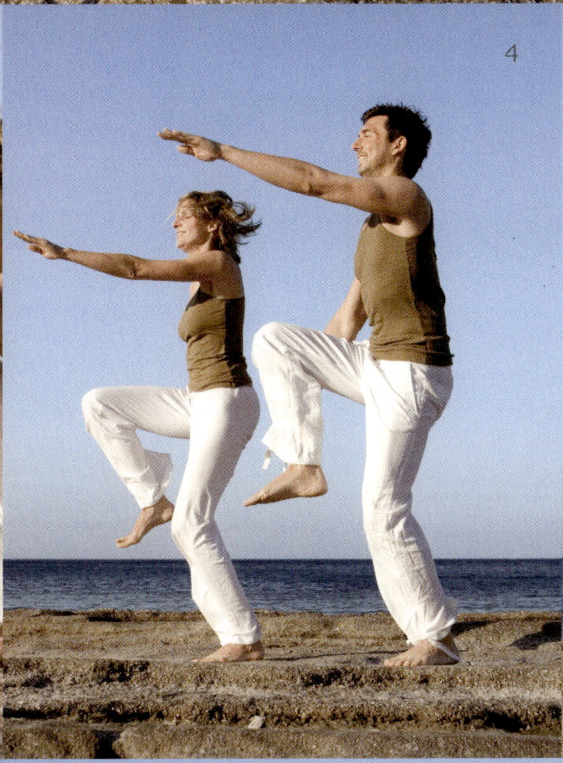
4

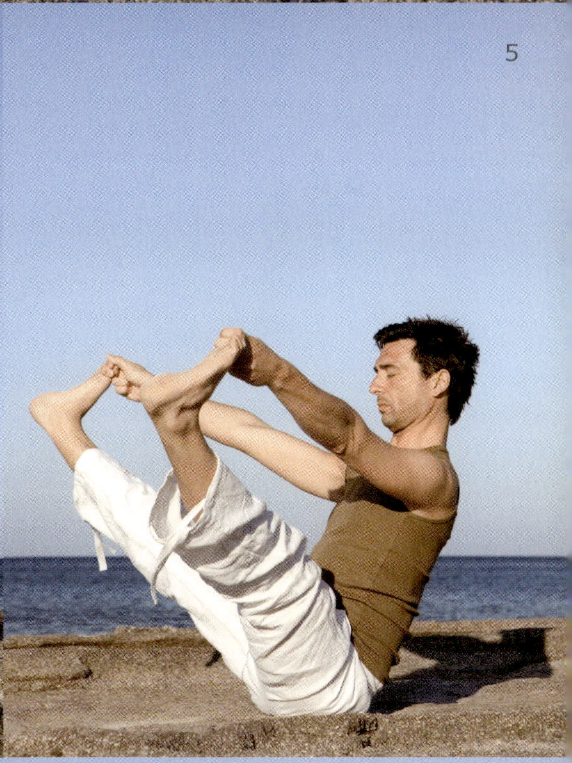
5

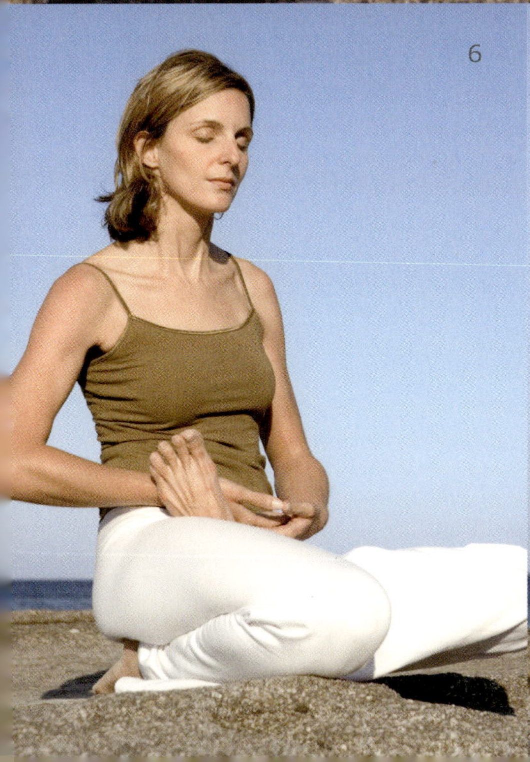
6

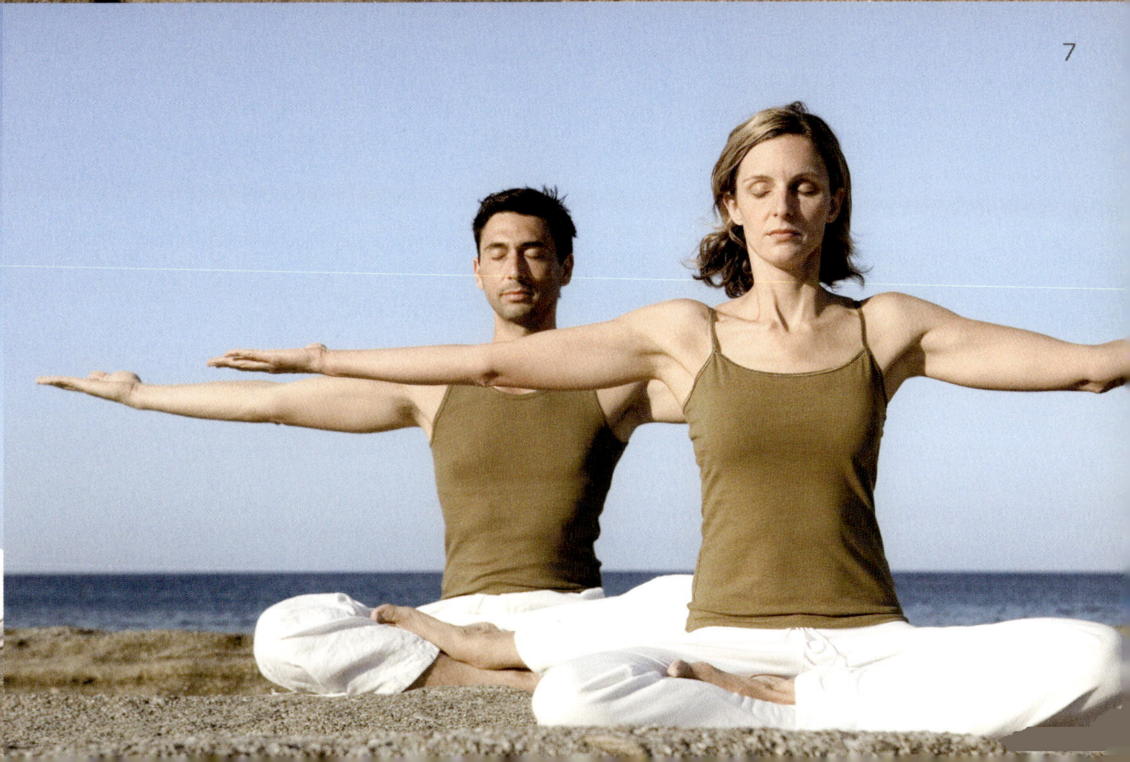
7

8 Bleibe in der einfachen Sitzhaltung und verschränke die Hände im Nacken zum Venusschloss. Atme aus, denke SAT und beuge dich mit geradem Rücken so weit nach vorne, bis die Stirn den Boden berührt. Denke beim Einatmen NAM und komme wieder in die aufrechte Ausgangsposition zurück. Atme zum Abschluss tief ein und aus, löse die Haltung und entspanne. Dauer: 2 – 3 Minuten

9 Strecke in der einfachen Sitzhaltung die Arme waagerecht nach vorne, die Handflächen zeigen nach unten. Hebe beim Einatmen den rechten Arm nach oben, so dass er einen 60°-Winkel zum Boden bildet. Senke den Arm beim Ausatmen wieder in die Ausgangsposition und hebe gleichzeitig den linken Arm nach oben. Wiederhole diese Wechselbewegung zügig. Der Atem ist ähnlich wie Feueratem. Hebe zum Abschluss beide Arme auf Höhe des Dritten Auges. Atme ein, halte den Atem an und richte deine Aufmerksamkeit vom Dritten Auge aus in die Unendlichkeit. Atme aus, löse die Haltung und entspanne.
Dauer: 2 – 3 Minuten

10a Verschränke in der einfachen Sitzhaltung die Hände zum Venusschloss und hebe sie etwa 10 cm über deinen Kopf. Die Handflächen weisen nach oben. Richte deine Aufmerksamkeit durch das Kronen-Chakra hindurch nach oben und beginne mit Feueratem. Dauer: 2 – 3 Minuten

10b Strecke in der gleichen Position die Zeigefinger nach oben und lege sie aneinander. Konzentriere dich weiterhin über das 7. Chakra hinaus nach oben. Atme jetzt lang und tief. Dauer: 2 – 3 Minuten

10c Bleibe weiterhin in dieser Haltung. Lege die Fingerspitzen aneinander und bilde mit den Händen ein Zelt über dem Kopf. Deine Aufmerksamkeit ist weiterhin von innen auf den Scheitelpunkt und von dort hinaus nach oben gerichtet. Beginne mit Feueratem. Atme zum Abschluss ein und bleibe eingeatmet mit der Aufmerksamkeit weiterhin nach oben gerichtet. Atme aus, löse die Haltung und entspanne.
Dauer: 2 – 3 Minuten

11a Lege in der einfachen Sitzhaltung die Oberarme eng an den Körper an. Winkele die Unterarme senkrecht nach oben an. Die Hände sind gestreckt und die Handflächen zeigen nach vorne. Visualisiere grünes Licht und Grüne Energie, ziehe deinen Nabelpunkt leicht nach innen und chante aus dem Herzen heraus HARI HARI HARI HAR. Atme zum Abschluss tief ein und aus und entspanne in Ghyan Mudra.
Dauer: 2 – 11 Minuten

11b Meditiere in der einfachen Sitzhaltung und denke an all die Dinge, für die du dankbar sein kannst. Spüre dich inmitten eines Regens aus reiner Energie. Genieße jeden einzelnen Atemzug und sende Allem-was-ist deine Liebe.

12 Entspanne in der Rückenlage.

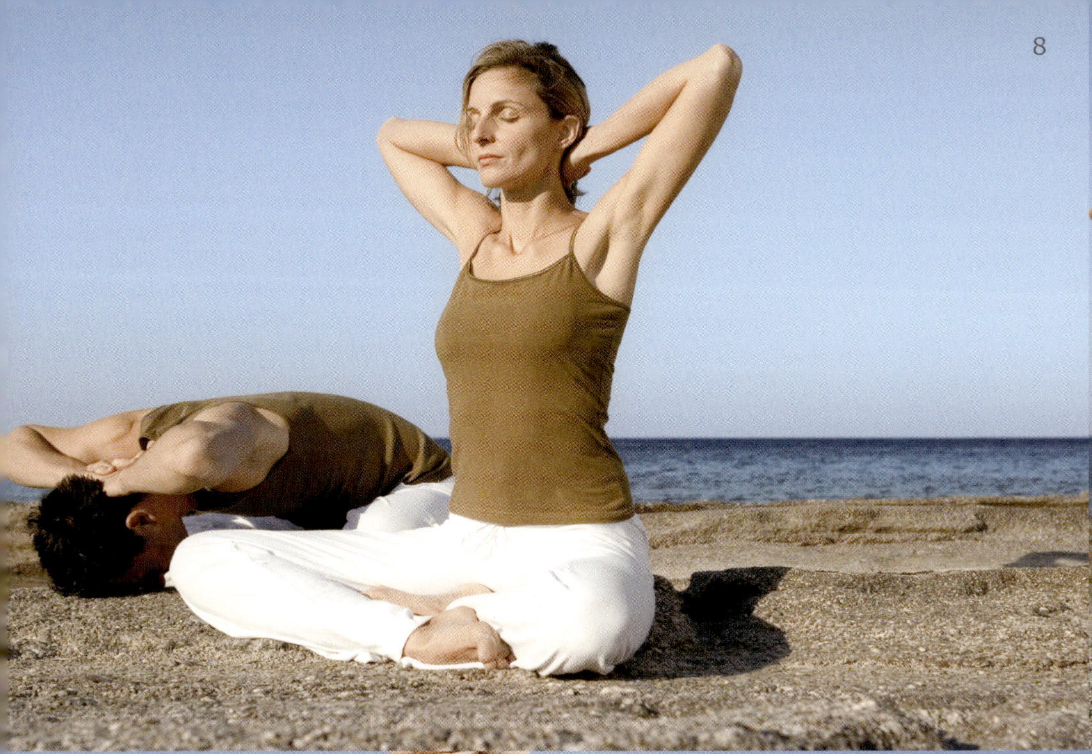
8

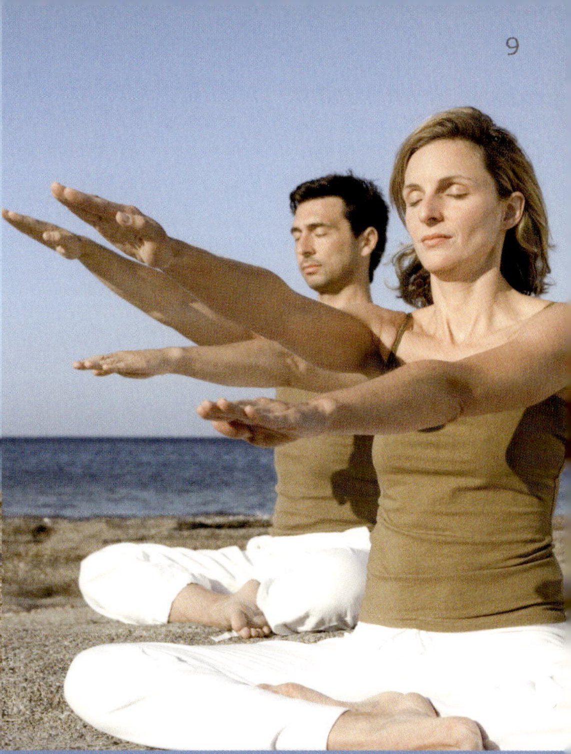
9

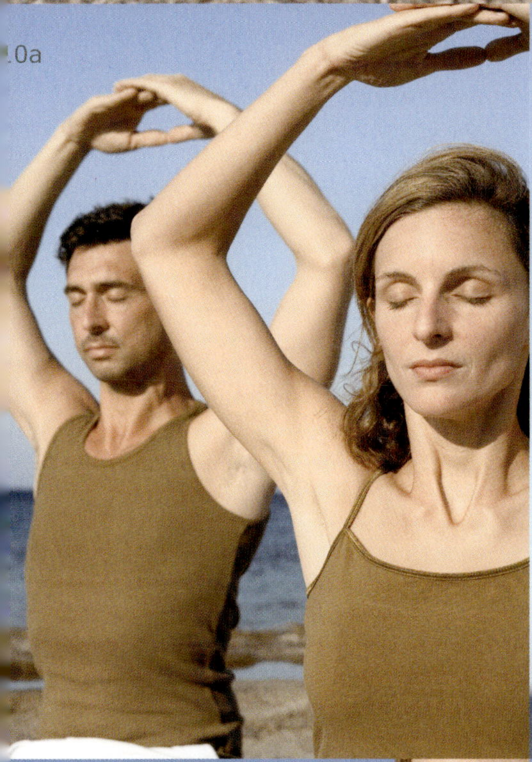
0a

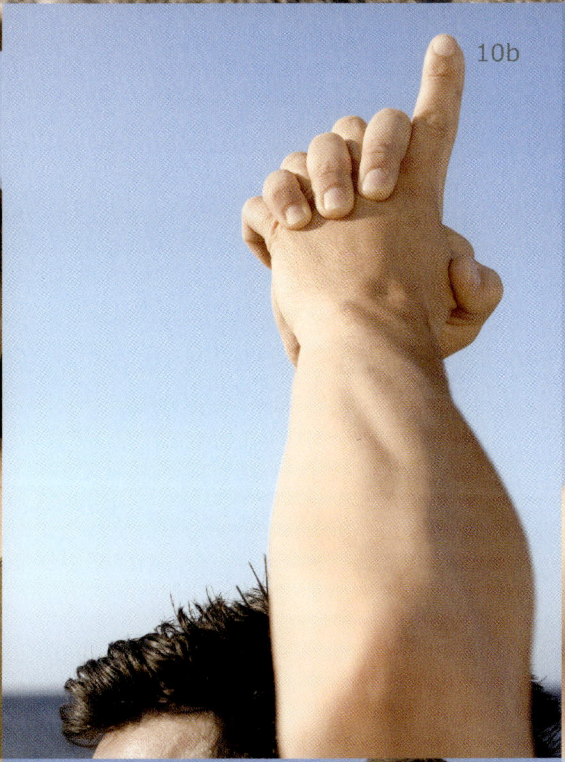
10b

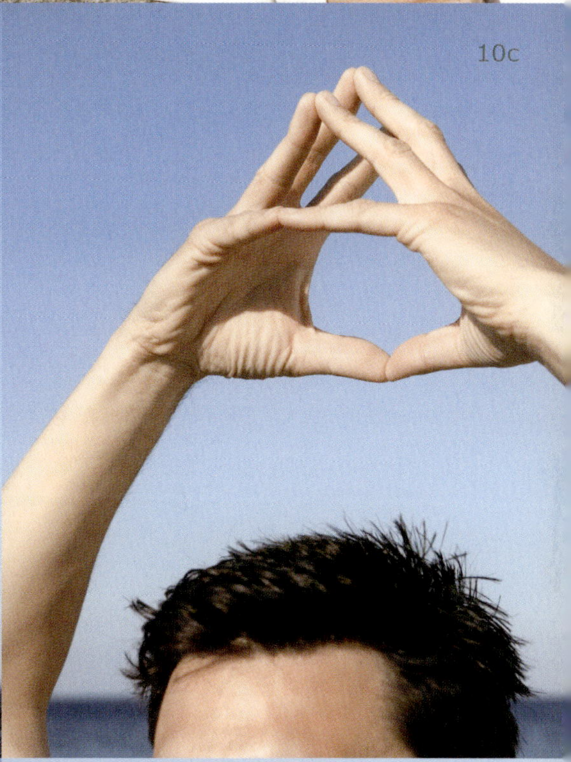
10c

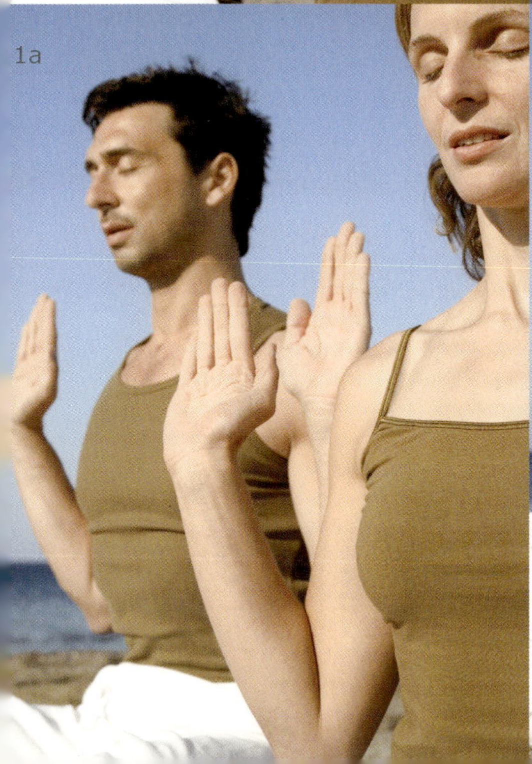
1a

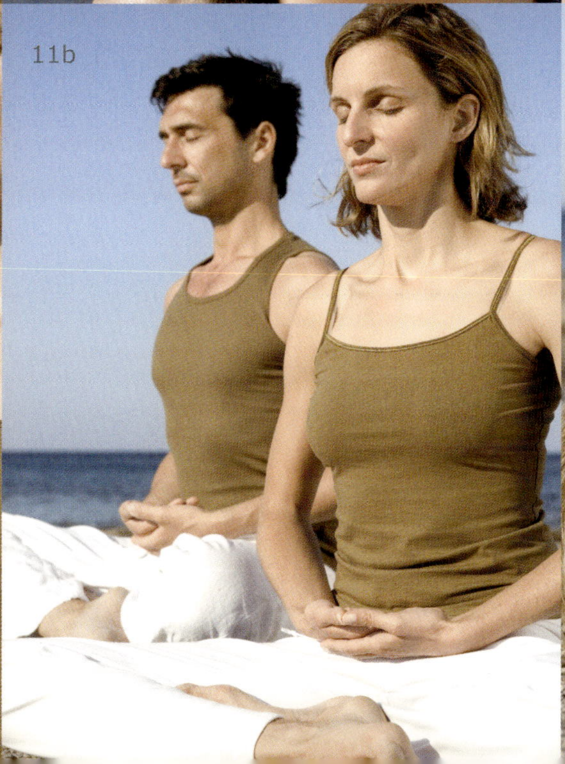
11b

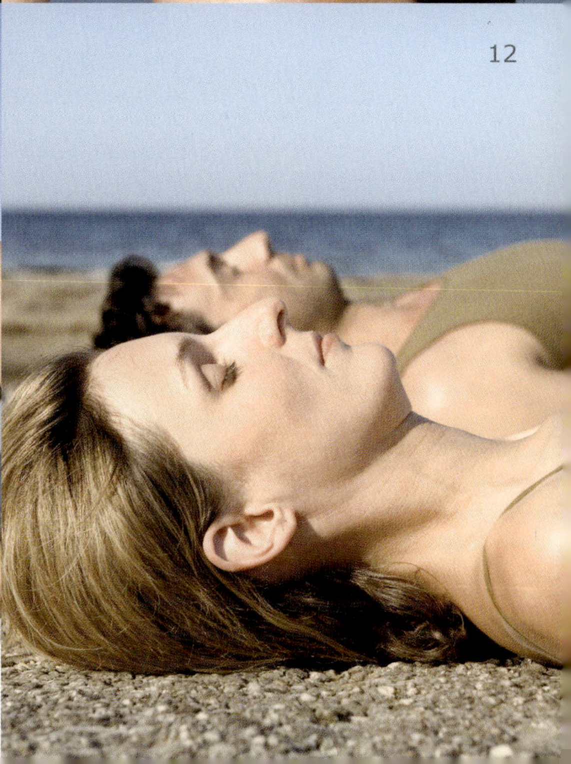
12

REINIGUNGSSERIE FÜR ANFÄNGER
BEGINNERS CLEANING SET

1 Lege dich auf den Rücken und verschränke die Hände im Nacken zum Venusschloss. Atme für 1 1/2 Minuten mit Feueratem. Atme anschließend tief ein und halte den Atem 20 Sekunden an. Wiederhole den Feueratem, atme tief ein und halte den Atem 30 Sekunden an. Atme aus und lasse den Atem ruhiger werden. Atme ein, halte den Atem an und hebe für 15 Sekunden die Beine 30 cm vom Boden. Senke beim Ausatmen die Beine und entspanne.
Aktiviert den Lungenkreislauf und die Energie im Nabelpunkt.

2 Grätsche in der Rückenlage die Beine auseinander. Atme 1 Minute mit Feueratem, atme tief ein und hebe die Beine für 5 Sekunden 90 cm vom Boden. Lasse sie beim Ausatmen gegrätscht wieder auf den Boden sinken. Wiederhole den Feueratem und das Anheben der Beine 4-mal, wobei du beim letzten Durchgang die Beine 30 cm anhebst und sie mit eingehaltenem Atem so lange wie möglich über dem Boden hältst. Atme zum Abschluss aus, senke die Beine und entspanne.
Die Übungen 2 und 3 aktivieren die Sexualenergie.

3 Schließe in der Rückenlage die Beine, so dass sich die Knie und die Fersen berühren. Hebe die Füße, die gestreckten Arme und den Kopf 15 cm vom Boden an und schaue zu den Fersen. Beginne mit Feueratem. Atme zum Abschluss tief ein, löse beim Ausatmen die Haltung und entspanne. Dauer: 3 Minuten
Diese Übung regt den Nabelpunkt an.

4 Sitze aufrecht und strecke die Beine nach vorne aus. Lege den linken Fuß auf den rechten Oberschenkel, so dass die Fußsohle nach oben zeigt. Hebe die Arme waagerecht nach vorne, die Handflächen zeigen nach unten. Atme tief ein und beuge dich beim Ausatmen so weit nach vorne, bis die Hände neben dem rechten Fuß sind. Greife nach den Zehen. Lehne dich beim Einatmen nach hinten, so dass der gerade Rücken einen 60°-Winkel zum Boden bildet. Wiederhole diesen Ablauf 25-mal. Strecke anschließend das andere Bein aus und wiederhole die Übung weitere 25-mal.
Stärkt die untere Wirbelsäule und reguliert das chemische Gleichgewicht im Blut.

5a Bleibe mit nach vorne gestreckten Beinen aufrecht sitzen. Lehne dich wieder in die 60°-Lage nach hinten und stütze dich dabei mit gestreckten Armen schulterbreit ab. Lege behutsam den Kopf in den Nacken, schaue nach oben und fixiere einen Punkt. Versuche, nicht zu blinzeln und atme 2 Minuten mit Feueratem.

5b Atme in der gleichen Haltung ein, halte den Atem an und hebe die Beine für 15–20 Sekunden 30 cm über den Boden. Senke die Beine beim Ausatmen wieder.

5c Bleibe in der gleichen Position und atme 1 Minute mit Feueratem. Atme zum Abschluss tief ein, halte den Atem an und hebe die Beine für 15 Sekunden 30 cm über den Boden. Senke die Beine beim Ausatmen wieder und entspanne in der Rückenlage.
Die Übung bringt die Energie in die Augen und ins Gehirn. Bewährt sich bei Kopfschmerzen und Augenkrankheiten.

6 Atme in der Rückenlage tief ein und vollständig aus. Halte den Atem aus und hebe die gestreckten Arme senkrecht nach oben. Balle die Hände zu Fäusten und bringe sie langsam zur Brust. Spanne die Arme stark an, als würdest du gegen einen Widerstand ankämpfen. Die Fäuste beginnen automatisch zu zittern, wenn sie die Brust berühren. Atme einige Male tief ein und aus und wiederhole die Übung mit eingehaltenem Atem.
Beseitigt verbliebene Spannungen.

7 Entspanne in der Rückenlage. Dauer: 5 Minuten

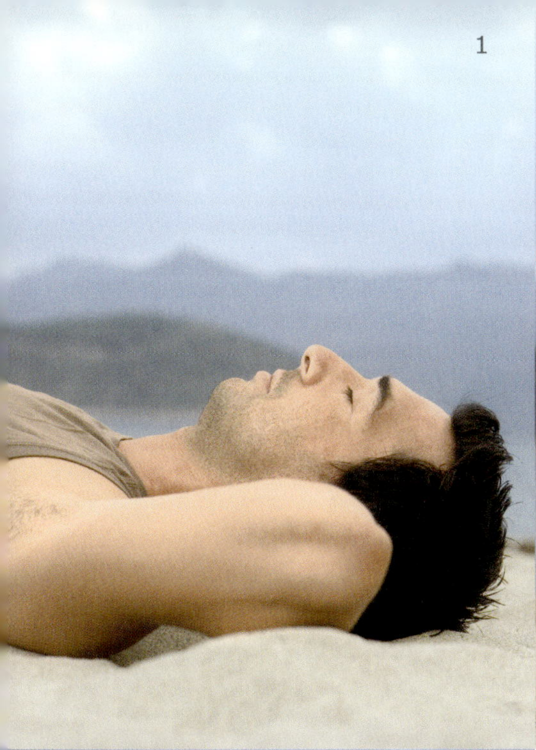
1
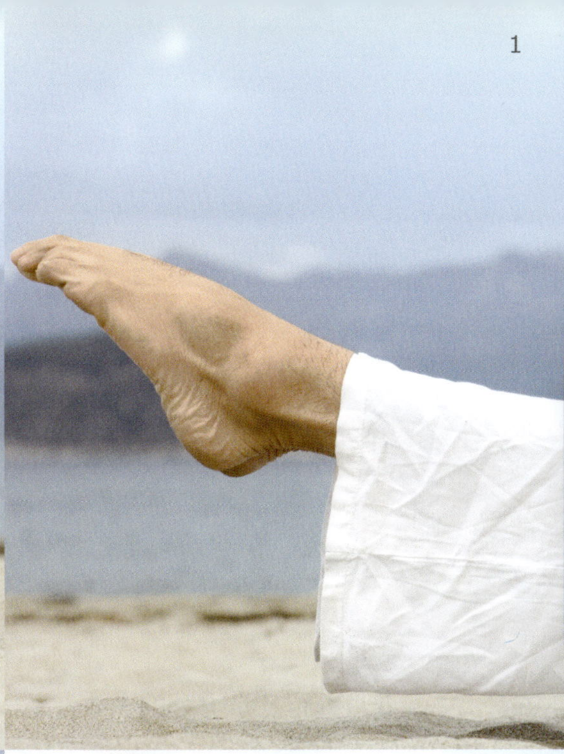
1
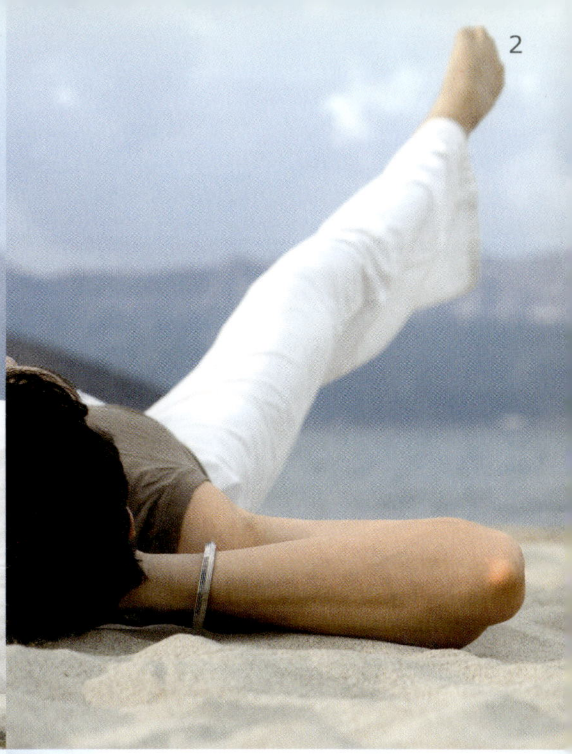
2
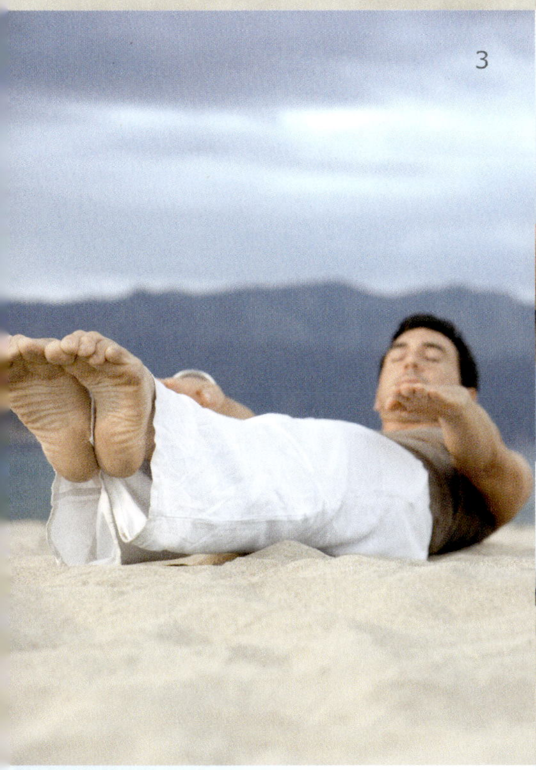
3
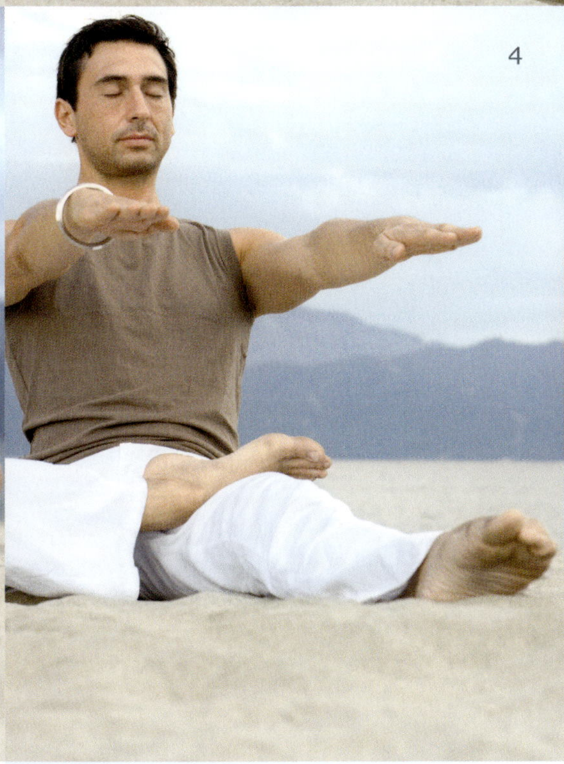
4
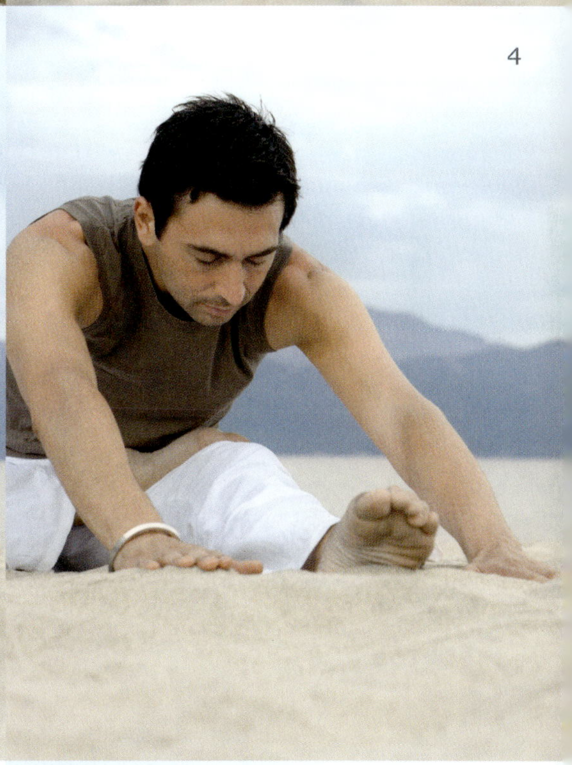
4
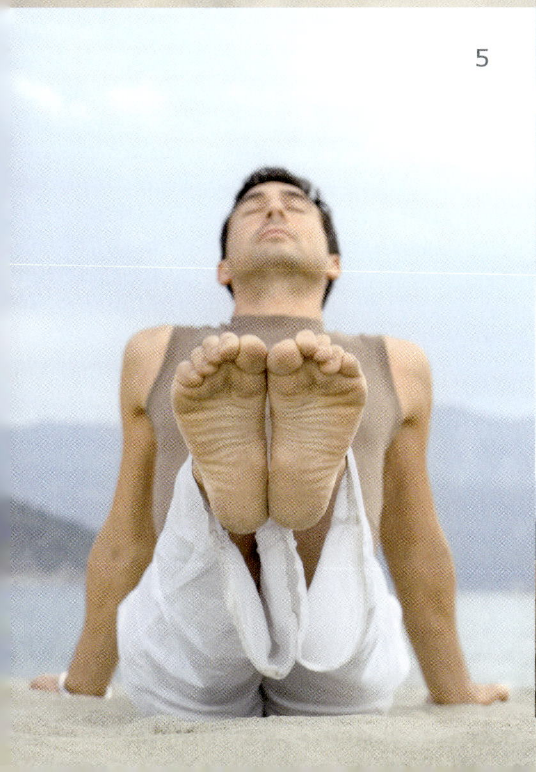
5
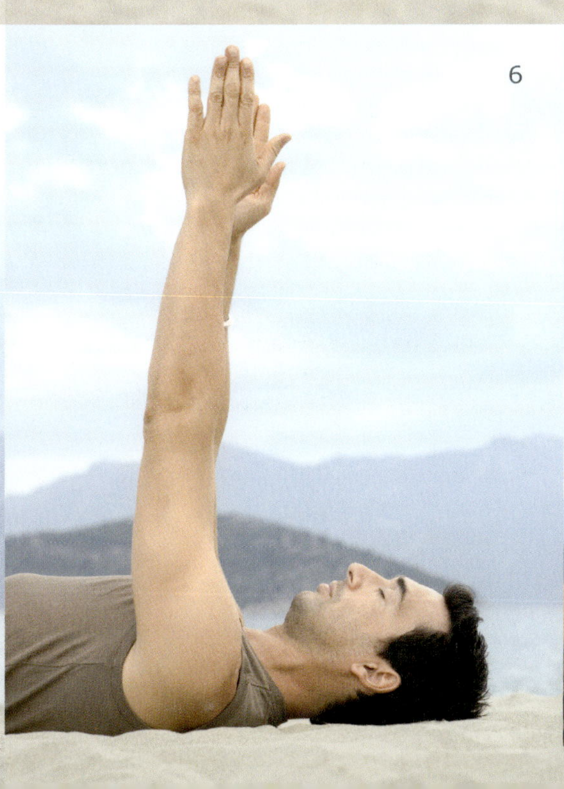
6
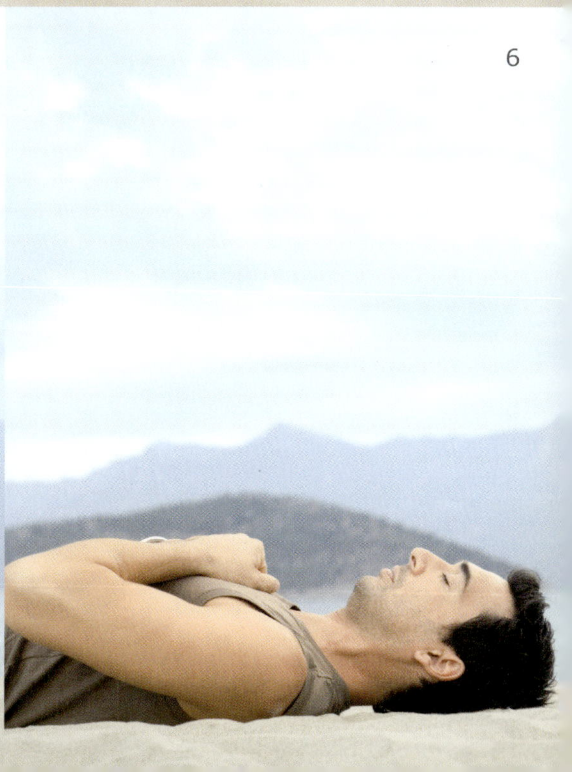
6

SURYA KRIYA

SURYA KRIYA

1 Lege in der einfachen Sitzhaltung die rechte Hand in Gyan Mudra auf das rechte Knie. Verschließe das linke Nasenloch von unten mit dem linken Daumen. Die Finger sind entspannt nach oben ausgestreckt. Atme lang und tief durch das rechte Nasenloch und richte deine gesamte Aufmerksamkeit auf die Atmung. Atme zum Abschluss tief ein und aus und entspanne. Dauer: 3 – 5 Minuten
Verhilft zu einem klaren Verstand.

2 Strecke im Fersensitz die Arme senkrecht nach oben, lege die Handflächen aneinander und führe 3 Minuten lang Sat Kriya aus. Atme anschließend tief ein, halte den Atem an und ziehe Mula Bandha. Stelle dir vor, dass deine Energie vom Nabelpunkt aus in den ganzen Körper strahlt. Atme aus, entspanne und wiederhole diese Atemübung 3 Minuten. Atme zum Abschluss ein, spanne Mula Bandha und leite im Geiste all deine Energie vom Nabel bis in die Fingerspitzen. Atme aus, löse die Haltung und entspanne.
Verschafft Zugang zu allen im Nabelpunkt gespeicherten Energien.

3 Umgreife in der einfachen Sitzhaltung die Fußknöchel und beginne mit Kamelritt. Lasse mit jedem Einatmen das Mantra SAT und bei jedem Ausatmen das Mantra NAM im Geiste schwingen. Atme zum Abschluss ein, richte die Wirbelsäule auf und halte den Atem kurz an. Löse beim Ausatmen die Haltung und entspanne. Wiederholungen: 108
Führt die frei gewordene Kundalini-Energie die Wirbelsäule entlang und unterstützt deren Beweglichkeit.

4 Gehe in die Hocke und spreize die Beine, so dass die Fersen zusammen stehen und die Knie nach außen zeigen. Stütze dich mit gespreizten Fingern vorne zwischen den Beinen ab. Stelle dich auf die Zehenspitzen, ziehe die Nackenschleuse und achte darauf, dass deine Wirbelsäule gerade ist. Strecke beim Einatmen die Beine durch und bringe die Stirn in Richtung Knie. Kehre beim Ausatmen in die Ausgangsposition zurück und achte darauf, dass der Kopf in der Verlängerung der Wirbelsäule bleibt. Wiederhole die Abfolge. Atme bei der letzten Wiederholung in der gestreckten Position tief ein, halte den Atem kurz an und entspanne beim Ausatmen die Haltung. Wiederholungen: 26
Stärkt das gesamte sexuelle System und regt dessen natürlichen Energiefluss an.

5 Lege im Fersensitz die Handflächen entspannt auf die Oberschenkel und halte die Wirbelsäule aufrecht. Atme ein und drehe den Kopf auf die linke Seite, atme aus und drehe ihn nach rechts. Denke bei jedem Einatmen SAT und bei jedem Ausatmen NAM. Drehe zum Abschluss den Kopf wieder nach vorne. Atme tief ein und aus und entspanne. Dauer: 3 Minuten
Bringt die Energie des Kehlkopf-Chakras zum Fließen, regt die Blutzufuhr zum Kopf an und stimuliert die Schilddrüse.

6 Setze dich in die einfache Haltung. Umfasse die Schultern mit den Daumen von hinten und mit den Fingern von vorne. Achte darauf, dass die Ellbogen auf Schulterhöhe sind. Beuge beim Einatmen den oberen Rumpf auf die linke Seite und beim Ausatmen auf die rechte Seite. Dein Atem ist lang und tief. Atme zum Abschluss ein, richte den Oberkörper auf, atme aus und entspanne. Dauer: 3 Minuten
Erhöht die Beweglichkeit der Wirbelsäule, verteilt die Energie im ganzen Körper und gleicht die Aura aus.

7 Ziehe in der einfachen Sitzhaltung Mula Bandha. Konzentriere dich auf das Dritte Auge und achte auf deinen Atem. Denke beim Einatmen SAT und beim Ausatmen NAM. Dauer: Mindestens 6 Minuten
Führt in eine tiefe, selbstheilende Meditation.

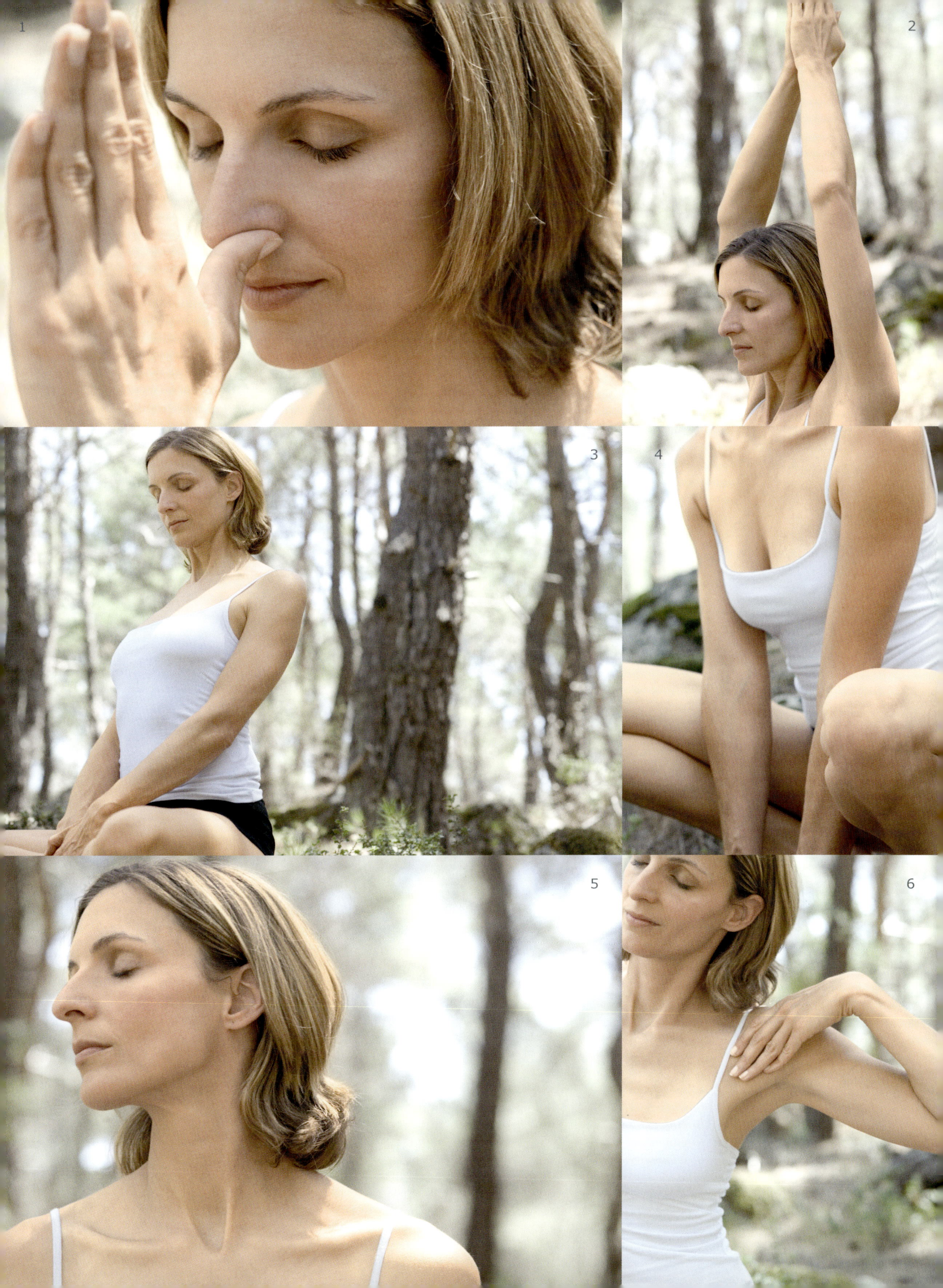
1
2
3
4
5
6

GIB DEINER LEBER KRAFT

LET THE LIVER LIVE

1 Lege dich auf die linke Seite und stütze deinen Kopf mit der linken Hand ab. Winkele das rechte Knie an, umgreife den rechten großen Zeh mit Zeige- und Mittelfinger und strecke das Bein senkrecht nach oben. Das linke Bein bleibt gestreckt auf dem Boden liegen. Beginne mit Feueratem. Dauer: 4 Minuten

2 Hebe dich aus der Rückenlage in das Rad. Atme zuerst durch die Nase ein und wieder aus. Atme anschließend durch den Mund ein und aus. Wiederhole diesen Wechsel zwischen Mund- und Nasenatmung mit jedem Atemzug. Dauer: 4 Minuten

3 Wiederhole Übung 1. Atme im Feueratem, jedoch diesmal durch den Mund. Dauer: 2 Minuten

4a Stelle dich aufrecht hin, die Füße stehen etwas weiter als schulterbreit auseinander. Beuge den Oberkörper nach unten. Strecke die Arme durch die gegrätschten Beine so weit wie möglich nach hinten und lege die Hände auf dem Boden ab. Halte diese Position. Dauer: 1 Minute

4b Bleibe in dieser Haltung, rolle die Zunge und strecke sie etwas hinaus. Beginne mit Feueratem durch die gerollte Zunge. Dauer: 3 Minuten

5 Wiederhole Übung 1. Atme durch die Nase ein und sehr kraftvoll und explosiv durch den geöffneten Mund aus. Dauer: 30 Sekunden

6 Strecke in der einfachen Sitzhaltung die Arme waagerecht zu den Seiten aus. Komme beim Einatmen zum Stehen und lasse dich beim Ausatmen wieder in die einfache Sitzhaltung sinken. Führe die Übung aus, ohne dabei die Hände zur Hilfe zu nehmen. Wiederholungen: 52

7 Stehe aufrecht, die Füße stehen schulterbreit auseinander. Stütze die Hände in die Hüften und beginne, mit dem geraden Oberkörper zu kreisen. Dauer: 2 Minuten

8 Entspanne lang und tief in der einfachen Sitzhaltung.

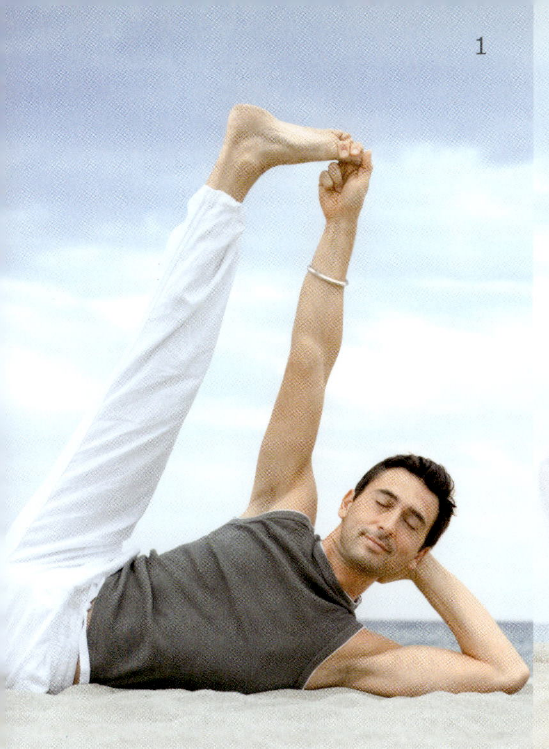
1
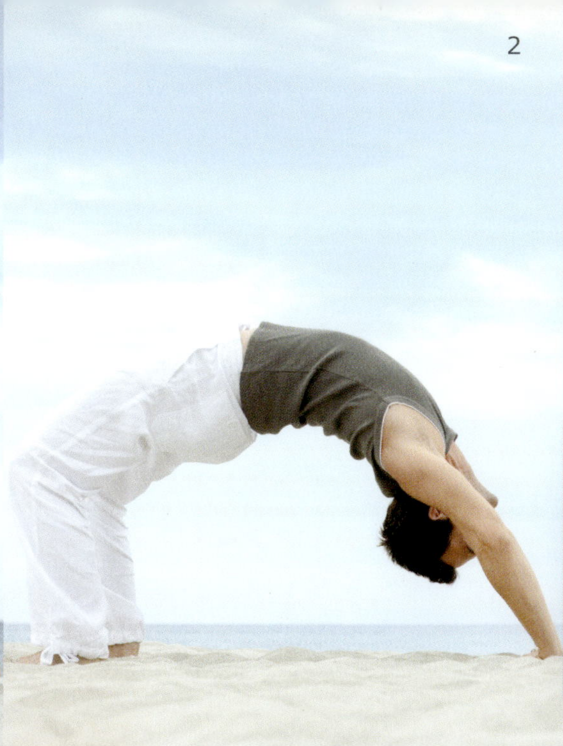
2
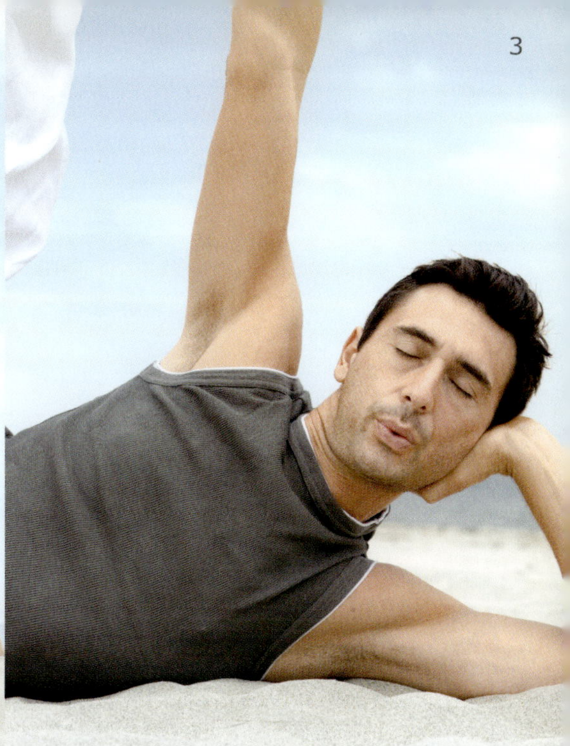
3
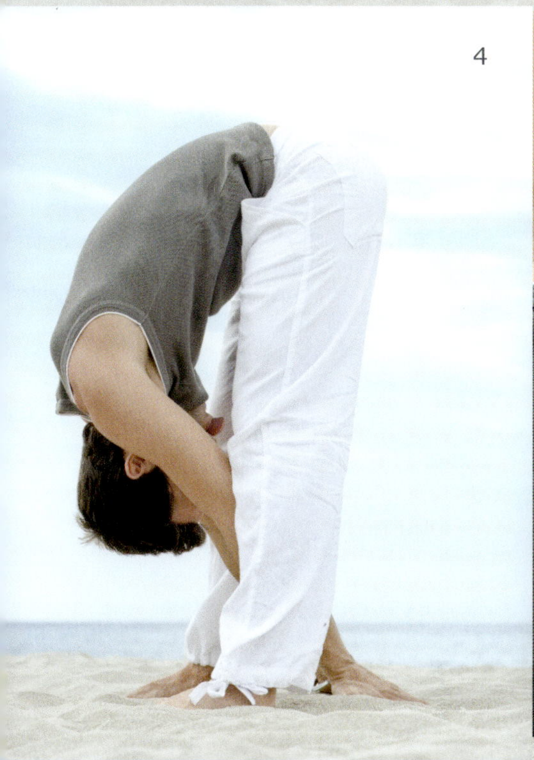
4
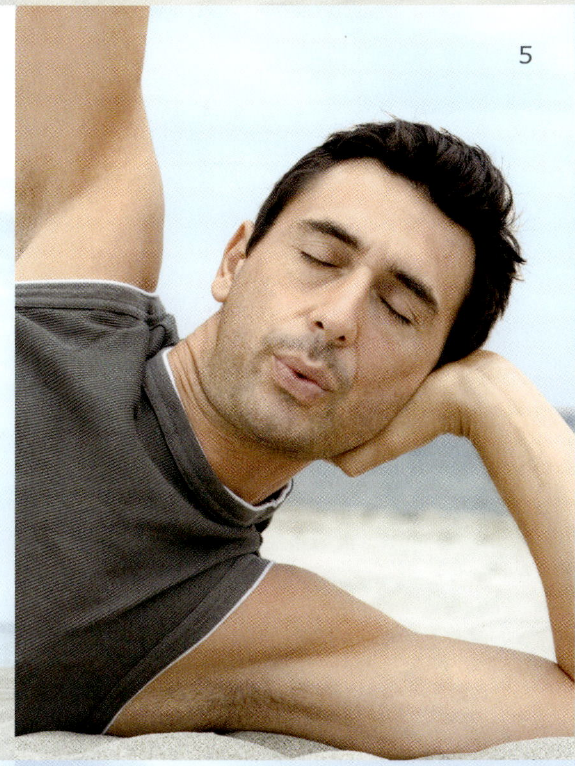
5
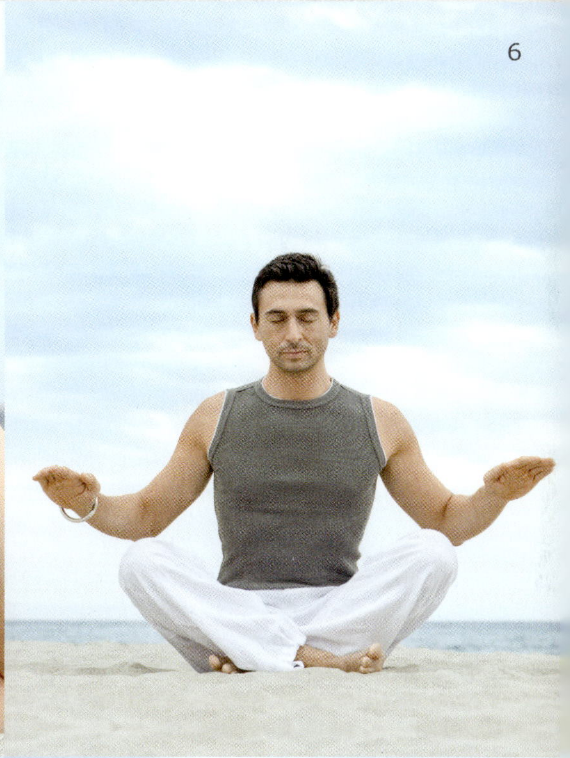
6
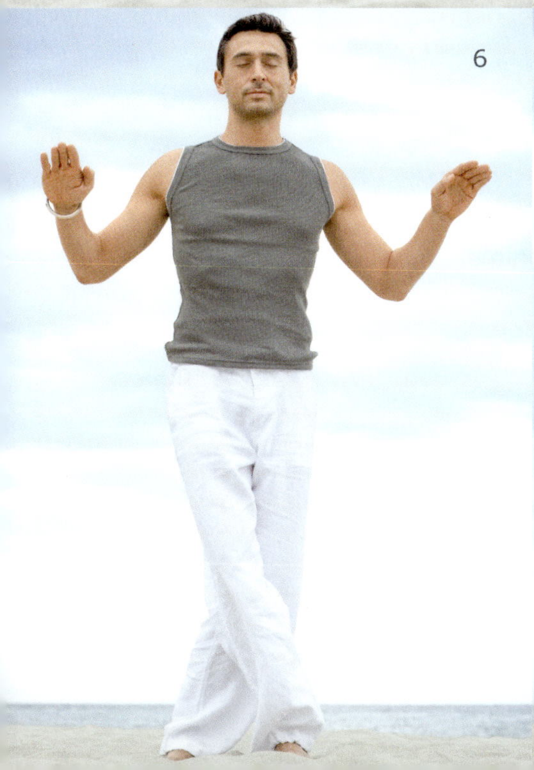
6
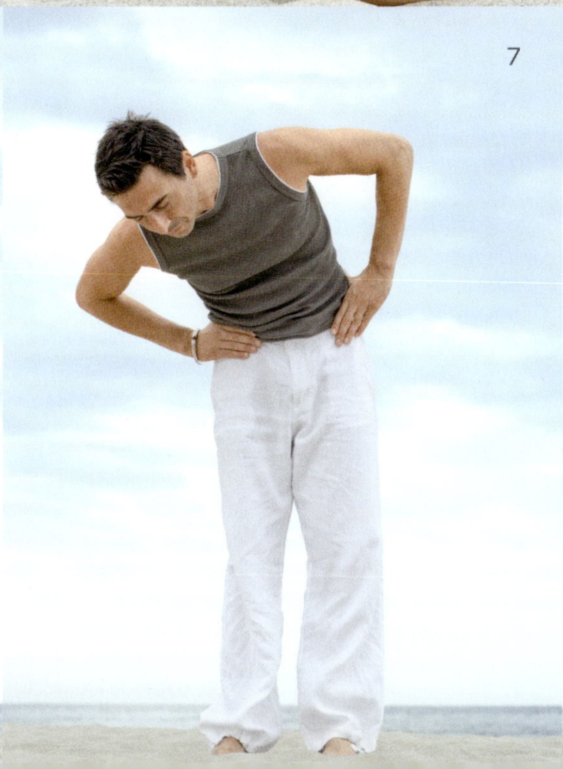
7
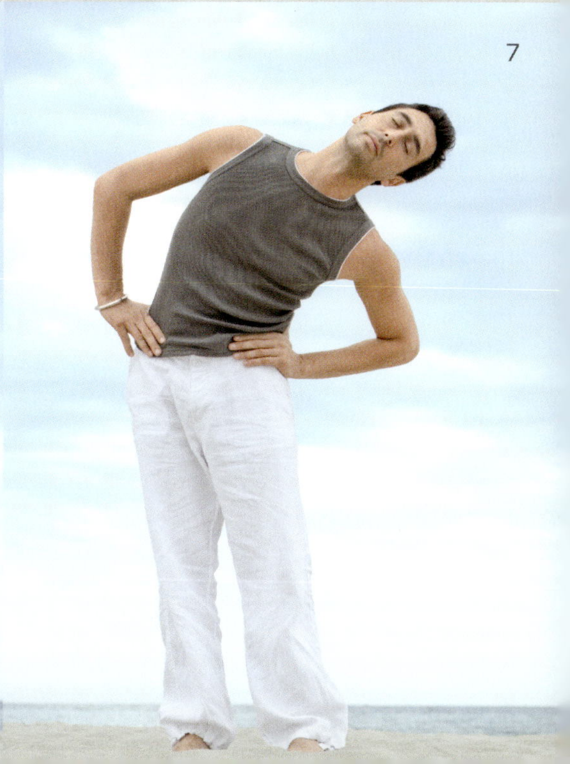
7

NABHI KRIYA

NABHI KRIYA

1 Strecke in der Rückenlage die Beine. Hebe beim Einatmen das linke Bein senkrecht nach oben und senke es beim Ausatmen wieder. Wiederhole den Ablauf mit dem rechten Bein. Atme kraftvoll und tief und wiederhole mit jedem Atemzug das Heben und Senken der Beine im Wechsel. Dauer: 10 Minuten
Diese Übung aktiviert die unteren Verdauungsorgane.

2 Hebe direkt im Anschluss beim Einatmen beide Beine senkrecht nach oben. Knie und Fersen berühren sich. Senke sie beim Ausatmen wieder zurück in die Ausgangsposition. Die Arme sind während der gesamten Übung nach oben gestreckt, die Handflächen weisen zueinander. Dauer: 5 Minuten.
Stimuliert die oberen Verdauungsorgane und den Solarplexus.

3 Winkele die Beine an, ziehe die Knie zur Brust und umarme sie eng. Der Kopf liegt auf dem Boden. Entspanne mit langem tiefem Atem. Dauer: 5 Minuten.

4 Umarme die Beine wie in Übung 3. Strecke aus dieser Ausgangsposition beim Einatmen die Beine nach oben, so dass sie einen 60°-Winkel zum Boden bilden. Breite gleichzeitig die Arme gestreckt zu den Seiten aus, die Handflächen zeigen nach oben. Atme aus und umarme wieder die Beine. Wiederhole den Ablauf. Dauer: 15 Minuten
Übungen 3 und 4 laden das elektromagnetische Feld auf und regen das Nabelzentrum an.

5 Strecke in der Rückenlage beide Beine aus. Ziehe das rechte Knie zur Brust und umfasse es mit den Händen. Hebe beim Einatmen das linke Bein gestreckt so schnell wie möglich senkrecht nach oben und senke es beim Ausatmen wieder zum Boden. Setze diese Bewegung fort. Wechsele nach der Hälfte der Zeit die Seite und wiederhole. Dauer: 2 Minuten

6 Wiederhole Übung 5. Dauer: 2 Minuten
Übungen 5 und 6 stabilisieren die Hüfte und die Wirbelsäule.

7 Hebe im Stehen die gestreckten Arme senkrecht nach oben, die Handflächen zeigen nach oben. Beuge dich beim Ausatmen nach unten bis die Hände den Boden berühren und ziehe Mula Bandha. Richte dich beim Einatmen wieder auf und wiederhole die Bewegung. Atme lang und tief. Dauer: 2 Minuten

8 Wiederhole Übung 7 mit erhöhter Geschwindigkeit. Dauer: 1 Minute
Übungen 7 und 8 kräftigen die Wirbelsäule und stärken die Aura.

9 Entspanne mit langem tiefem Atem oder meditiere. Dauer: 10–15 Minuten

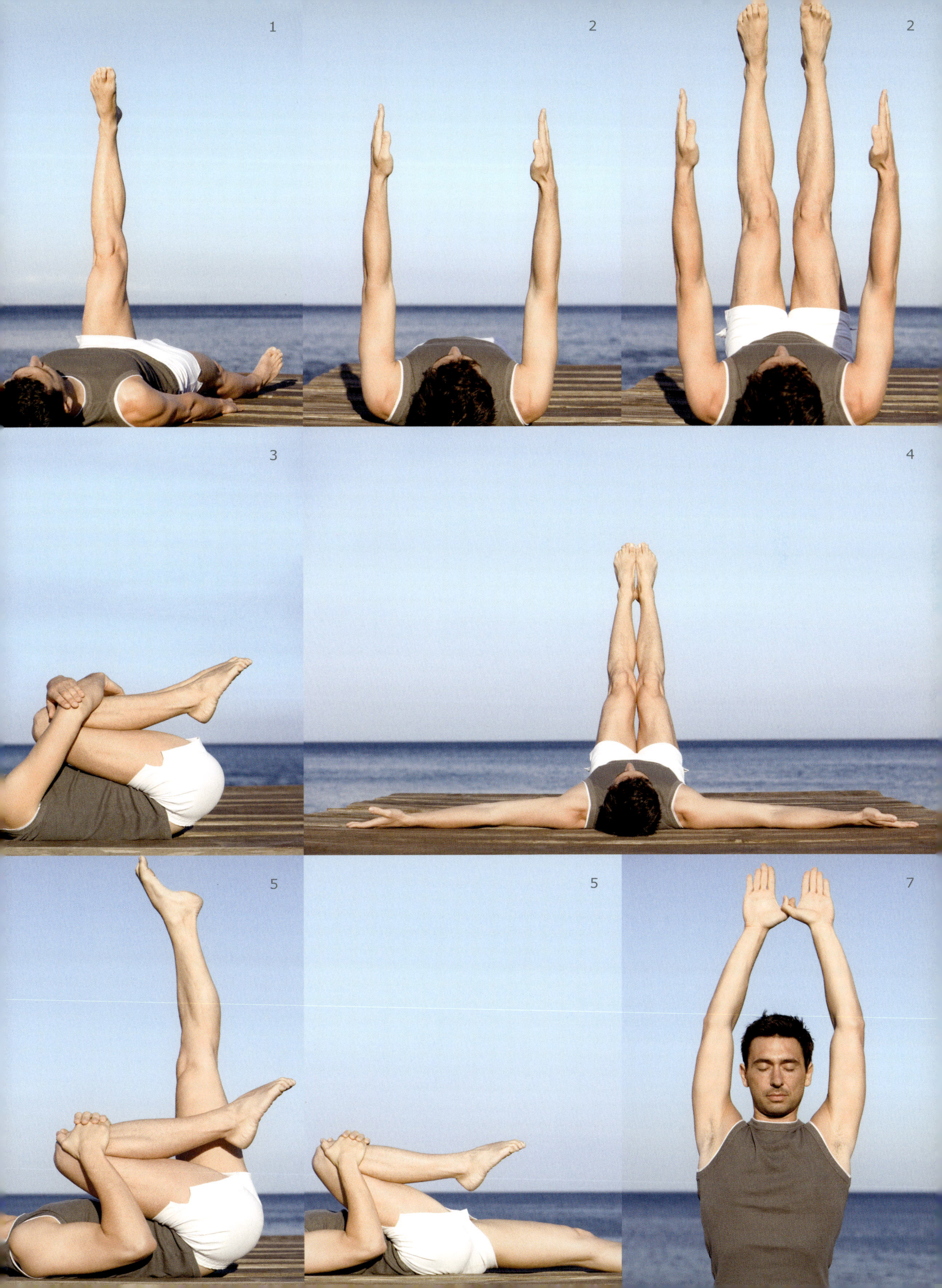
1
2
2
3
4
5
5
7

KRIYA ZUR REINIGUNG DES SELBST

PURIFYING THE SELF

1 Gehe in die Hocke, die Füße stehen flach auf dem Boden. Strecke nun ein Bein so weit wie möglich nach hinten und lege den Fußrücken auf den Boden. Verlagere dein Gewicht auf das vordere Bein, so dass das nach hinten gestreckte Bein entlastet wird. Neige den geraden Rücken leicht nach vorne, falte die Hände zur Gebetshaltung und konzentriere dich auf das Dritte Auge. Atme tief ein und halte den Atem für 7–8 Sekunden an. Atme aus. Führe diesen Atemzyklus insgesamt 4-mal aus. Wechsele anschließend die Beinstellungen und wiederhole.

2 Stütze in der einfachen Sitzhaltung die Hände auf den Hüften ab. Ziehe die Schultern so weit wie möglich zu den Ohren und hebe dein Zwerchfell. Atme in dieser Position sehr tief ein und aus.
Dauer: 2–3 Minuten
Bringt die Energie in den Lungen ins Fließen und stimuliert die Schilddrüse.

3 Verhake in der einfachen Sitzhaltung die Hände vor der Brust zum Bärengriff, die Arme parallel zum Boden, die rechte Handfläche weist nach unten. Atme tief ein. Atme kraftvoll und vollständig wieder aus. Ziehe ausgeatmet Mula Bandha. Halte nach dem nächsten Einatmen den Atem an, ziehe Mula Bandha und lasse im Geiste die Prana-Energie vom unteren Ende der Wirbelsäule nach oben steigen.
Dauer: 3 Minuten
Stärkt das Herz und öffnet das Herz-Chakra.

4 Strecke in der einfachen Sitzhaltung die Arme waagerecht zu den Seiten und winkele die Hände nach oben an, so dass die Handflächen nach außen zeigen. Rolle die Augen nach oben und konzentriere dich auf das Dritte Auge. Atme ein und ziehe eingeatmet 20 Sekunden lang sehr kräftig Mula Bandha. Entspanne beim Ausatmen die Augen und löse Mula Bandha. Wiederhole mit dem nächsten Einatmen den Ablauf. Dauer: maximal 3 Minuten

5 Presse in der einfachen Sitzhaltung die Handflächen vor der Brust sehr fest gegeneinander. Die Finger weisen dabei nach oben. Dauer: 2 Minuten
Übungen 4 und 5 fördern die Heilkraft der Hände und regen die Blutzirkulation an.

6 Entspanne lang und tief.

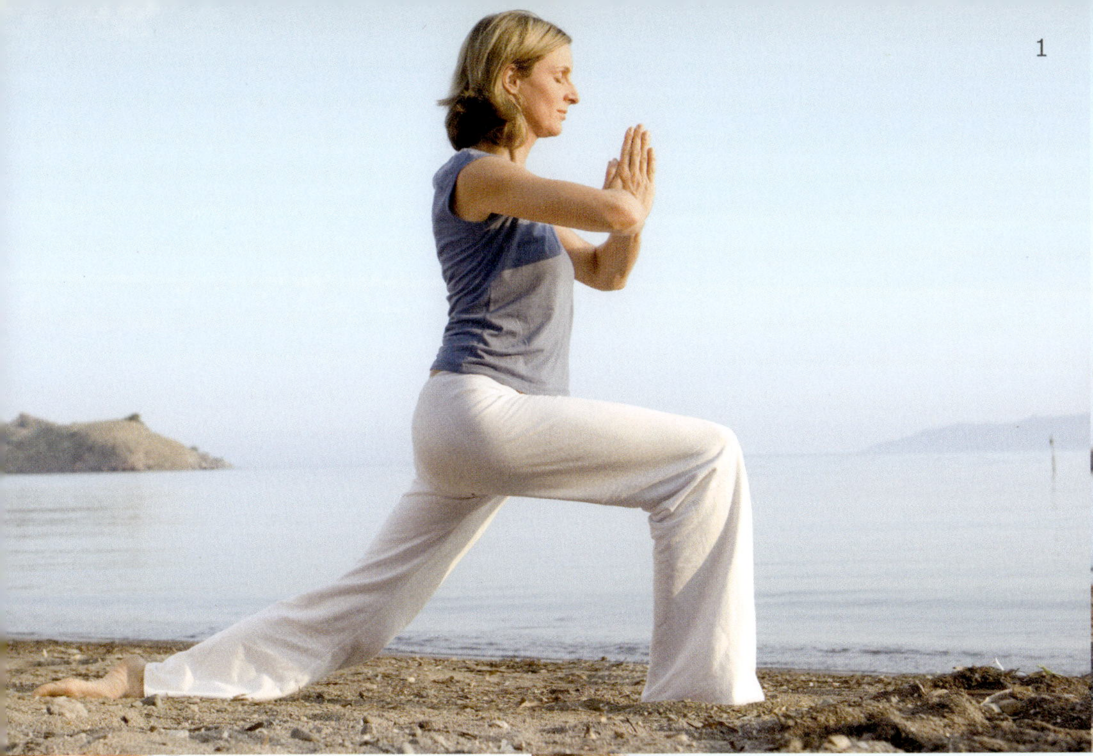
1

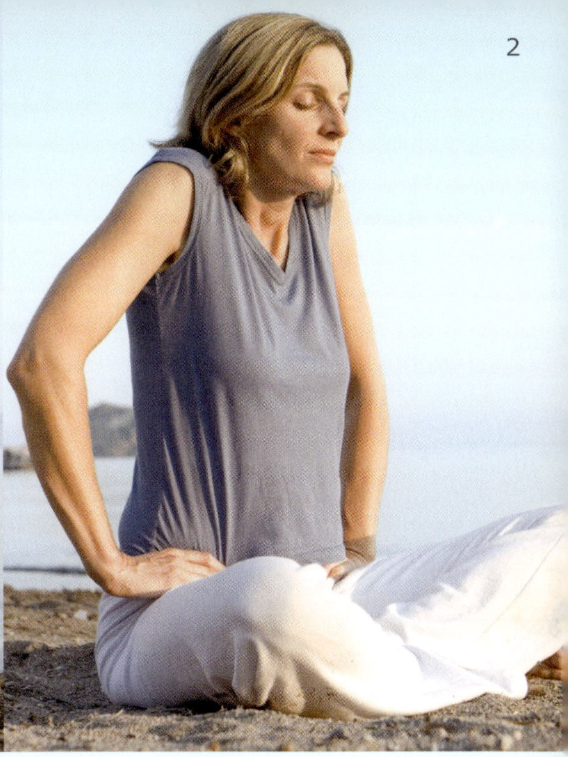
2

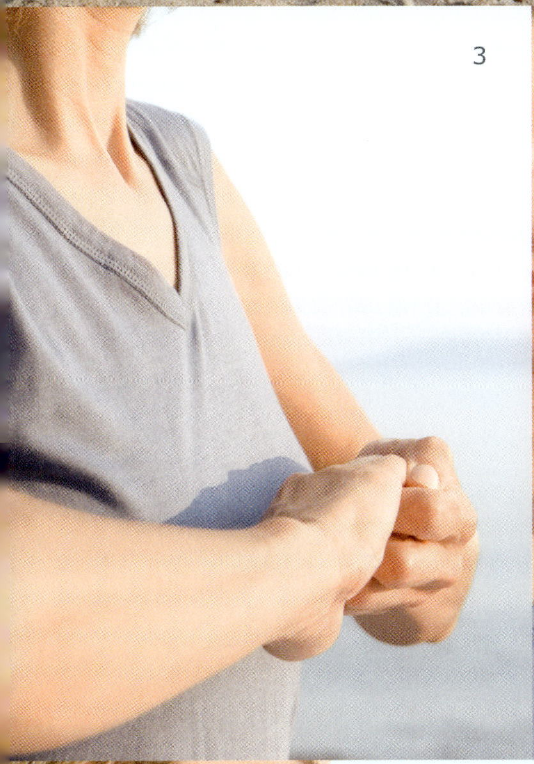
3

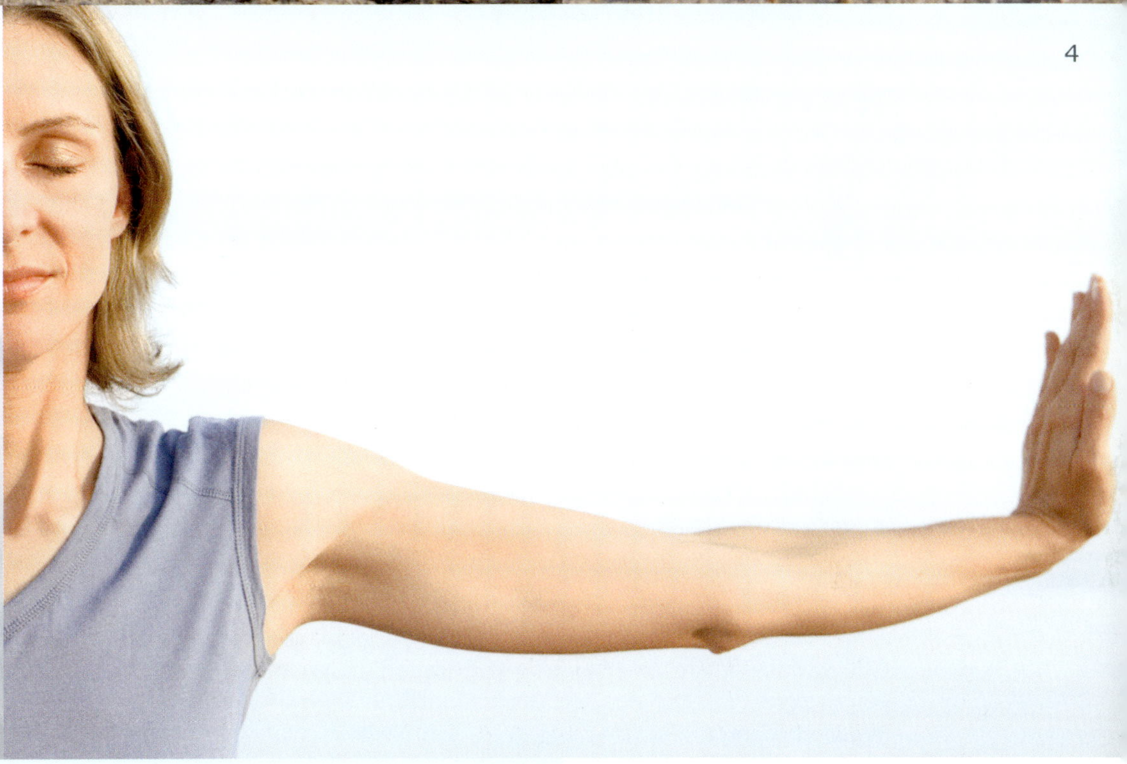
4

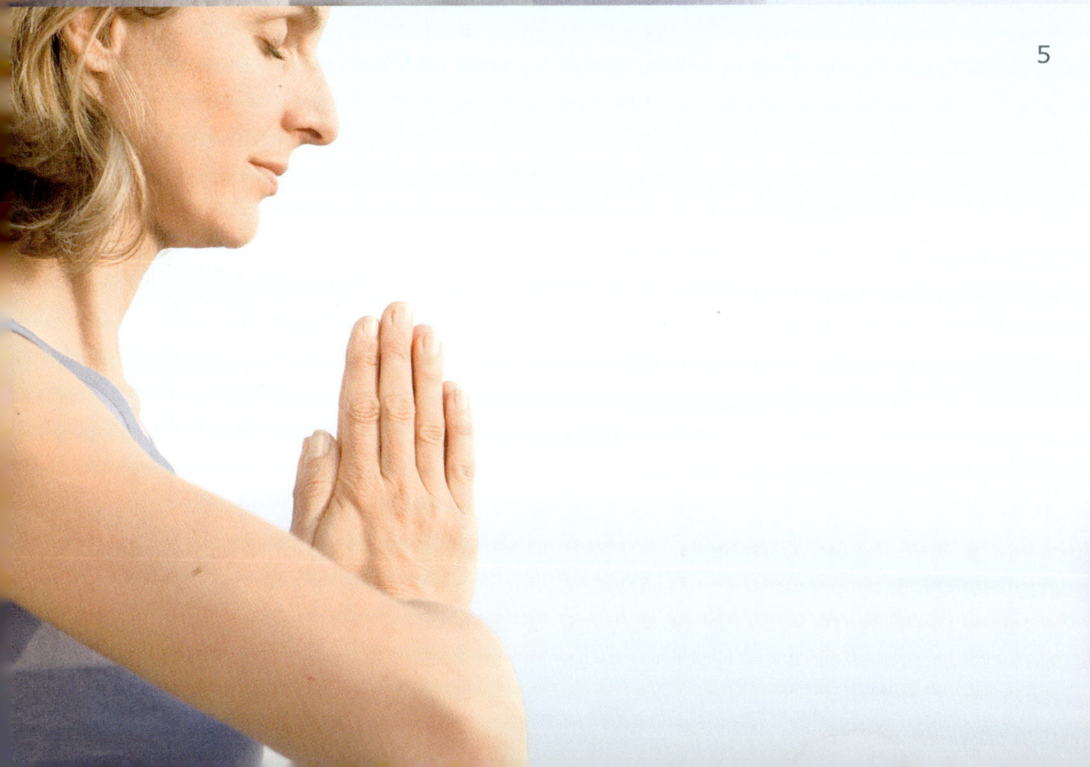
5

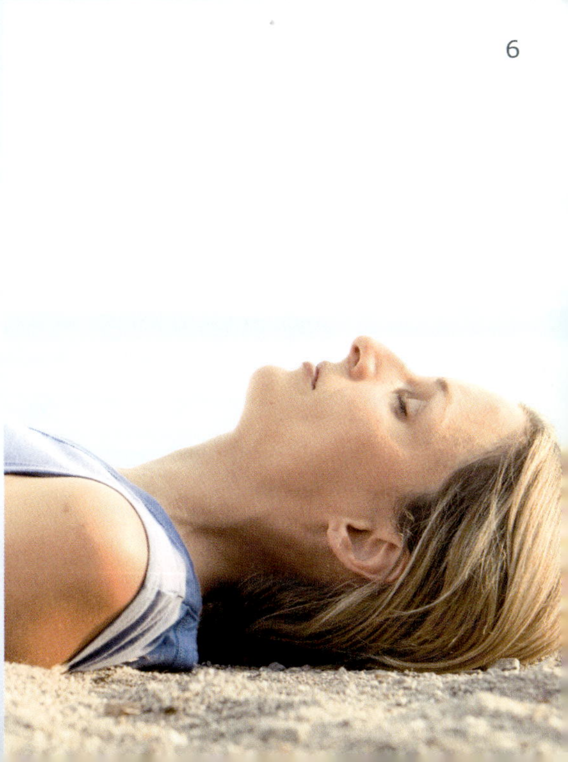
6

KRIYA FÜR DIE BECKENBALANCE

KRIYA FOR PELVIC BALANCE

1 Setze dich mit angewinkelten Beinen auf den Boden, stelle die Füße auf und stütze dich hinten mit den Armen ab. Hebe das Becken und komme in die Brücke. Achte darauf, dass Unterschenkel und Arme senkrecht zum Boden stehen. Knie, Becken und Schultern bilden parallel zum Boden eine Linie. Lasse den Kopf nach hinten hängen, ziehe Mula Bandha und atme in dieser Haltung lang und tief. Dauer: 1–3 Minuten.
Stärkt den Rücken und unterstützt den Stoffwechsel.

2 Hebe dich aus der Rückenlage in das Rad und beginne mit Feueratem. Dauer: 1–3 Minuten
Stärkt den unteren Rücken, erleichtert den Energiefluss und unterstützt den Stoffwechsel.

3 Schließe in der Bauchlage die Beine und stütze das Kinn auf den Boden. Verschränke die Hände hinter dem Rücken zum Venusschloss. Hebe die gestreckten Arme und Beine so weit wie möglich vom Boden und beginne mit Feueratem. Atme zum Abschluss tief ein und aus und entspanne. Dauer: 1–3 Minuten
Unterstützt die Verdauung und stärkt die Bauchmuskeln.

4 Stehe mit weit gegrätschten Beinen, strecke die Arme senkrecht nach oben und lege die Handflächen aneinander. Atme ein, beuge den geraden Oberkörper zum linken Bein und berühre mit den Fingerspitzen den linken Fuß. Richte dich beim Einatmen wieder auf und beuge dich beim Ausatmen zur rechten Seite. Wiederhole den Ablauf mit tiefem, kraftvollem Atem. Dauer: 1–3 Minuten
Gleicht die Bewegungen des Beckens aus und koordiniert die stützenden Muskelgruppen.

5 Sitze im Kundalini-Lotus und beginne mit Feueratem. Atme zum Abschluss tief ein und aus und entspanne. Dauer: 1–3 Minuten
Kanalisiert die sexuelle Energie und erhält die Potenz.

6 Beginne im Vierfüßlerstand mit Katze – Kuh. Hebe beim Einatmen den Kopf nach oben und nach hinten und strecke gleichzeitig das rechte Bein so weit wie möglich nach oben. Achte darauf, dass das Knie durchgestreckt ist. Bringe beim Ausatmen gleichzeitig Kinn und Knie in Richtung Brust, so dass sie sich idealerweise berühren. Setze mit kraftvollem Atem diese Bewegung 1–3 Minuten fort. Atme zum Abschluss tief ein und aus, wechsele die Beinstellung und wiederhole weitere 1–3 Minuten mit dem linken Bein. Atme zum Abschluss tief ein und aus, löse die Haltung und entspanne.
Kräftigt die Bauch- und Rückenmuskulatur und hilft, die sexuelle Potenz zu erhalten.

7 Entspanne.

Es ist ratsam, vor dieser eher anstrengenden Übungsabfolge einige Aufwärmübungen zu machen, damit die Wirbelsäule warm und beweglich ist. Anfänger sollten darauf achten, die Übungen besonders langsam und aufmerksam auszuführen.

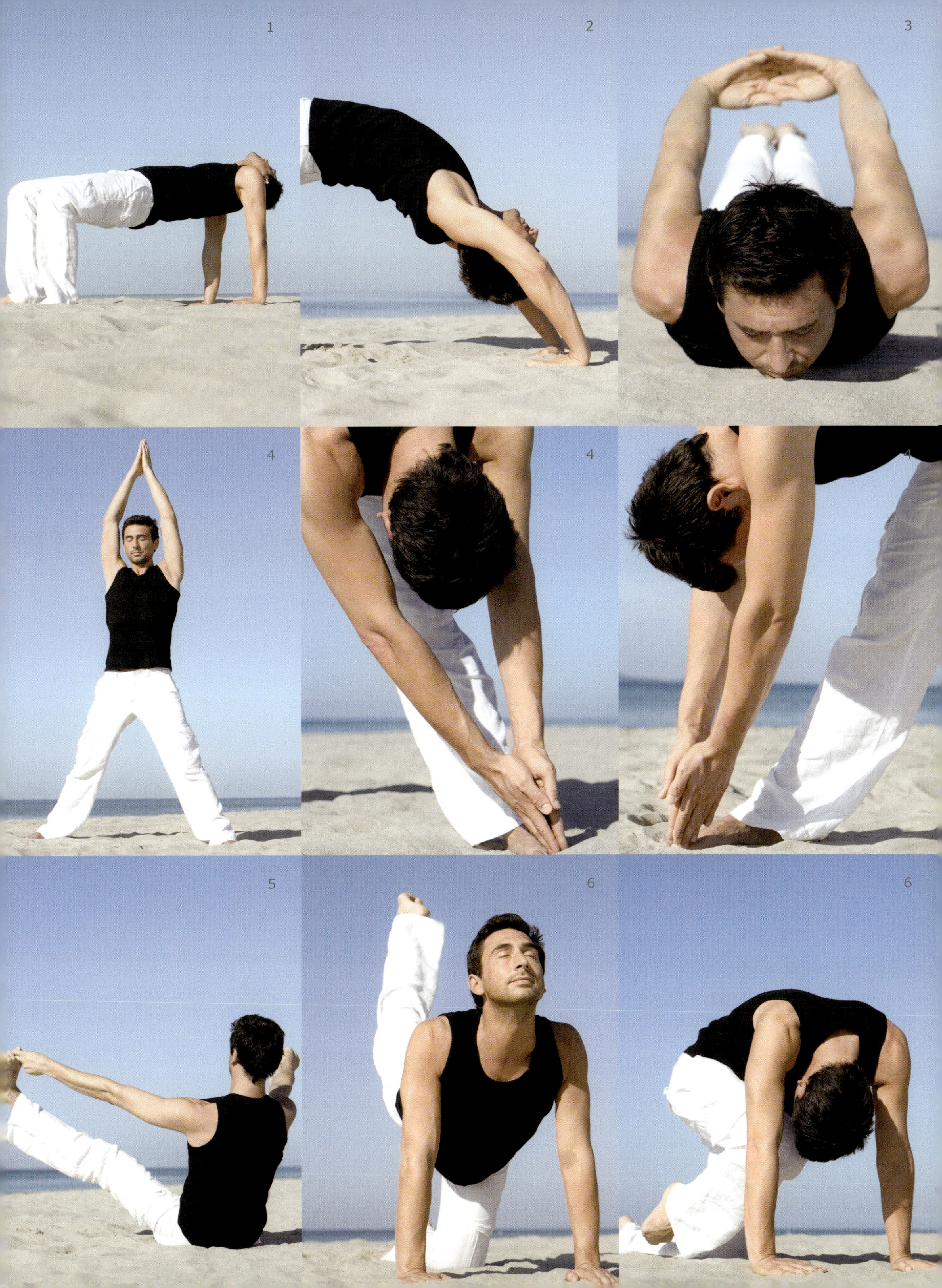
1
2
3
4
4
4
5
6
6

KOORDINATION VON KÖRPER, GEIST UND SEELE
COORDINATING BODY, MIND AND SOUL

1 Massiere in der einfachen Sitzhaltung mit den Daumen die Ohrmuschel-Klappen vor dem Gehörgang.
Dauer: 1 Minute

2 Verschränke in der einfachen Sitzhaltung die Hände zum Venusschloss und hebe die Arme senkrecht über den Kopf. Strecke dich nach oben, indem du mit Oberkörper und Armen vom unteren Ende der Wirbelsäule ausgehend langsam spiralförmige Bewegungen nach oben beschreibst. Spüre, wie du dich immer weiter aufrichtest. Achte darauf, dass die Arme während der gesamten Übung gestreckt bleiben.
Dauer: 4 Minuten
Dehnt die Wirbelsäule um mindestens 1–2 cm.

3 Bleibe in der gleichen Position und winde dich noch 3-mal spiralförmig nach oben. Beuge dich anschließend nach vorne, bis die Stirn den Boden berührt, die Arme bleiben weiterhin gestreckt über dem Kopf. Richte dich wieder auf und wiederhole die Vorwärtsbeugen. Dauer: 3 Minuten

4 Liege auf dem Rücken, die Arme neben dem Körper. Hebe Arme, Beine und Oberkörper, so dass nur noch das Gesäß den Boden berührt. Halte das Gleichgewicht und richte deine Aufmerksamkeit auf die Zehen. Bewege beim Atmen den Nabel ein und aus, jedoch ohne in den Feueratem überzugehen.
Dauer: 5 Minuten

5 Wiederhole Übung 2. Wiederholungen: 52 Spiralen

6 Strecke in der einfachen Sitzhaltung die Arme über den Kopf. Schüttele deine Hände kräftig nach oben aus, so dass sich dein ganzer Körper mit bewegt. Dauer: 1 Minute
Löst die Wirkung von Giften im Körper auf.

7 Gehe in die Hocke und spreize die Beine, so dass die Fersen sich berühren und die Knie nach außen zeigen. Stütze dich mit gespreizten Fingern vorne zwischen den Beinen ab. Stelle dich auf die Zehenspitzen, ziehe die Nackenschleuse und achte darauf, dass deine Wirbelsäule gerade ist. Atme ein, strecke die Beine durch, hebe das Gesäß und senke die Stirn in Richtung Knie. Kehre beim Ausatmen in die Ausgangsposition zurück und hebe den Kopf, so dass er in der Verlängerung der Wirbelsäule bleibt. Wiederhole die Abfolge. Atme bei der letzten Wiederholung in der Position mit gestreckten Beinen tief ein, halte den Atem kurz an und entspanne beim Ausatmen die Haltung. Wiederholungen: 52

8 Strecke im Fersensitz die Arme über den Kopf und verschränke die Hände zum Venusschloss. Beuge dich in dieser Haltung so weit nach vorne, bis die Stirn den Boden berührt. Richte dich wieder auf und wiederhole die Übung. Bewege dich zum Rhythmus des Jaap Sahib, einem Gebet der Sikhs aus Nordindien.
Wiederholungen: 108

9 Lege in der einfachen Sitzhaltung die Hände übereinander auf die Brust. Lausche weiterhin dem Jaap Sahib. Dauer: 13 Minuten

10 Bleibe in der einfachen Sitzhaltung mit vor der Brust gekreuzten Händen. Singe aus tiefstem Herzen die letzten Zeilen des Jaap Sahib:

> Tschattr Tschakkr Warti,
> Tschattr Tschakkr Bhugate,
> Suyambhav Subhang Serbe Da Serbe Dschug(e)te,
> Dukaalang Pranaßie Deaalang Serupie,
> Sadaa Ang(e) Sange Abhangang Bibuthe.

Dauer: 6 Minuten
Dieses Mantra löst Ängste.

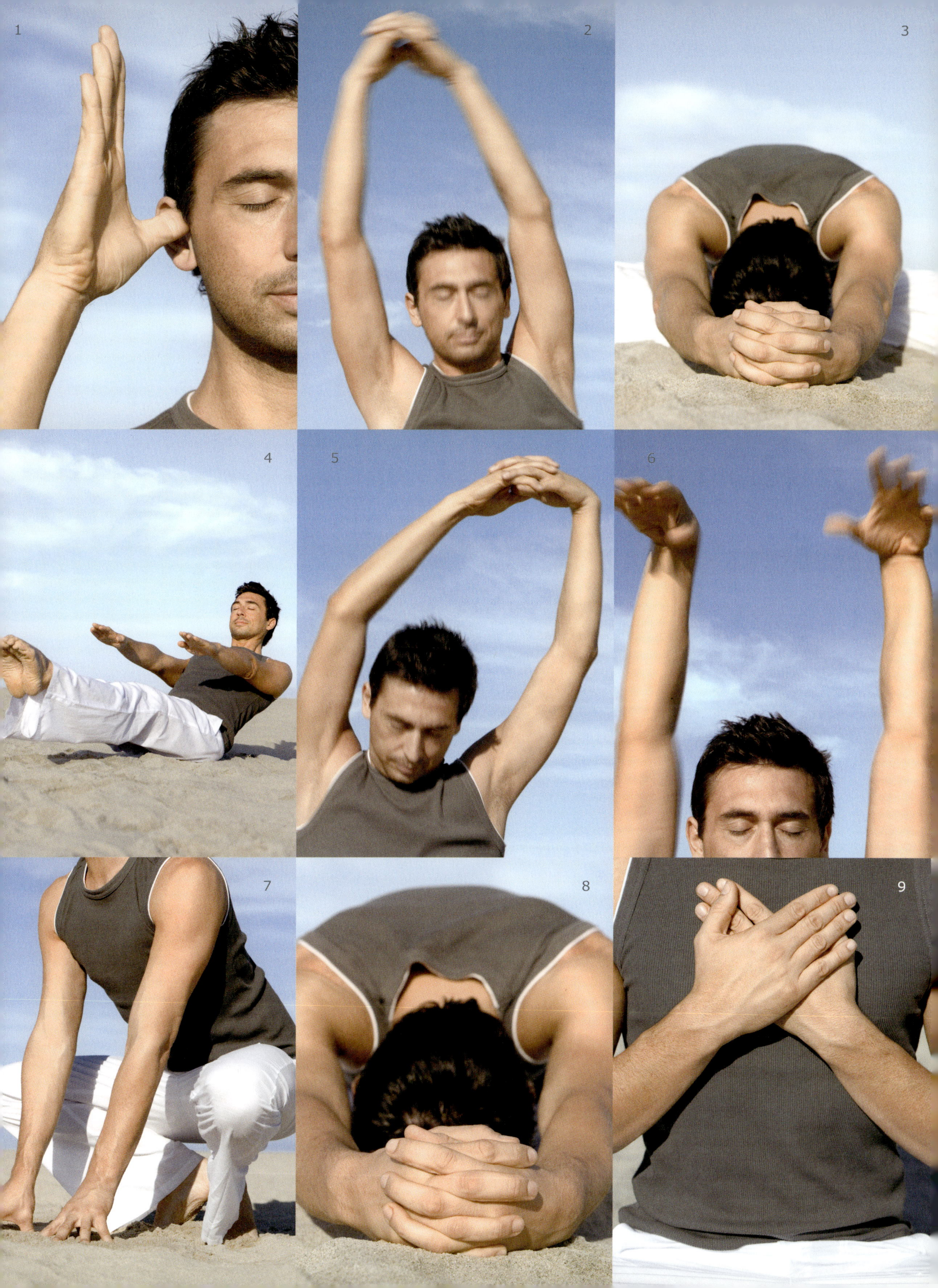
1
2
3
4
5
6
7
8
9

MEDITATION UND EIGENSTÄNDIGKEIT
MEDITATION AND SELFRELIANCE

1a Sitze aufrecht und strecke die Beine aus. Strecke die Arme waagerecht nach vorne, die Handflächen weisen nach unten. Atme ein und lehne den geraden Rücken nach hinten, bis er einen 60°-Winkel zum Boden bildet. Hebe die gestreckten Beine so weit wie möglich nach oben. Halte in dieser Position den Atem ein, so lange du kannst. Atme aus und senke die Beine.

1b Beuge deinen geraden Oberkörper nach vorne, umgreife die Zehen und ziehe sie zu dir. Bleibe in dieser Haltung und atme ganz natürlich. Dauer: 11 Minuten

2 Nimm – noch immer in der gleichen Position – ein paar kräftige Atemzüge. Atme ein, richte dich auf und wiederhole Übung 1a. Wiederholungen: 3 – 4
Übungen 1 und 2 justieren das Aura-Gleichgewicht. Durch den Druck auf die Leber werden Reinigungsprozesse aktiviert. Steigert den Lebensmut.

3 Lege im Fersensitz deine Hände auf die Oberschenkel und beginne mit Kamelritt. Flüstere kraftvoll SAT, während du die Wirbelsäule nach vorne wölbst und NAM, während du sie nach hinten wölbst. Das Geräusch deines Atems ähnelt dem Zischen einer Schlange. Atme zum Abschluss 4-mal tief ein und aus.
Dauer: 8 Minuten
Öffnet das Herz-Zentrum und aktiviert somit Liebe und Mitgefühl.

4 Lege in der einfachen Sitzhaltung die Handflächen vor der Brust aneinander und verschränke die Daumen. Presse die Hände so fest wie möglich gegeneinander. Dadurch wird Druck auf die Brustmitte ausgeübt. Konzentriere dich auf deine Nasenspitze und meditiere. Dauer: 10 Minuten
Diese Übung stimuliert die Leber.

5 Bleibe in der einfachen Sitzhaltung, strecke die Arme waagerecht zu den Seiten und bewege deinen Oberkörper beim Einatmen zur linken Seite und beim Ausatmen zur rechten Seite. Die Arme bleiben während der gesamten Übung parallel zum Boden. Dauer: 3 Minuten
Diese Übung stimuliert die sexuelle Energie.

6 Umgreife in der einfachen Sitzhaltung deine Fußknöchel und beginne mit schnellem Kamelritt. Betone die Vorwärtsbewegung, so dass die Geschlechtsorgane einen leichten Druck erfahren. Dauer: 3 Minuten

7 Entspanne in der Rückenlage.

8 Bringe in der einfachen Sitzhaltung die Hände in Ghyan Mudra. Konzentriere dich auf die Nasenspitze, drehe deinen Kopf auf die rechte Seite und chante SAT NAM. Drehe den Kopf auf die linke Seite und singe WAHE GURU. Fahre in gleichmäßigem Rhythmus fort. Dauer: 11 Minuten
Diese Übung kann bis zu 31 Minuten praktiziert werden.

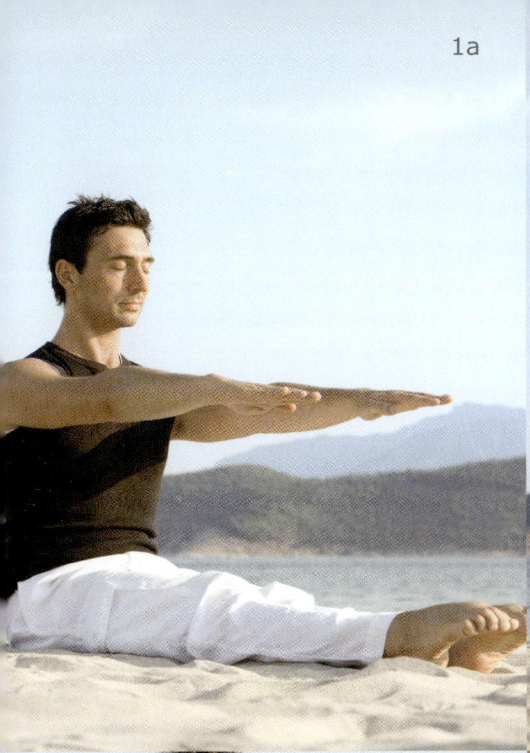
1a
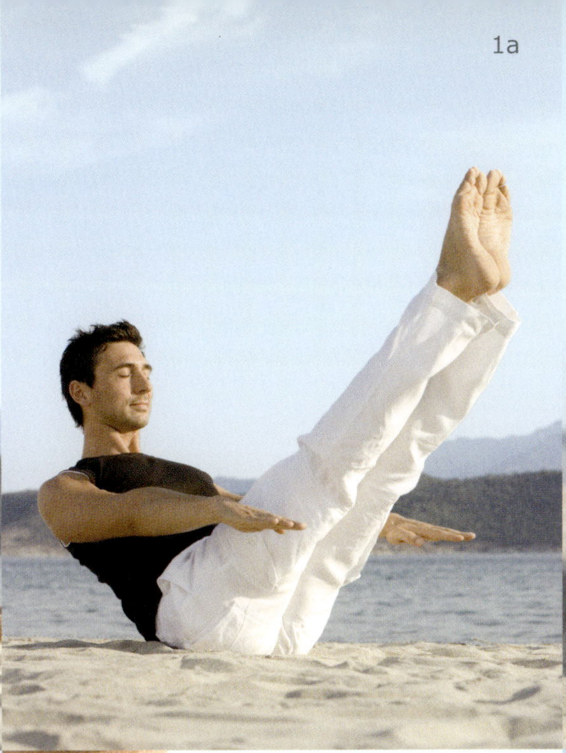
1a
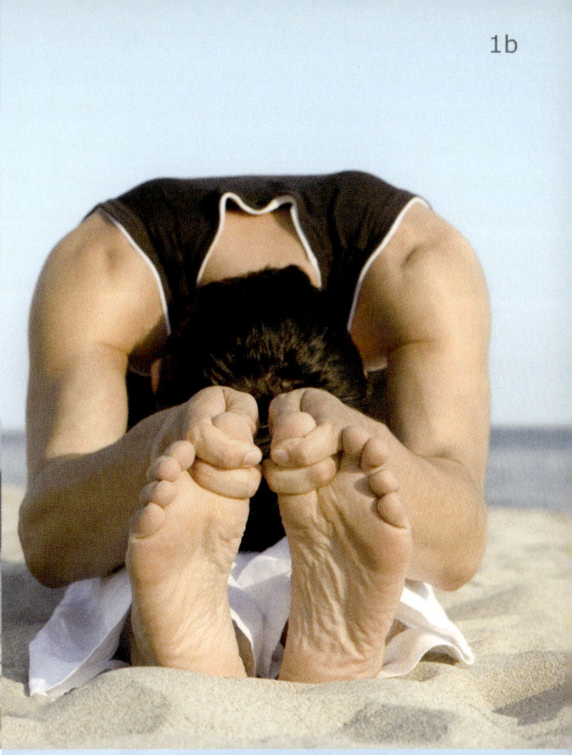
1b
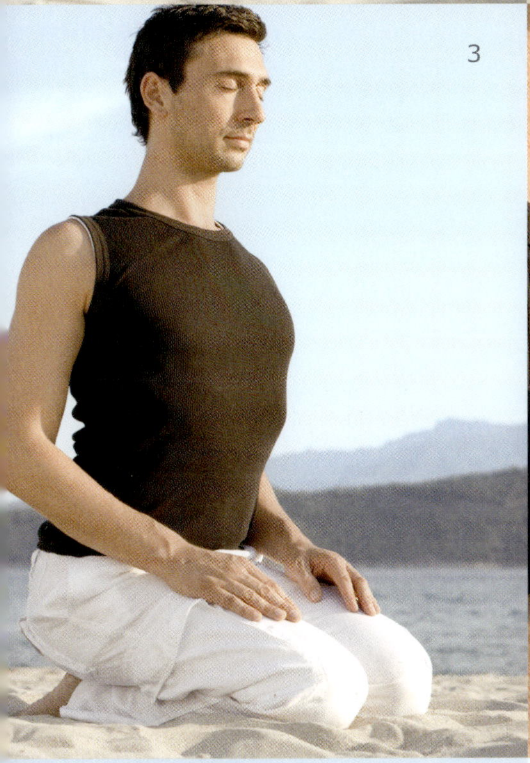
3
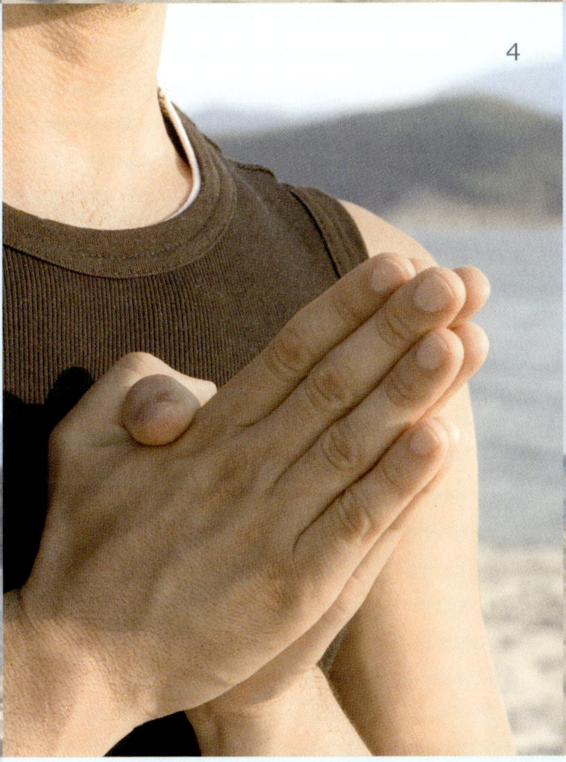
4
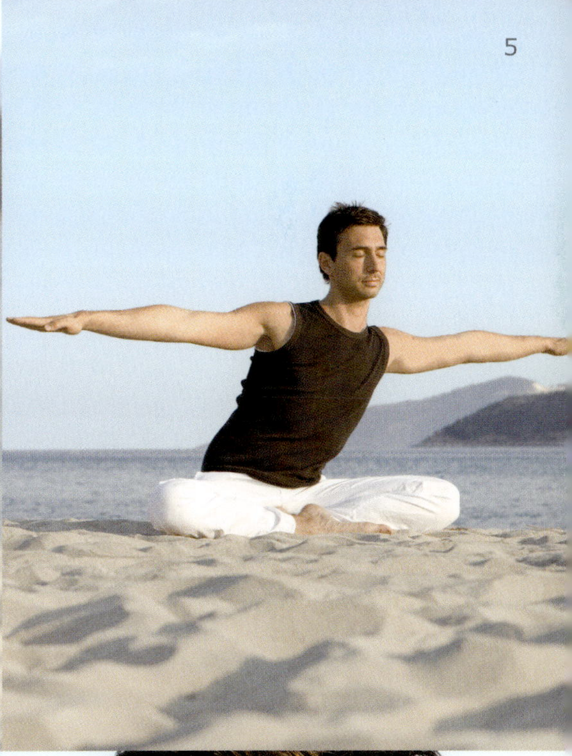
5
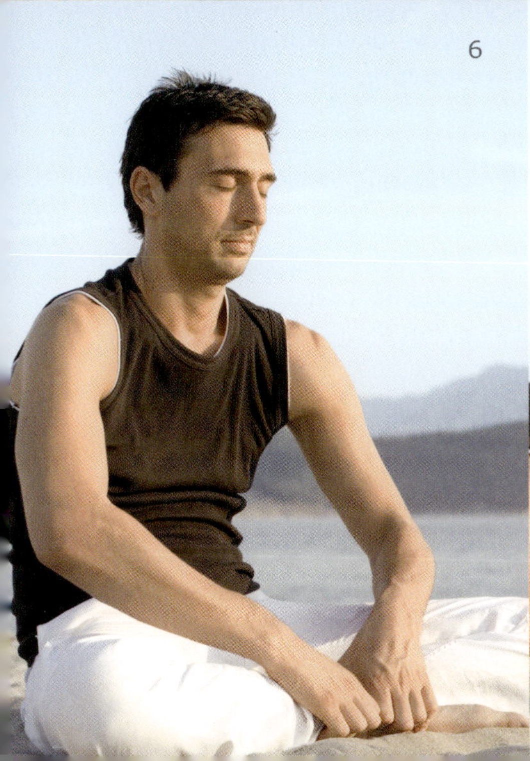
6
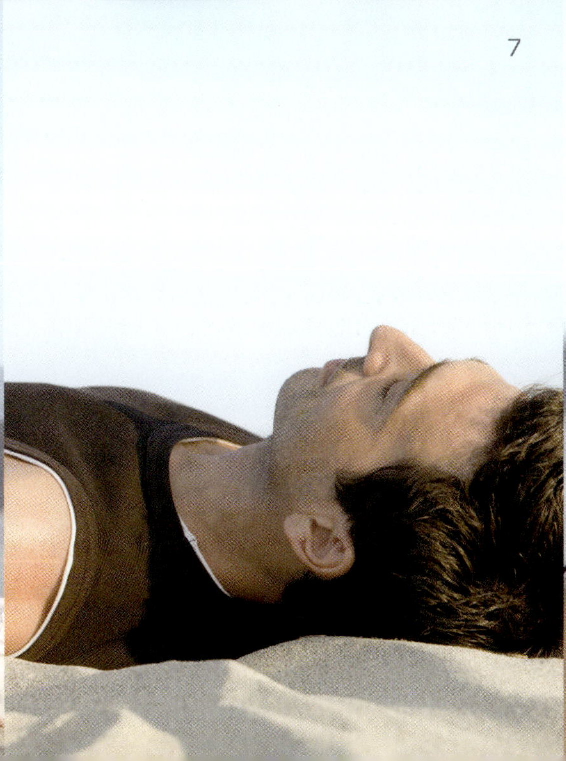
7
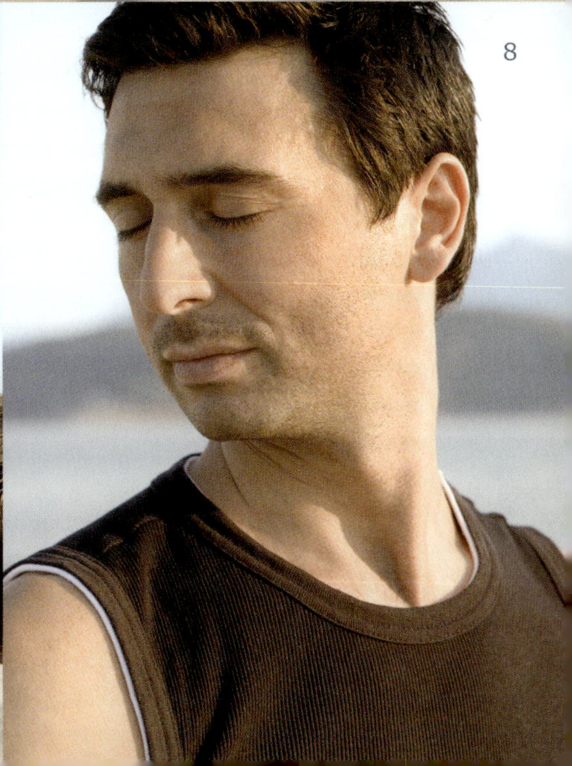
8

NOBILITY

Noble is a virtue that affects every soul
As innocence affects every Heart
Woman has one virtue to be noble till death
Living nobly is very blessed
Living your truth is happiness

Noble is a virtue in the presence of God
Greatest virtue that can be expressed
Noble through everyone whatever they may be
Before the one God equality

A noble woman gives birth to a noble life
Noble children and surroundings be
A noble woman lives and looks nobility
Even if she lives in poverty

Unlike a mirror distorted when it is cracked
Noble habits are a noble life
Don't barter character values for benefits
Noble one of god does not forget

Nobility is manufactured inside
Training of exerting self-esteem
To see herself confirms her virtuous face
Selfless living grace through time and space.

WIRKUNGEN NACH YOGI BHAJAN

106 Sat Kriya:
Die Auswirkungen von Sat Kriya sind vielfältig. Das Sakral-Chakra wird gestärkt und dessen natürlicher Energiefluss angeregt. So können sexuelle Impulse besser kanalisiert und in schöpferische sowie heilende Vorgänge im Körper transformiert werden.
Die Kriya hilft insbesondere bei starker Unausgeglichenheit oder bei psychischen Problemen, da diese immer mit einem Ungleichgewicht der Energien der unteren 3 Chakras verbunden sind.
Durch die Pumpbewegungen des Nabelpunkts erfahren die inneren Organe eine leichte rhythmische Massage, das Herz wird gestärkt. Die Kundalini-Energie wird stimuliert und kanalisiert. (Sadhana Handbuch)

108 Varuyas Kriya:
Varuyas Kriya bringt den Körper ins Schwitzen, die Wangen beginnen leicht zu brennen. Die Übung regt die Tätigkeit der Hypophyse an, reguliert gesteigerte sexuelle Energien, stärkt die Abwehrkräfte und das Nervensystem. Sie bringt die Aura wieder ins Gleichgewicht. (Sadhana Handbuch)

110 Übungsreihe zum Aufwachen:
Zu den Wirkungen dieser Kriya wurden keine Kommentare von Yogi Bhajan aufgezeichnet. (Relax and Renew*)

112 Aktivierung der Kundalini-Energie:
Diese kraftvolle Kriya ist eine hervorragende Vorbereitung für eine tiefe Meditation. Mann und Frau können mit Hilfe der Kriya an der Steigerung der sexuellen Energien arbeiten und beim Geschlechtsverkehr die orgastischen Erfahrungen in der gesamten Wirbelsäule spüren. (Relax and Renew*)

114 Übungsreihe für die Wirbelsäule:
Bei dieser Serie wird die Wirbelsäule systematisch von der Basis bis zum Nackenansatz aktiviert. Alle 26

Wirbel werden stimuliert, die Chakras bekommen einen Energieschub. Daher eignet sich die Kriya hervorragend als Vorbereitung für Meditationen.
Bei regelmäßiger Übung wird die Zirkulation der Rückenmarkflüssigkeit verstärkt und somit größere geistige Klarheit und Stärke erreicht. (Sadhana Handbuch)

116 Stärkung der Abwehrkräfte:
Zu den Wirkungen dieser Kriya wurden keine Kommentare von Yogi Bhajan aufgezeichnet. (Keeping up with Kundalini Yoga)

118 Kriya zur Überwindung von Schlafstörungen:
Diese Kriya hilft bei Schlafstörungen und sollte 90 Tage lang entweder morgens nach dem Aufstehen oder abends vor dem Schlafengehen praktiziert werden. (Sadhana Handbuch)

120 Übungsreihe für die Nieren:
Zu den Wirkungen dieser Kriya wurden keine Kommentare von Yogi Bhajan aufgezeichnet. (The Aquarian Teacher)

122 Neue Möglichkeiten und Grüne Energie:
„Je mehr ich mich öffne, desto mehr ziehe ich an. Ich muss nicht darum kämpfen. Ich habe die Möglichkeit neue Chancen und Wege anzulocken. (...) Dieses Set öffnet das Herzzentrum und eröffnet auf diese Weise neue Wege und Möglichkeiten und ermöglicht Erfolg und Wohlstand. (...) Beginne zu verstehen, dass neue Wege und Erfolge in unterschiedlichster Form dich erreichen können. Beginne zu verstehen, dass genau du das verdient hast. Beginne zu verstehen, dass du in göttlicher Liebe bist." Y. B. (Relax and Renew*)

126 Reinigungsserie für Anfänger:
Diese Übungsreihe verschönert den Körper und verleiht ihm ein Gefühl von Leichtigkeit. (Sadhana Handbuch)

128 Surya Kriya:
Surya Kriya regt den Sonnenatem an und verleiht dadurch Kraft, Ausdrucksstärke, Begeisterungsfähigkeit und innere Wärme. Das Gewicht wird reguliert, die Verdauung aktiviert. Der Geist wird gereinigt, das analytische Denken und die Handlungsorientierung werden gefördert. Die positiven, aufbauenden Kräfte und damit die Kundalini-Energie selbst werden systematisch angeregt. (Sadhana Handbuch)

130 Gib deiner Leber Kraft:
„Wenn du keine bewusste Beziehung zu deinem Körper führen kannst, so wird auch dein Geist keine Beziehung zu dir aufbauen können. Wer auch immer dieses Set praktiziert, der wird für das Leben gewappnet sein." Y. B. (Owner's Manual for the Human Body)

132 Nabhi Kriya:
Nabhi Kriya bringt das Verdauungssystem sehr schnell in Ordnung. (Handbuch für Lehrer und Studenten)

134 Kriya zur Reinigung des Selbst:
Diese Kriya reinigt und energetisiert Körper und Geist. Wird diese Übungsreihe vor entspannenden oder heilenden Massagen praktiziert, bewahrt sie den Massierenden vor Erschöpfung und hilft, die Energie zu bündeln. (Sadhana Handbuch)

136 Kriya für die Beckenbalance:
Kommen das Becken und seine stützenden Muskelgruppen aus dem Gleichgewicht, können körperliche Stresssymptome auftreten wie beispielsweise Erschöpfung, geringe Ausdauer und Schmerzen im Lendenwirbelbereich. Diese Kriya hilft, diesen Beschwerden vorzubeugen. Bei regelmäßigem Praktizieren verhilft sie zu Ausgeglichenheit, erhöht den Energiehaushalt und erhält die Potenz. (Keeping up with Kundalini Yoga)

138 Koordination von Körper, Geist und Seele:
Zu den Wirkungen dieser Kriya wurden keine Kommentare von Yogi Bhajan aufgezeichnet. (Self Knowledge)

140 Meditation und Eigenständigkeit:
Diese Serie fördert die Eigenständigkeit und energetisiert alle körperlichen sowie geistigen Ebenen. (Handbuch für Lehrer und Studenten)

* Die Anleitung dieser Kriya ist Gururattan Kaur Khalsas Relax AND Renew entnommen und konnte hinsichtlich ihrer Echtheit und Richtigkeit vom Kundalini Research Institute nicht nachgeprüft werden

„Meditation ist eine Verpflichtung gegenüber dem Selbst. In dem Augenblick, in dem du dir deines eigenen Selbst bewusst wirst, wirst du wunderschön. Denn in dem Moment, in dem du dich auf das Selbst konzentrierst, wandelt sich deine Frequenz, und genauso verwandelt sich das Universum, das dich umgibt. Das ist ein kosmisches Gesetz." Y. B.

MEDITATION

MEDITATIO = DAS NACHDENKEN ÜBER, ZUR MITTE AUSRICHTEN

Meditation ist ein fester Bestandteil des KUNDALINI YOGA. Ihr Ziel ist, durch Achtsamkeit und Konzentration den Geist zu öffnen und ihn zu erfahren.

Die Vorstufe der Meditation ist die Konzentration. Durch sie wird versucht, jegliche Gedanken und Gefühle zu sammeln, auf einen Punkt zu fixieren und zu beruhigen. Im KUNDALINI YOGA werden als Konzentrationspunkte meist der Scheitelpunkt, das Dritte Auge, die Nasenspitze, das Kinn oder der Nabelpunkt eingesetzt. Die völlige Beherrschung der Konzentration ist die Basis für die Meditation.

„Ein Aspekt, der allen Arten der Meditation gemein ist, selbst auf methodischer Ebene, gibt uns einen Hinweis auf die Haltung, die wir zu beschreiben versuchen: Meditation ist das innere Stillestehen und Verweilen, (...) es geht in der Meditation um das Entwickeln einer Präsenz, einer Seinsweise, welche in jeder Situation, in der ein Individuum sich befindet, ausgedrückt oder entfaltet werden kann. Diese Präsenz transformiert alles, was durch das Individuum berührt wird. Wenn sein Medium Bewegung ist, wird sie in Tanz verwandelt; wenn es Stille ist, in eine lebendige Skulptur; wenn es Denken ist, in eine hohe Form der Intuition; wenn es Fühlen ist, ein Verschmelzen mit dem Wunder des Seins; wenn es Gefühl ist, in Liebe; wenn es Singen ist, in geweihtes Chanten; wenn es Sprechen ist, in Gebet oder Poesie; wenn es das Verrichten alltäglicher Dinge betrifft, in ein Ritual in Gottes Namen oder ein Zelebrieren des Daseins (...) Während bei den meisten Aktivitäten Übung bedeutet, dass Gewohnheiten oder Konditionierungen sich bilden, kann die Praxis in der Meditation besser verstanden werden als das genau Entgegengesetzte: ein andauernder Versuch, alle Konditionierung, alles zwanghafte Funktionieren von Körper und Geist und alle gewöhnlichen Verhaltensweisen, welche das außergewöhnlich einfache Ambiente des Meditationsprozesses vergiften können, aufzuspüren und davon frei zu werden. Deshalb kann gesagt werden, dass die Haltung des Meditierenden sowohl sein Weg als auch sein Ziel ist.“ (Naranjo & Ornstein)

SAT NAM DER 7 WELLEN

7 WAVE SAT NAM MEDITATION

Sitze aufrecht und lege die Hände zur Gebetshaltung aneinander. Schließe die Augen und richte deine Aufmerksamkeit auf das Dritte Auge. Atme tief ein und singe mit der Ausatmung in sieben Takten SAT NAM. SAT hat 6 Takte, NAM nur einen. Lasse dabei den Klang von SAT in 6 Wellen durch die ersten 6 Chakras fließen, beginnend beim Wurzel-Chakra. Achte darauf, dass du dich immer auf das jeweilige Chakra konzentrierst, durch das die Welle hindurch zieht. Lasse beim 7. und letzten Takt die Energie und den Klang von NAM durch das Kronen-Chakra in die Aura strahlen. Beginne beim nächsten Einatmen von Neuem. Dauer: 15 Minuten

Diese Meditation ist eine gute Einführung in das KUNDALINI YOGA. Sie öffnet den Geist für neue Erfahrungen. Geübte können diese Meditation vor einer anderen Meditation anwenden, um zu entspannen und zur Ruhe zu kommen.

„Sich zu ändern bedeutet gleichermaßen, auch sein Verhaltensmuster zu ändern. Schwingt SAT NAM auf diese Weise, aktivierst du die Energie des Geistes, um Gewohnheiten zu eliminieren und zu kreieren." Y. B.

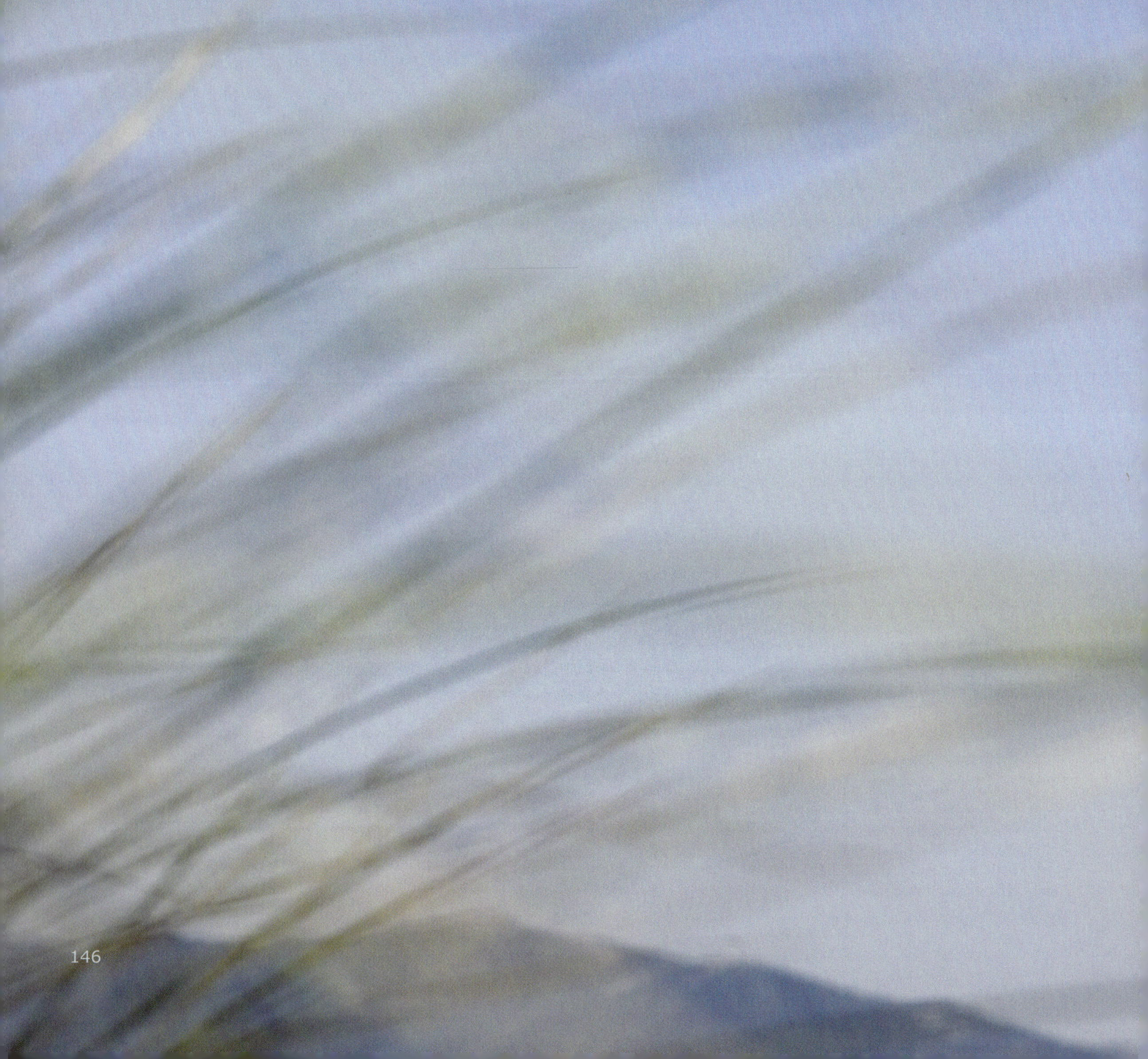

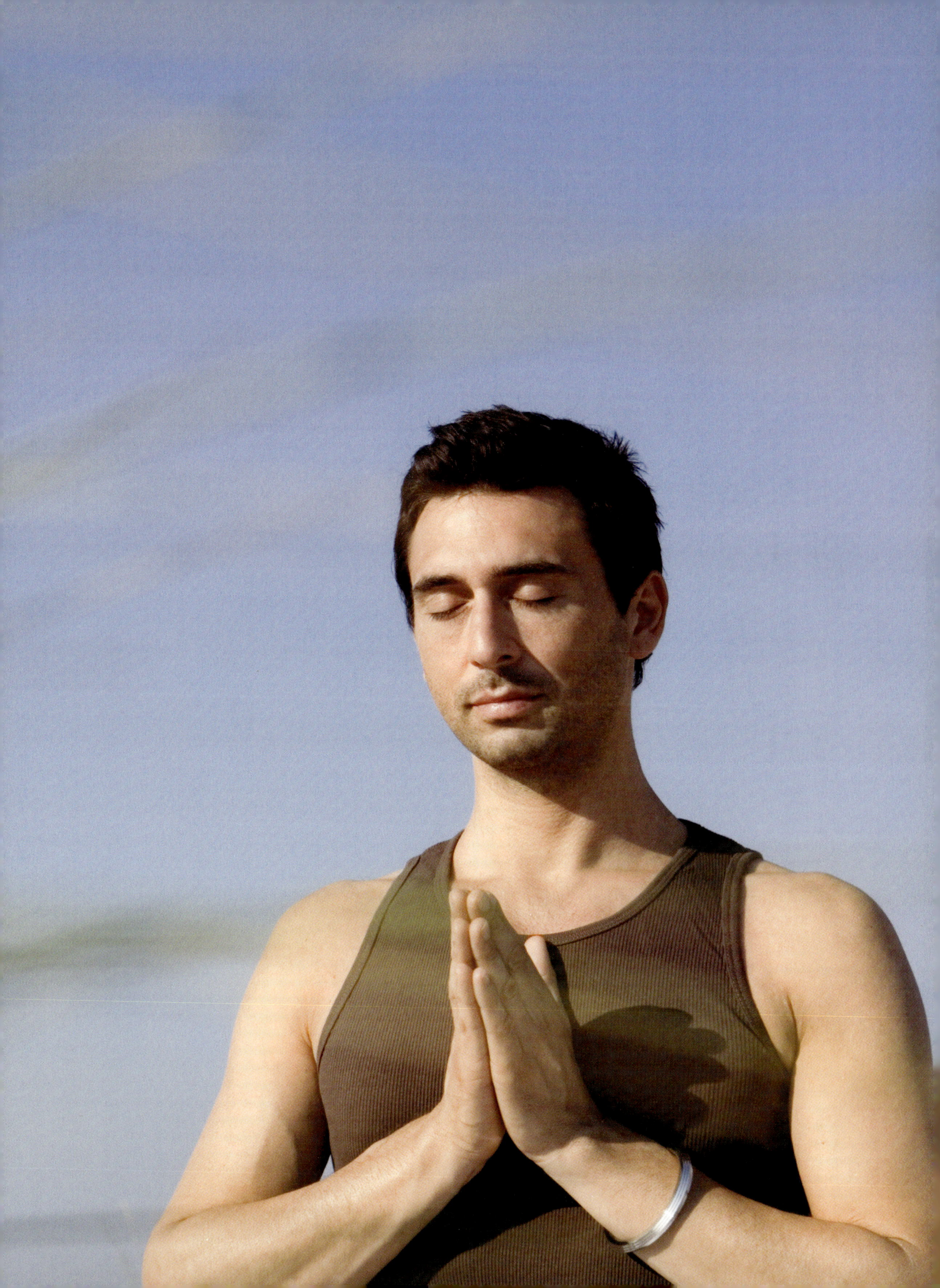

EMOTIONALES GLEICHGEWICHT
EMOTIONAL BALANCE

Trinke ein Glas Wasser, bevor du diese Meditation beginnst. Setze dich in die einfache Sitzhaltung und schließe die Augen. Kreuze die Arme vor der Brust und lege die Hände in die Achselhöhlen. Die Handflächen zeigen in Richtung Brustkorb. Hebe die Schultern zu den Ohren an und ziehe die Nackenschleuse. Achte darauf, dass du die Nackenmuskeln dabei nicht verkrampfst. Halte diese Position und lasse den Atem ganz von allein ruhig werden. Dauer: 3–11 Minuten

Um starker Unruhe, Aufgewühltheit und Unausgeglichenheit entgegenzuwirken, ist es wichtig, viel Wasser zu trinken und die Atmung von 15 auf 4 Atemzüge in der Minute zu reduzieren.

„Bei gedanklichem oder emotionalem Ungleichgewicht sollte die vollste Aufmerksamkeit dem Wasserhaushalt und der Atemanzahl gewidmet werden." Y. B.

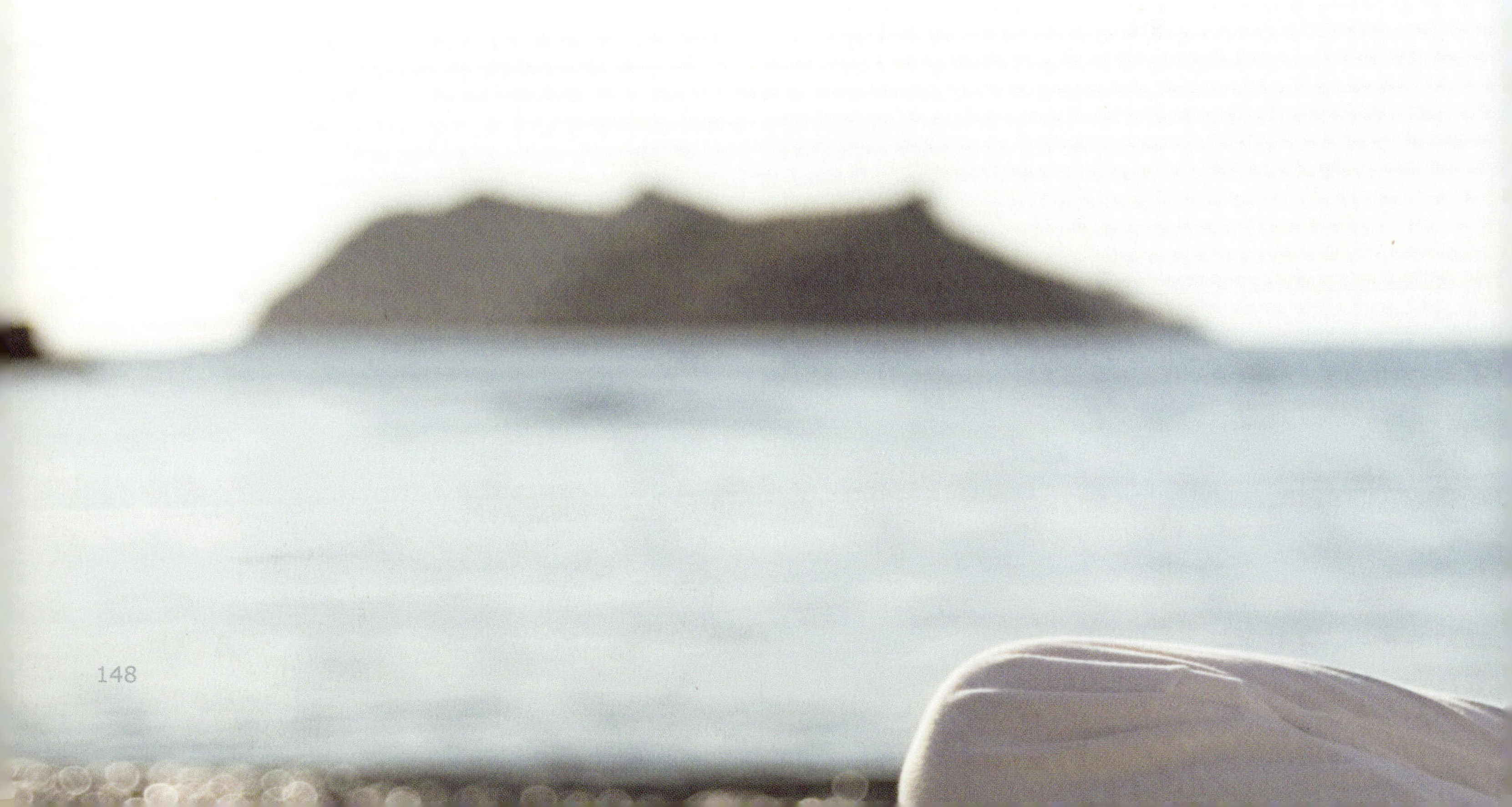

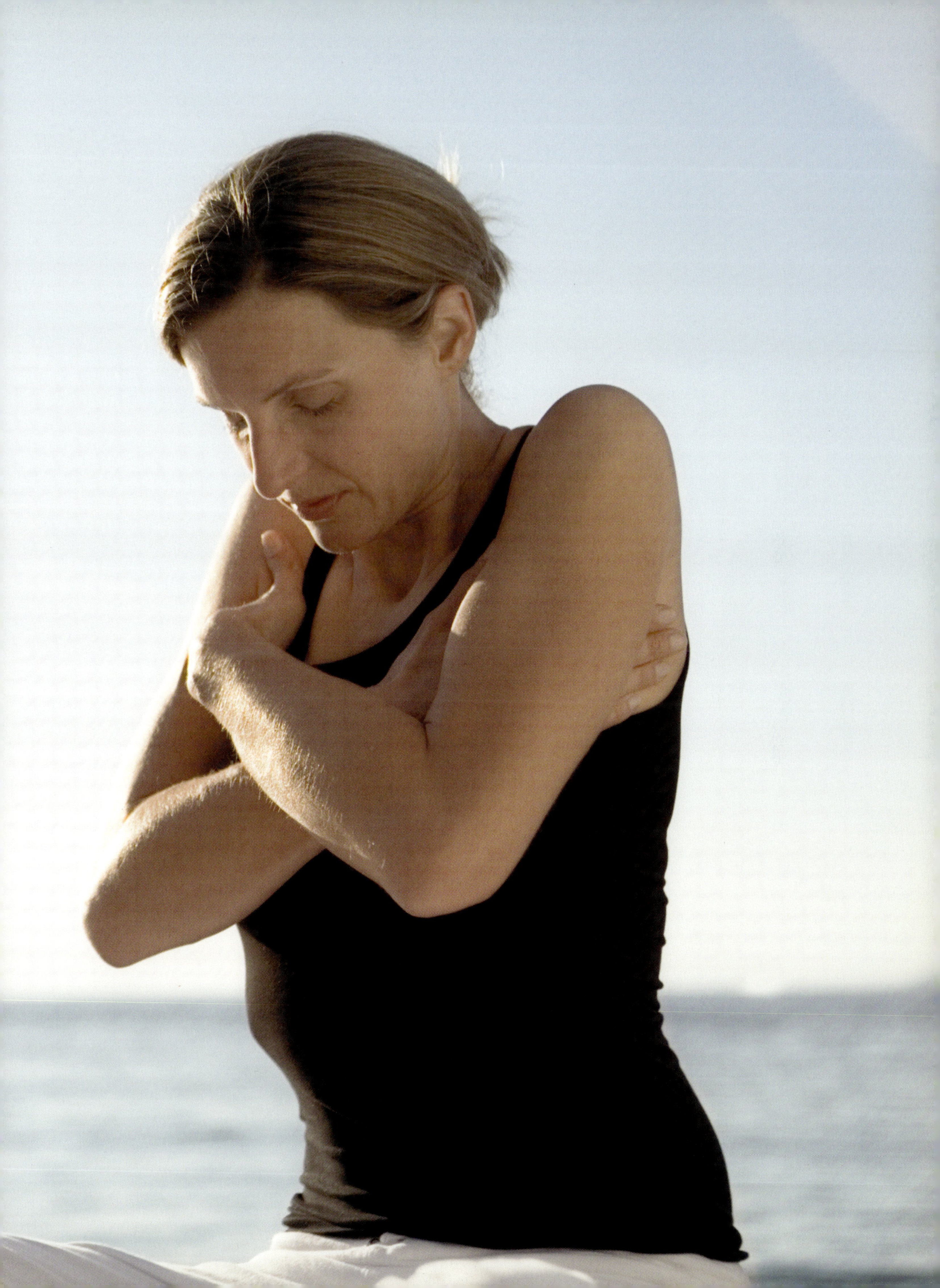

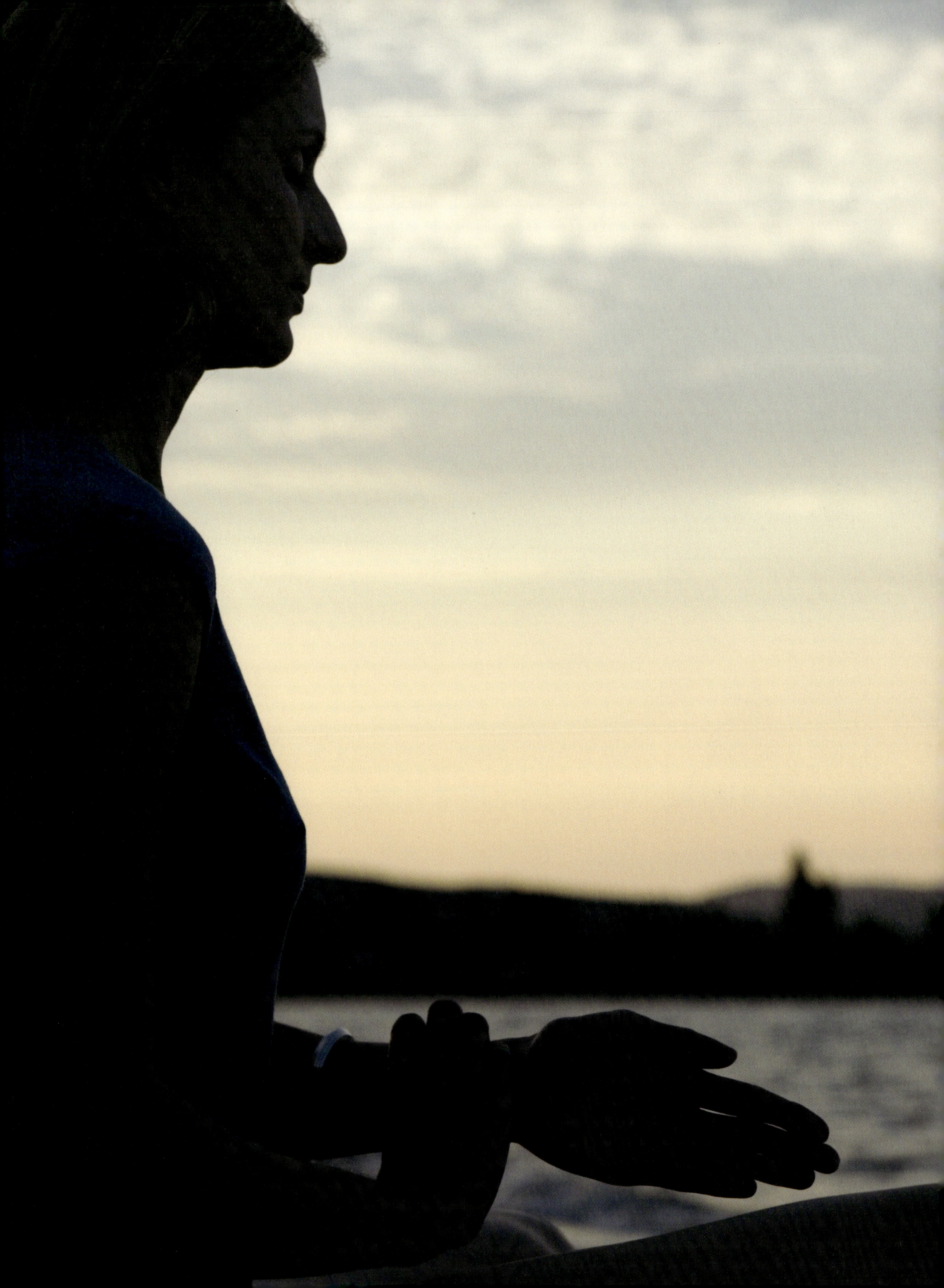

KONZENTRATION IN DER HANDLUNG – ERLERNEN VON MEDITATION

CONCENTRATION IN THE ACTION – LEARN TO MEDITATE

Sitze aufrecht in der einfachen Sitzhaltung und fühle mit der rechten Hand den Puls am linken Handgelenk. Die Fingerkuppen sollten dabei eine Linie bilden, so dass du in jeder Fingerkuppe den Puls spüren kannst. Schließe die Augen leicht und konzentriere dich auf das Dritte Auge. Fühle mit jedem Herzschlag das Mantra SAT NAM. Dauer: 11–31 Minuten

Diese Meditation eignet sich insbesondere für Anfänger. Sie schult die Fähigkeit, sich auf eine Sache zu konzentrieren und einen wirren, zerstreuten Geist zur Ruhe zu bringen.

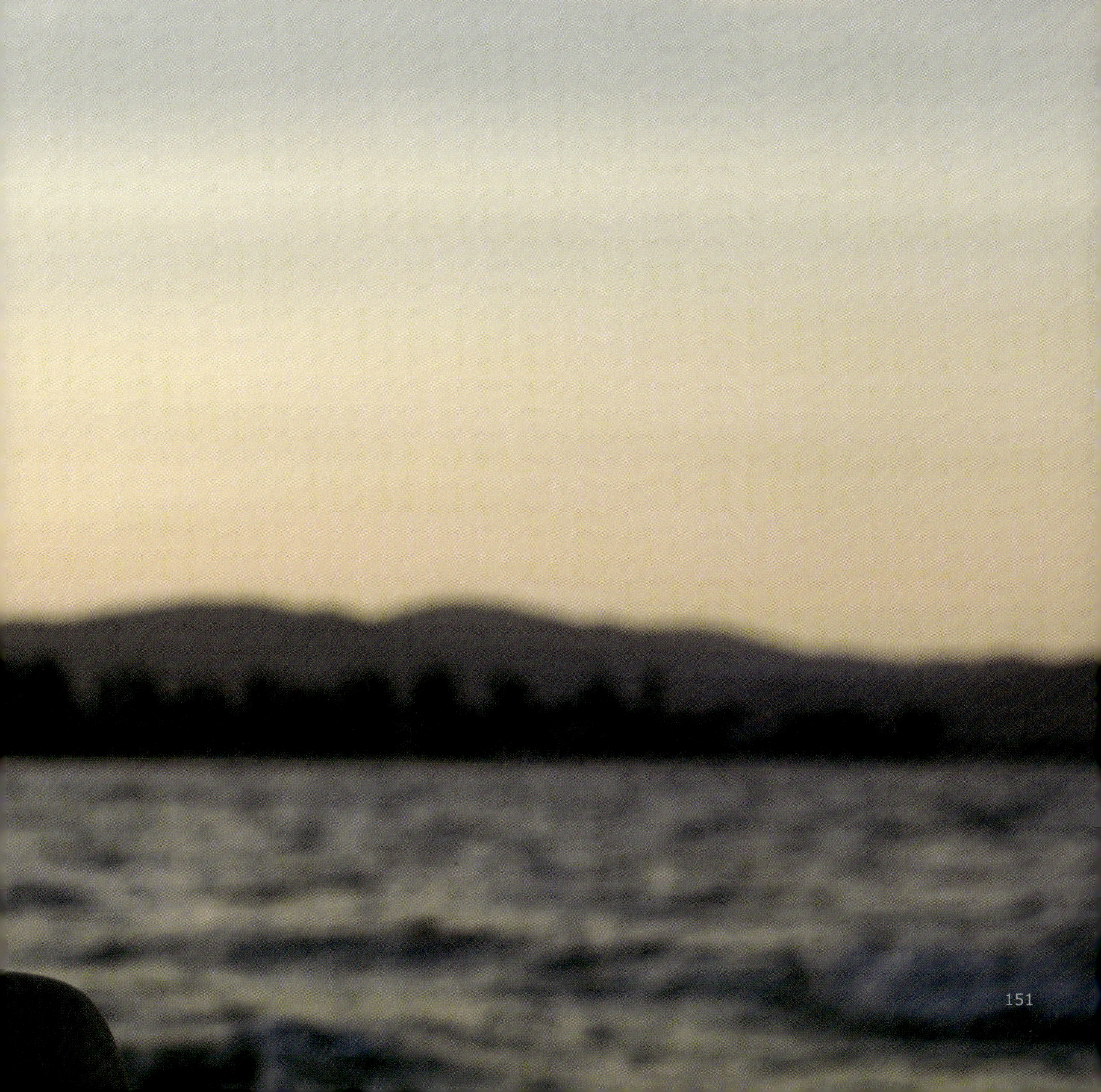

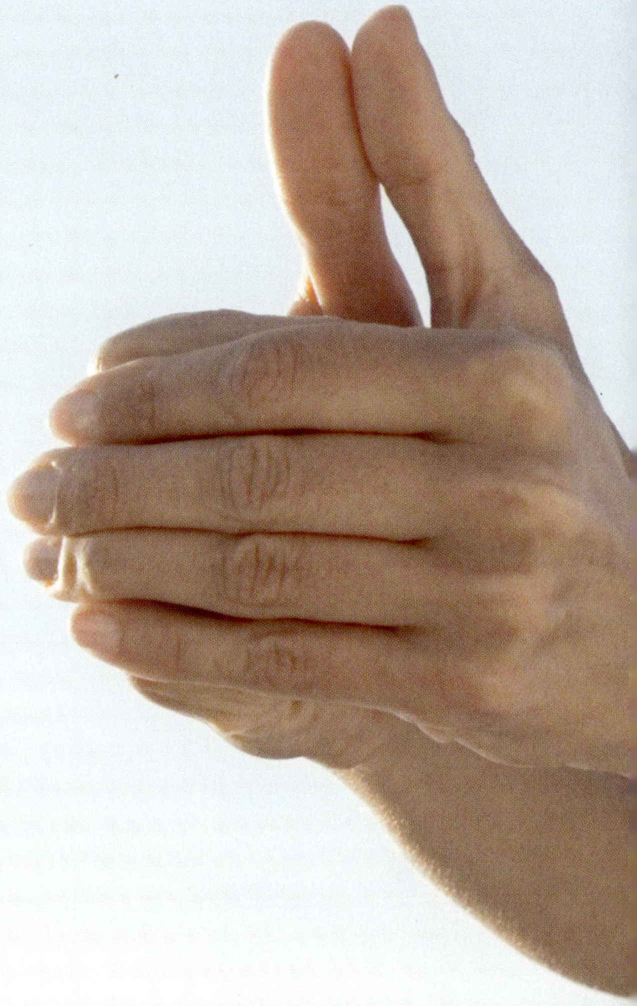

MEDITATION UM SICH VON DEPRESSIONEN ZU LÖSEN & FÜR DIE FÄHIGKEIT, DAS LEBEN ZU MEISTERN

MEDITATION TO GET OUT OF DEPRESSION & FOR THE CAPACITY TO DEAL WITH LIFE

Strecke in der einfachen Sitzhaltung die Arme waagerecht nach vorne. Balle die rechte Hand zur Faust und umgreife sie mit der linken Hand, wobei sich die Handballen berühren. Die Daumen liegen eng aneinander und zeigen gestreckt nach oben. Richte deinen Blick auf die Daumen, schließe deine Augen fast vollständig und schaue durch den kleinen Spalt zwischen den Daumenspitzen hindurch. Achte darauf, dass der Rücken gerade ist.
Atme 5 Sekunden ein und 5 Sekunden vollständig aus, ohne zwischendurch den Atem anzuhalten. Halte erst nach dem Ausatmen den Atem 15 Sekunden lang aus und atme dann wieder ein.
Beginne mit einer Meditationszeit von 3–5 Minuten. Mit zunehmender Übung kannst du die Zeit allmählich steigern, überschreite jedoch niemals 11 Minuten. Hast du genügend Übung, kannst du die Pause zwischen dem Aus- und dem nächsten Einatmen bis auf 1 Minute ausdehnen. Dauer: 3–11 Minuten

Diese Meditation ermöglicht, eine direkte Beziehung zum pranischen Körper aufzubauen und verleiht Kraft, das eigene Leben zu meistern.

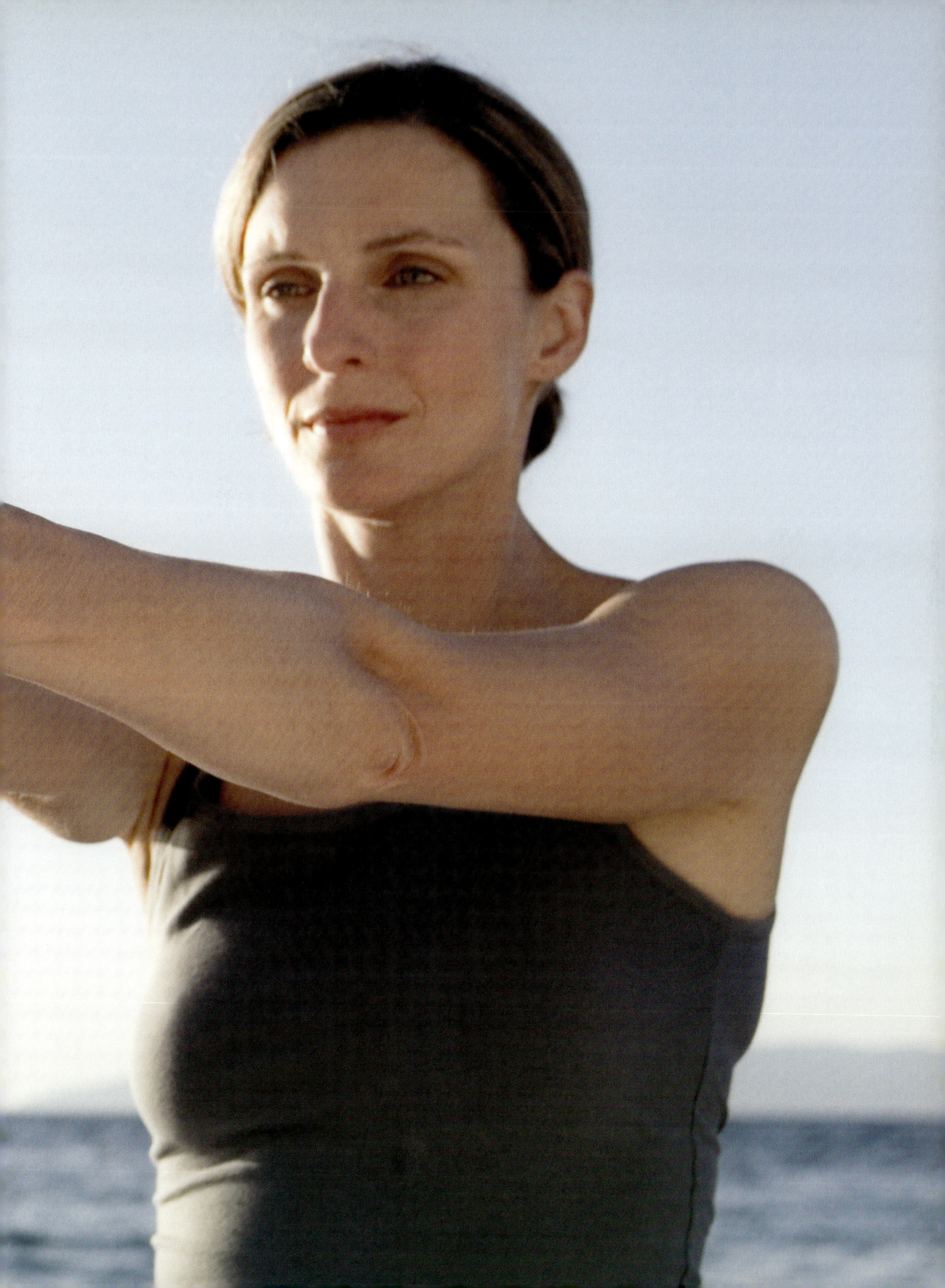

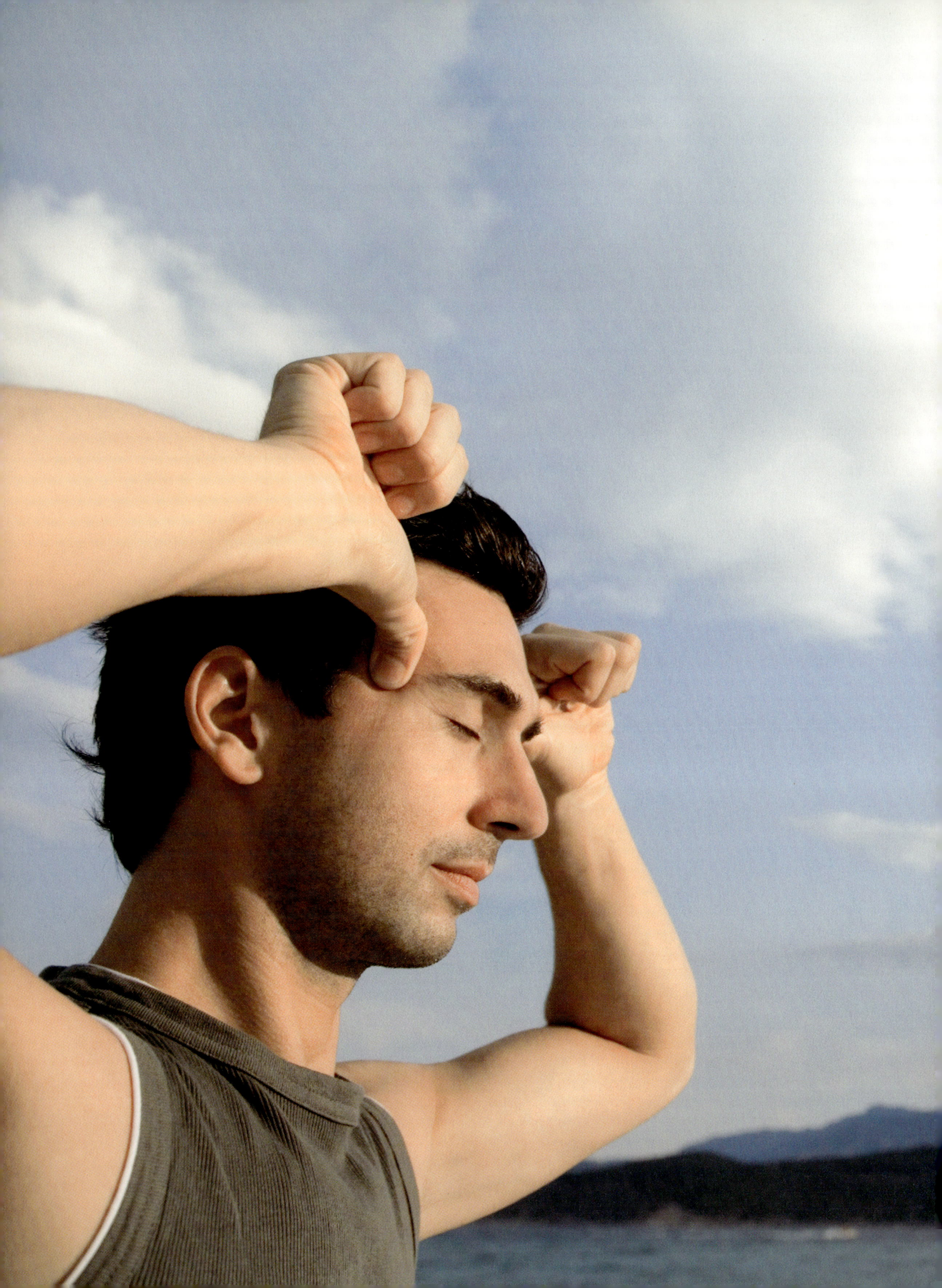

MEDITATION GEGEN SUCHTVERHALTEN

MEDICAL MEDITATION FOR HABITUATION

Sitze aufrecht in der einfachen Sitzhaltung und achte darauf, dass du die unteren 6 Wirbel nach vorne drückst. Die Hände sind zu Fäusten geballt und die ausgestreckten Daumen drücken gegen die Schläfen. Presse deine Backenzähne in einem gleichmäßigen Rhythmus zusammen, so dass du den entstehenden Druck an den Daumen spüren kannst. Konzentriere dich dabei auf das Dritte Auge und singe im Geiste SA TA NA MA. Fühle das Mantra an den Schläfen. Dauer: 3 – 31 Minuten

Laut Y. B. ruft diese Meditation Veränderungsprozesse im Gehirn hervor und hilft auf diese Weise Abhängigkeiten von Nikotin, Koffein, Zucker und Alkohol aufzulösen.

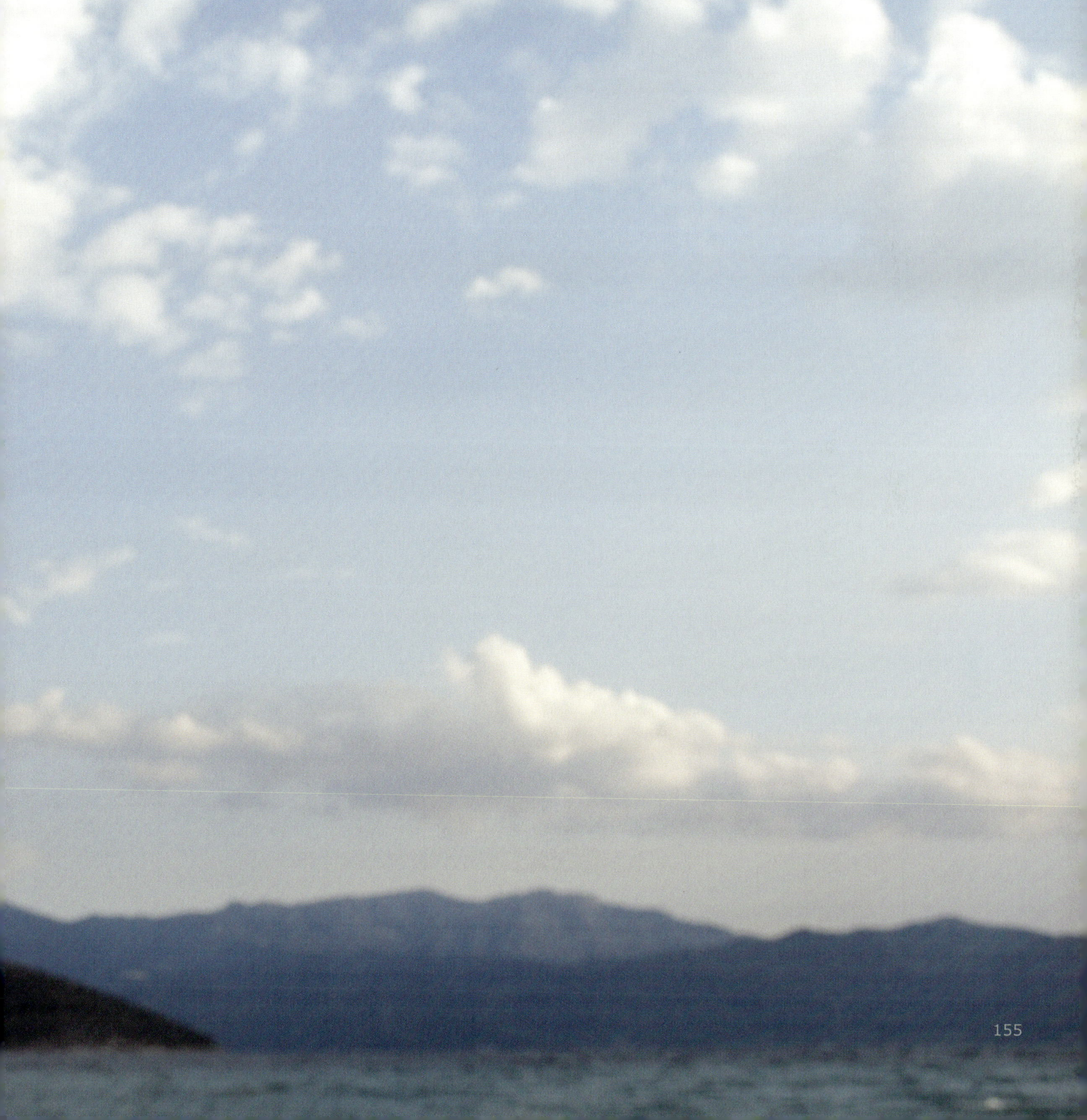

KIRTAN KRIYA

KIRTAN KRIYA

Lege in der einfachen Sitzhaltung deine Hände auf die Knie, die Handflächen zeigen nach oben. Konzentriere dich auf das Dritte Auge und beginne das Mantra SA TA NA MA zu chanten, wobei jeder Zyklus 3–4 Sekunden dauert. Drücke die Daumen mit jeder Silbe gegen die entsprechenden Finger:

SA Zeigefinger
TA Mittelfinger
NA Ringfinger
MA kleine Finger.

Singe 2 Minuten in normaler Lautstärke, fahre 2 Minuten flüsternd fort und singe das Mantra weitere 4 Minuten lautlos. Singe anschließend noch einmal 2 Minuten flüsternd und danach 2 Minuten in normaler Lautstärke. Strecke zum Abschluss die Arme nach oben, richte die Wirbelsäule auf, nimm einige tiefe Atemzüge und entspanne.

Das Verhältnis der Zeiten von laut–leise–lautlose–leise–laut sollte immer 1–1–2–1–1 betragen. Bleibe innerhalb der Meditation bei den von dir gewählten Zeiten. Willst du die Meditation über mehrere Tage oder Wochen praktizieren, kannst du die Zeiten allmählich auf maximal 5–5–10–5–5 Minuten steigern. Die 3 Lautstärken laut, leise und lautlos entsprechen den 3 Sprachen des Bewusstseins. Dabei steht laut für das menschliche Bewusstsein, das Weltliche, das Materielle. Leise repräsentiert das Liebende und den Wunsch nach Zugehörigkeit. Lautlos symbolisiert das Göttliche, das Unendliche.

„Diese Meditation zu praktizieren, führt in der individuellen Psyche zu vollständiger geistiger Balance. Jedes Mal wenn du Daumen und Finger zu einem Mudra schließt, bleibt der Effekt in deinem Bewusstsein haften, die elektrische Spannung in deinem Körper verändert sich.
Der Ausgleich des elektromagnetischen Feldes, das unseren Körper umfließt, manifestiert sich auch in den Fingerkuppen. Im Gegensatz zu den anderen Fingern sind der Daumen und der Ringfinger elektrisch negativ. (...) Meditation ist Wissenschaft und Kunst zugleich. Eine Kunst durch die Art und Weise, in der sie das Bewusstsein formt und das Empfinden und die Erkenntnisfähigkeit verfeinert. Sie ist eine Wissenschaft, da das Ergebnis immer gleich ausfällt. Jede einzelne Handlung hat eine besondere Wirkung auf die Psyche. Daher ist es wichtig, die Meditation exakt auszuführen." Y. B.

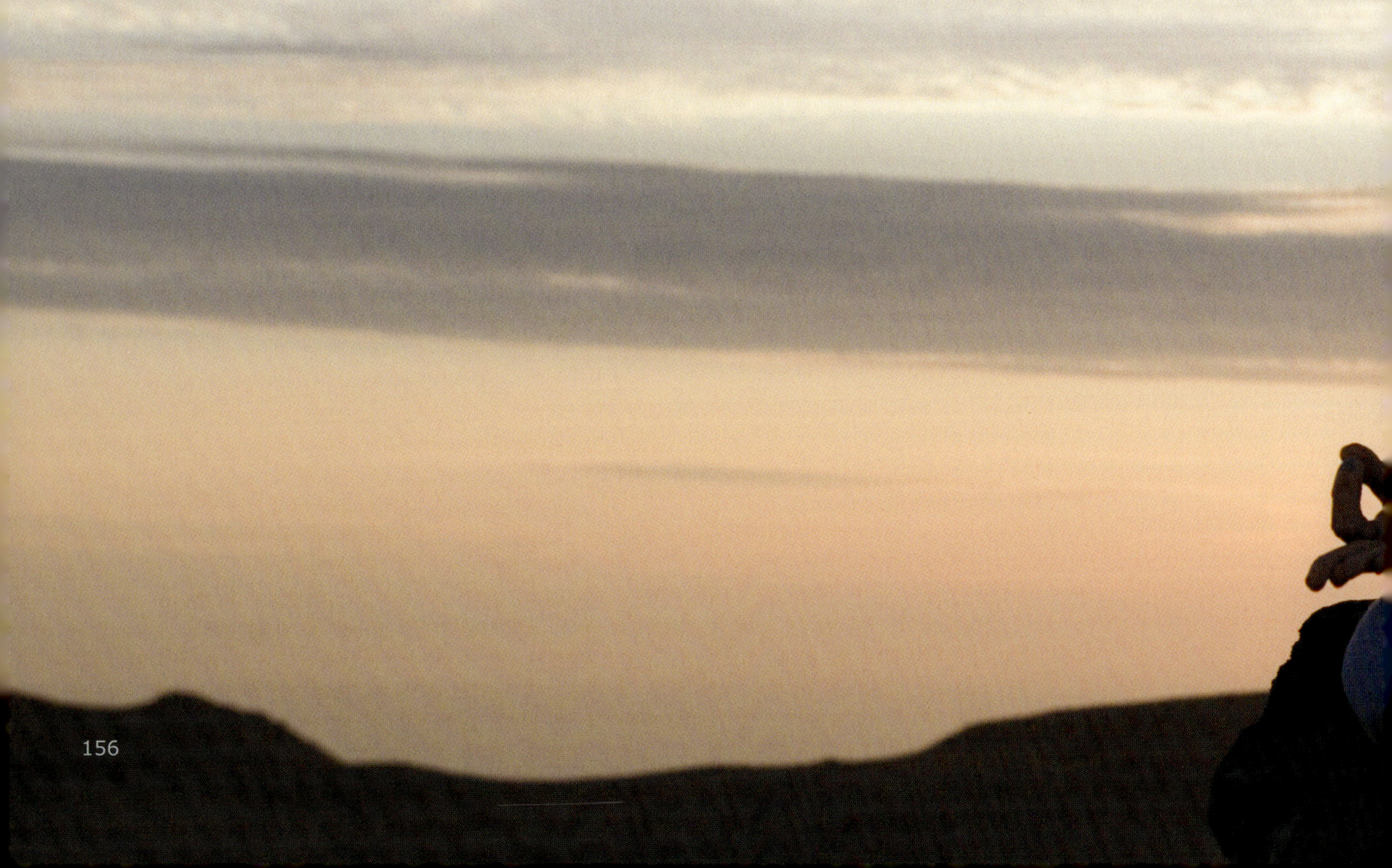

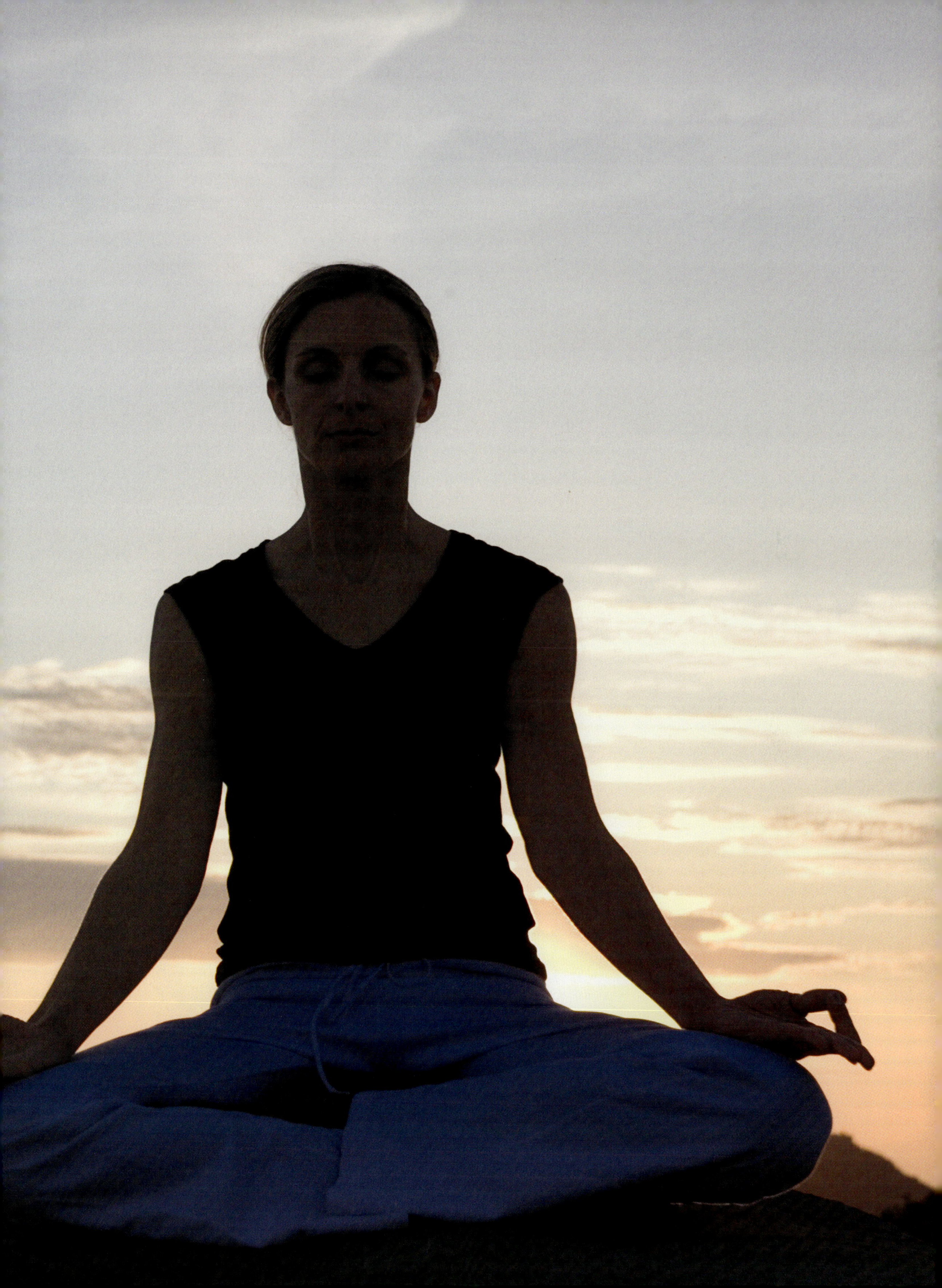

BETTLER-MEDITATION
BEGGARS MEDITATION

Setze dich in die einfache Sitzhaltung. Lege die rechte Hand diagonal in die linke und forme so vor deinem Herz-Chakra eine Schale. Schaue konzentriert in diese Schale. Beginne in tiefen und langen Zügen durch die Nase ein- und durch den Mund auszuatmen. Spitze die Lippen beim Ausatmen so, als wolltest du die Luft in die Schale spucken. Richte während der gesamten Meditation deine Aufmerksamkeit auf ein Begehren, egal wie niedrig es dir erscheinen mag. Meditiere beim Einatmen auf dieses Verlangen und puste es beim Ausatmen in die Schale. Dauer: 11 – 31 Minuten

Zu viele Begehren blockieren laut Y. B. die Persönlichkeit. Mit Hilfe dieser Meditation können diese Blockaden in bestimmten Teilen des Gehirns gelöst und die zugrunde liegenden Gedankenmuster transformiert werden.

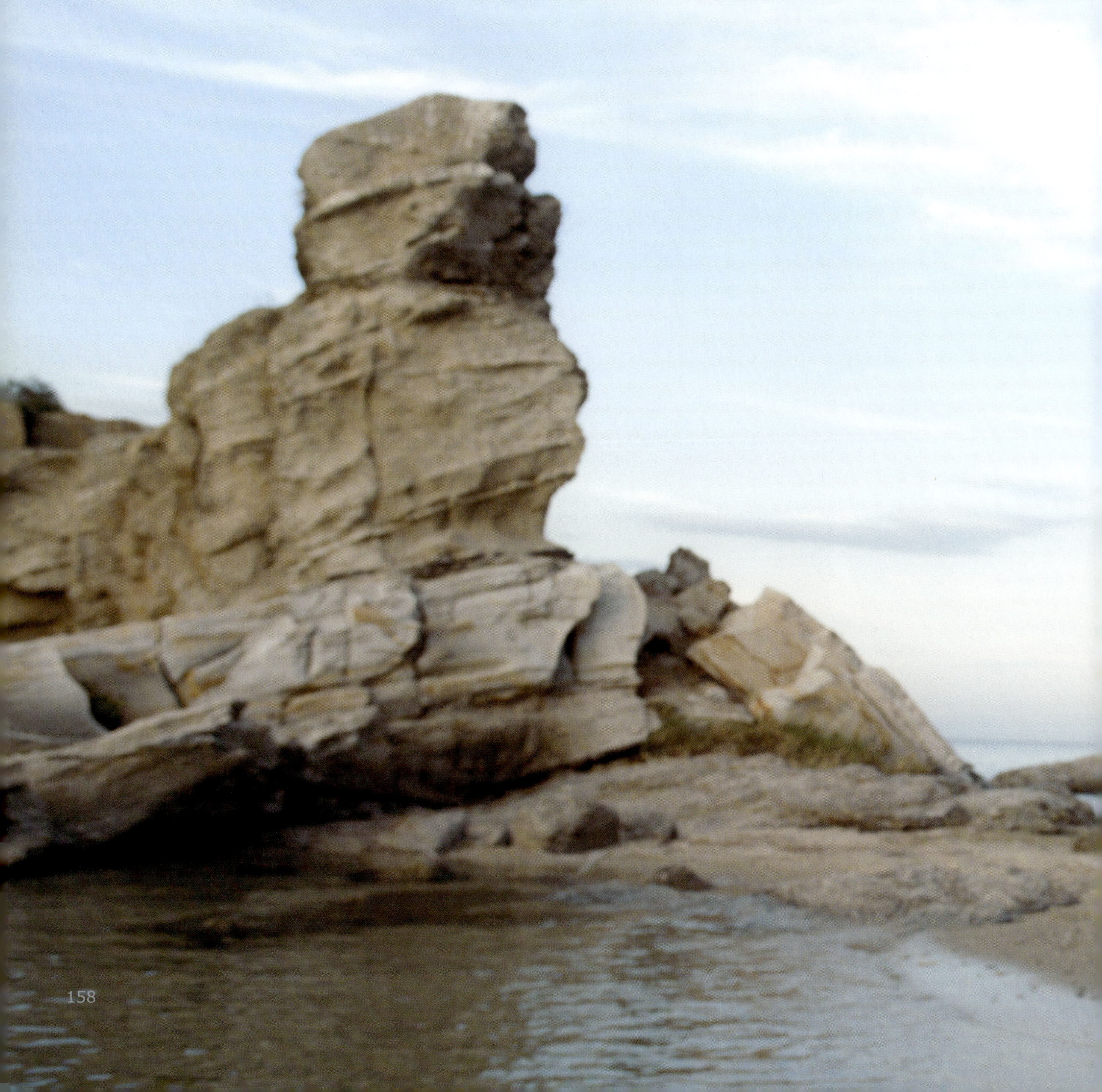

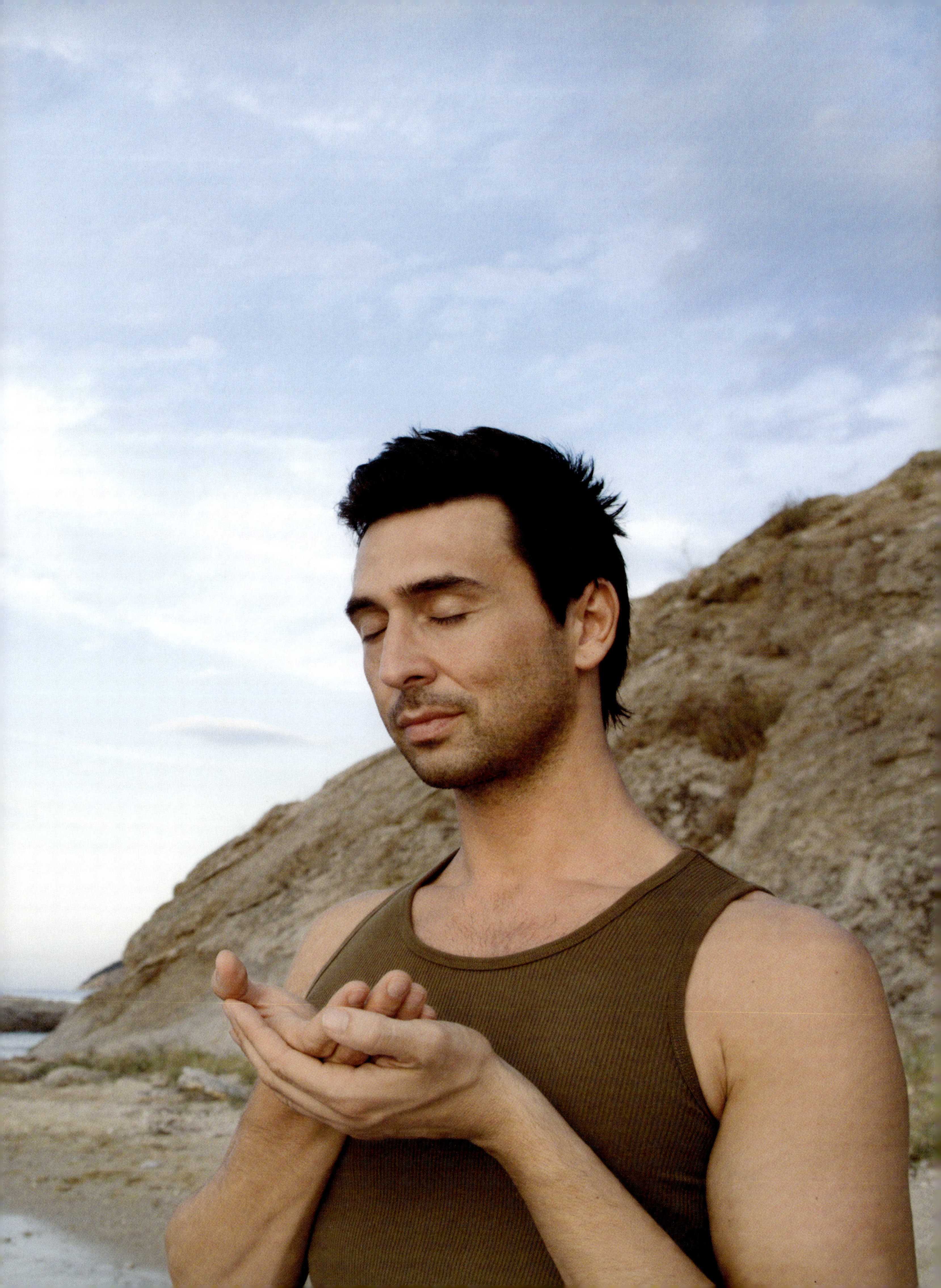

KRIYA DES LÄCHELNDEN BUDDHAS

SMILING BUDDHA KRIYA

Beuge in der einfachen Sitzhaltung die kleinen Finger und die Ringfinger und drücke sie mit den Daumen gegen die Handflächen. Zeige- und Mittelfinger bleiben gestreckt. Winkele die Unterarme an, so dass sie zu den Oberarmen einen 30°-Winkel bilden. Die Unterarme sind parallel zueinander, die Handflächen zeigen nach vorne. Achte darauf, dass dein Brustbein angehoben ist und konzentriere dich auf das Dritte Auge. Chante im Geiste SA TA NA MA. Atme zum Abschluss tief ein und aus, öffne und schließe einige Male die Hände und entspanne. Dauer: 11 Minuten

Wenn es einen überragenden, großartigen Menschen gibt, der dein Herz berührt und den du bewunderst, dann solltest du laut Y. B. diese Meditation praktizieren, um den gleichen Bewusstseinszustand wie dieser Mensch zu erreichen. Diese Handhaltung, die du sicher von Ikonen oder Figuren her kennst, ist eine Geste von Glückseligkeit, die die Energie des Herzzentrums ins Fließen bringt.
Diese Meditation hilft, ganz du selbst zu sein, indem du Schönheit und Frieden in deiner Umgebung herstellst.

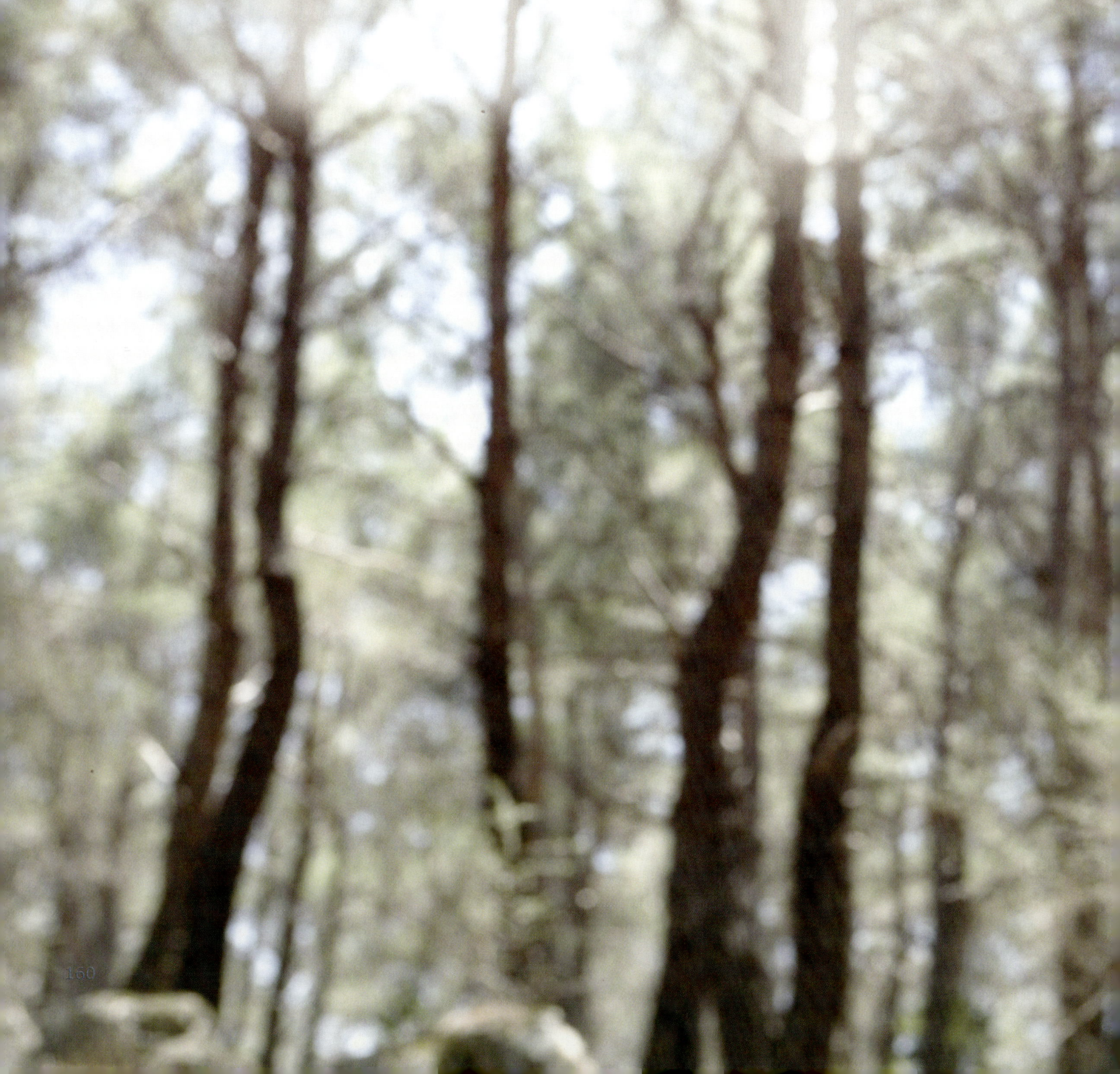

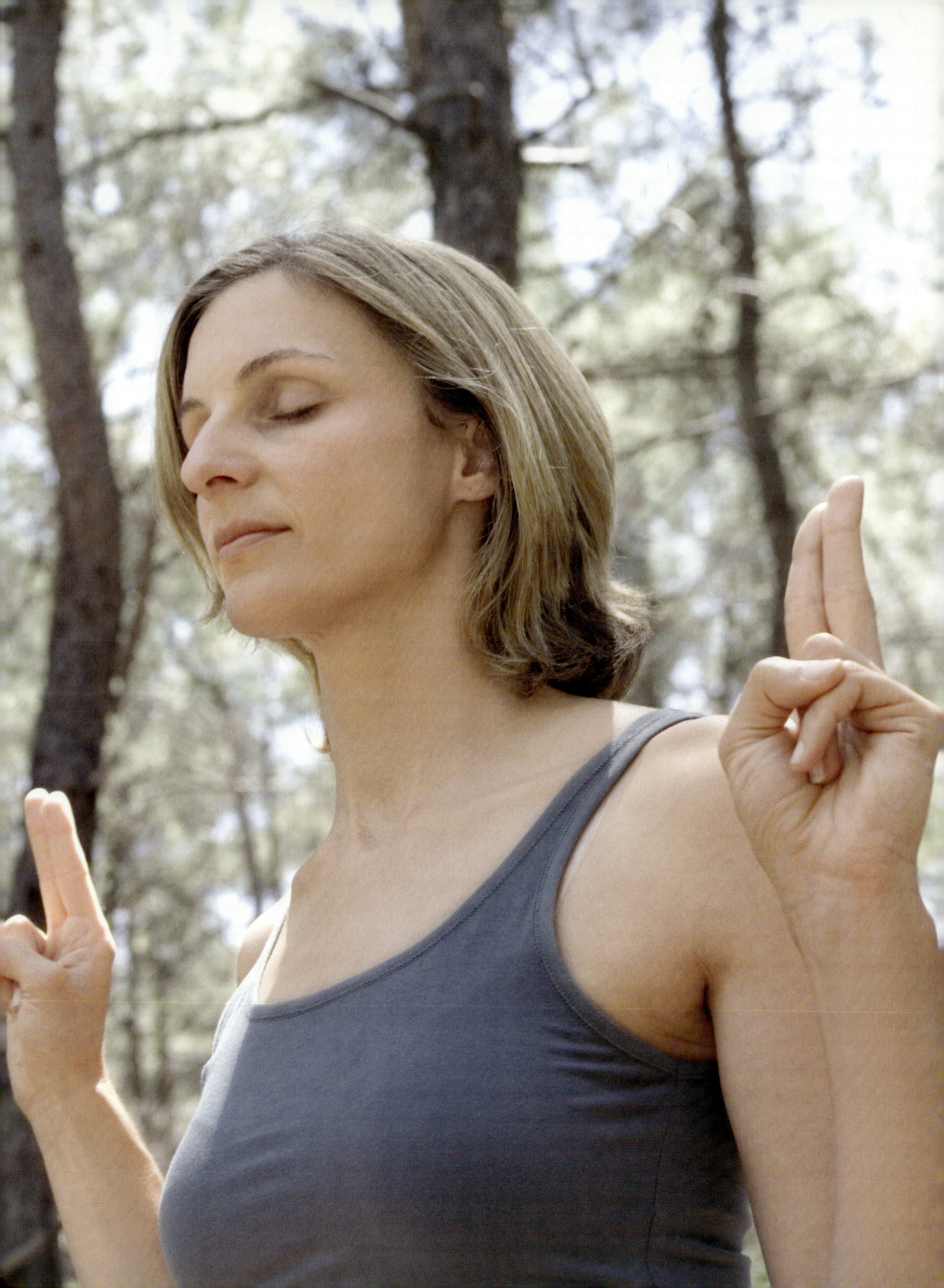

UNGALI PRANAYAMA

UNGALI PRANAYAMA

Lege in der einfachen Sitzhaltung die Hände entspannt in Ghyan Mudra auf die Knie. Achte darauf, dass dein Rücken gerade ist. Atme ein paar Mal tief ein und aus und beginne dann nach dem letzten vollständigen Ausatmen mit der besonderen Atmung dieser Meditation. Atme in 15 gleichmäßigen Teilen ein und in 15 gleichmäßigen Teilen aus. Chante dabei im Geiste SA TA NA MA, indem Du

in 15 Teilen einatmest und dabei gleichzeitig im Geiste 15-mal SA chantest,
in 15 Teilen ausatmest und dabei gleichzeitig im Geiste 15-mal TA chantest,
in 15 Teilen einatmest und dabei gleichzeitig im Geiste 15-mal NA chantest,
in 15 Teilen ausatmest und dabei gleichzeitig im Geiste 15-mal MA chantest.

Ein ganzer SA TA NA MA-Zyklus dauert etwa 30 Sekunden. Dauer: Beginne mit 3 Minuten und verlängere die Zeit täglich um 1 Minute (bis auf 31 Minuten)

Sei dir der Intensität dieser Meditation bewusst und überfordere dich nicht.
Halte dir ein Glas Wasser bereit, damit du etwas trinken kannst, falls dir während der Meditation schwindelig werden sollte.

„Ungali Pranayama wirkt auf das zentrale Nervensystem (...). Sie koordiniert dessen Aufgaben und aktiviert die Aufgabenbereiche der linken und rechten Gehirnhälfte (...). Dieser, von dir im Geiste erzeugte Klang ist dazu gedacht, von deinem inneren, äußerst fähigem und dich leitendem Selbst gehört zu werden.
Frage dein inneres Selbst, ob es das Mantra mag und wie es darauf reagiert. Diese Klänge und Rhythmen sprechen die Sprache deines Selbst." Y. B.

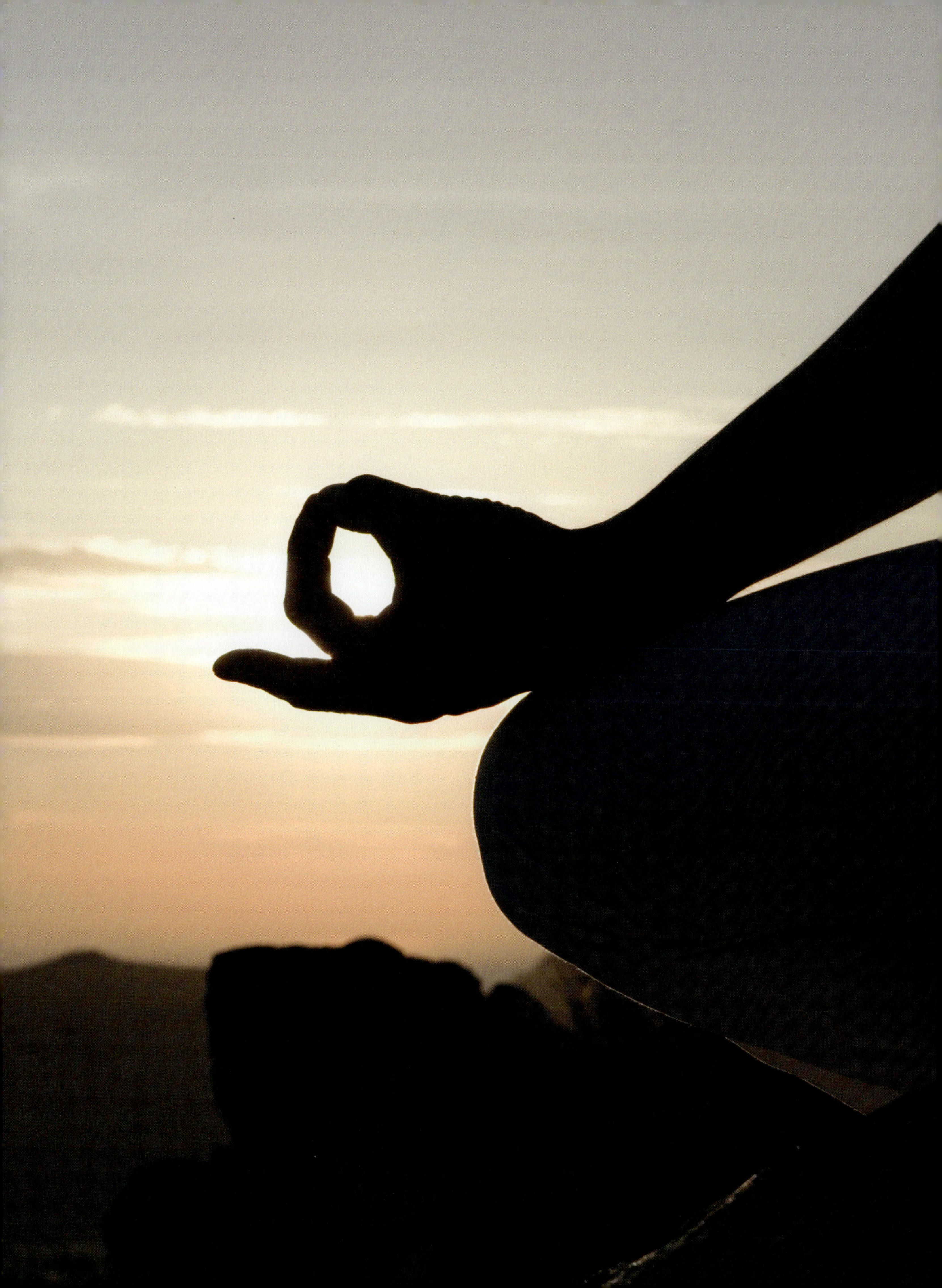

HEILUNG

HEALING

Die folgende Heilmeditation wird in der Gruppe praktiziert. Die heilenden Personen bilden einen Sitzkreis und senden heilende Energien an die Personen, die entspannt und mit geschlossenen Augen in der Mitte liegen.

Als Heilende begebt euch in die einfache Sitzhaltung und bildet einen Kreis um die Personen, die Heilung empfangen wollen. Reibt eure Hände, um die Energie zum Fließen zu bringen. Streckt anschließend die Arme nach vorne, so dass sie einen 30°-Winkel zum Boden bilden. Die Hände sind ebenfalls gestreckt, die Handflächen weisen nach unten. Singt das Mantra RA MA DA SA SA SE SO HANG. Lasst dieses Mantra die Wirbelsäule entlang nach oben schwingen, durch jedes Chakra eine Silbe. Die letzte Silbe verlässt den Körper kraftvoll vibrierend am Scheitel.
Atmet zum Abschluss tief ein, haltet den Atem an und sendet Heilenergie zu den Personen in der Kreismitte. Atmet aus und wieder ein, streckt die Arme senkrecht nach oben, meditiert einen Moment lang still und atmet aus. Atmet noch einmal ein, schickt heilende Energie zu allen Mitmenschen und allem Leben auf der Erde und atmet aus.
Fühlt ein helles, goldenes Licht im Herzen und nehmt wahr, wie es sich bis in jede einzelne Zelle eures Körpers ausbreitet. Vereint es mit dem Licht der Gruppe und fühlt, wie es zuerst den ganzen Raum erhellt, dann eure Nachbarschaft, die ganze Stadt, das ganze Land. Lasst die gesamte Erde in dem heilenden Licht erstrahlen. Spürt, wie eure gesamte Umgebung geheilt wird und sich die Herzen aller Menschen mit Liebe und Frieden füllen. Fliegt über die Erde und sendet ihr goldene, strahlende Energie. Vereint euch mit dem Licht des Universums. Kommt langsam wieder zurück und wisst, dass ihr dieses Licht erhalten und seine heilende Kraft mit anderen teilen könnt.
Wiederholt diesen Zyklus so oft, bis alle Teilnehmer in der Mitte Heilung empfangen haben.
Dauer: 3–31 Minuten

Die Meditation kann auch alleine praktiziert werden, entweder um sich selbst oder einem Mitmenschen Heilung zu schenken.

Sitze aufrecht in der einfachen Sitzhaltung. Lege die Oberarme eng an den Brustkorb an und winkele die Unterarme an, so dass sie einen 60°-Winkel zum Boden bilden und 45° nach außen weisen. Die Handflächen zeigen nach oben. Schließe die Augen, atme tief ein und chante RA MA DA SA SA SE SO HANG.
Dauer: 11 Minuten

11 Minuten tägliche Praxis reichen aus, um in den Händen eine enorme Heilkraft zu entwickeln, die sowohl für sich selbst als auch für andere einsetzbar ist.

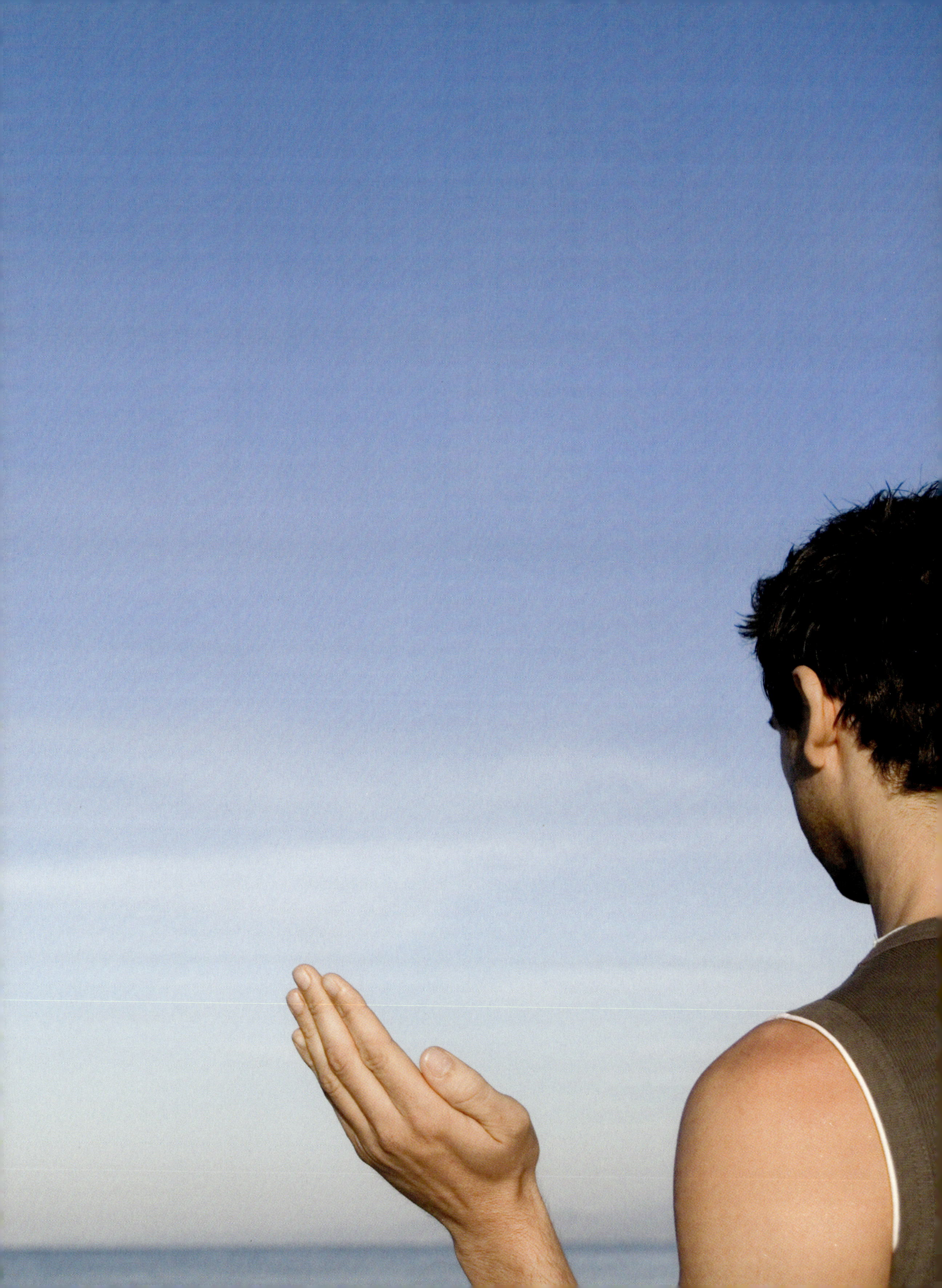

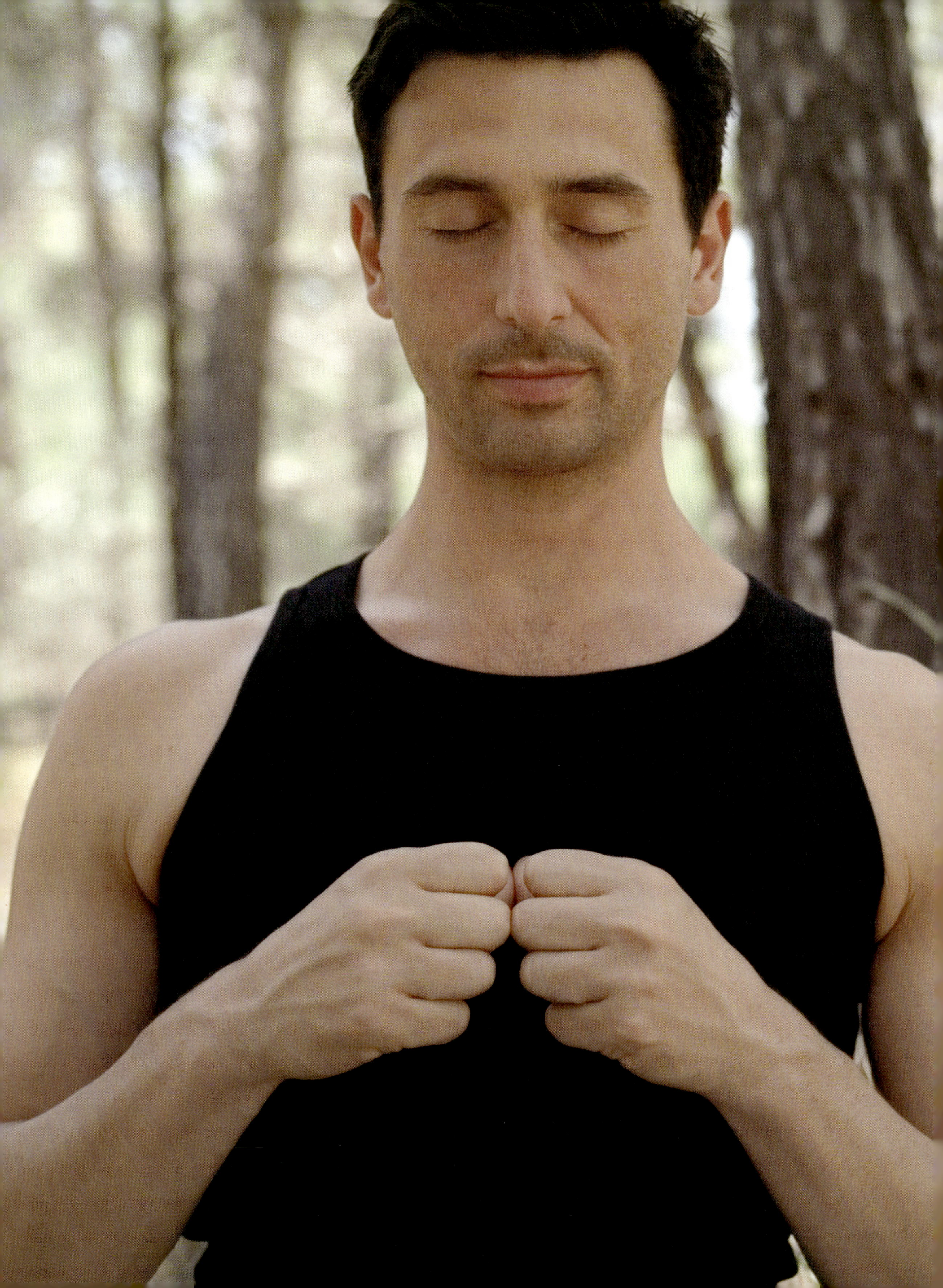

MEDITATION FÜR VERÄNDERUNG

MEDITATION OF CHANGE

Hebe in der einfachen Sitzhaltung die Brust leicht an. Beuge Deine Finger und berühre mit den Fingerspitzen die Handballen. Bringe die Hände vor der Brust zusammen, so dass sich nur die Knöchel der Mittelfinger und die Daumenballen berühren. Die Daumen sind gestreckt zur Brust gerichtet und werden leicht gegeneinander gedrückt.
Halte die Hände in diesem Mudra und atme 31 Minuten lang und tief. Konzentriere dich auf den Atemfluss und fühle die Energie zwischen Daumen und Mittelfingerknöcheln.
Atme zum Abschluss tief ein und aus und entspanne 5 Minuten. Dauer: 36 Minuten

Ist es dir möglich, die Meditation 31 Minuten lang sicher und entspannt auszuführen, kannst du sie nach der Entspannung zusätzliche 31 Minuten praktizieren.

*„Veränderung ist das Gesetz des Universums. Alles verändert sich. Was immer sich auch verändert, eines scheint immer gleich zu bleiben: Die Anhaftung an dein eigenes Ego. (…)
Um in all der Veränderung glücklich zu werden und um die Seele vollständig erstrahlen zu lassen, solltest du bereit sein, dein eigenes Selbst für das Höhere Selbst aufzugeben." Y. B.*

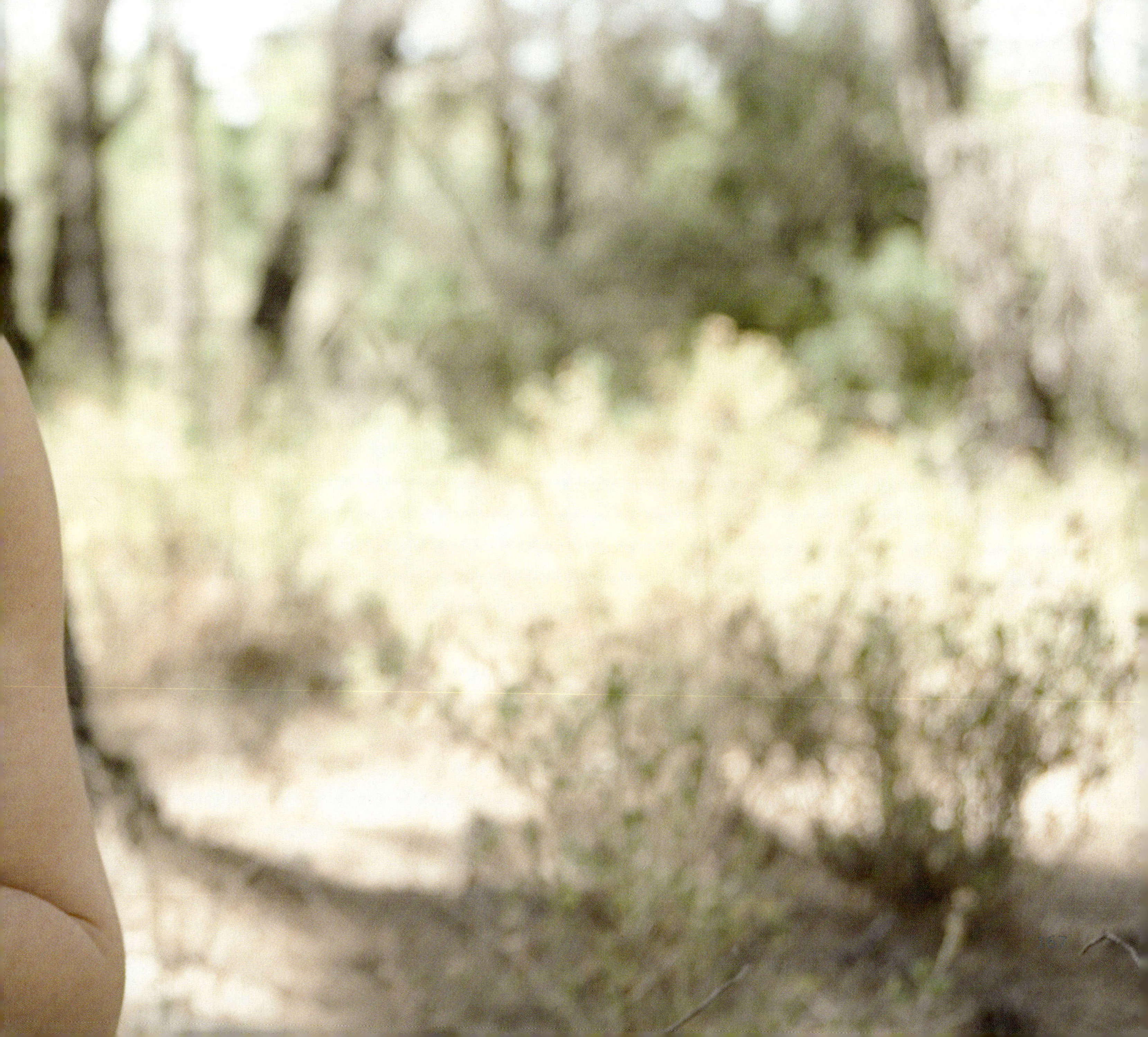

MEDITATION ZUR SELBTEINSCHÄTZUNG
MEDITATION FOR SELF-ASSESSMENT

Du brauchst für diese Meditation eine andere Person, einen Lehrer, dem du sorgfältig zuhörst und laut nachsprichst. Betrachte in dieser Meditation mit vollem Bewusstsein, inwieweit dein Geist hinter dem steht, was du sagst und was dir davon unehrlich erscheint.

Sitze aufrecht und schließe die Augen. Folgende Worte soll dir dein Lehrer vorsprechen:

Ich bin einzigartig.
Sehr anmutig.
Ganz und gar fromm.
Absolut perfekt.
Makellos schön.
Jenseits von Worten.
Ich bin vollkommen rechtschaffen.
Eine lebende Wahrheit.
Im Gespräch mit Freunden.
Im Gespräch mit Feinden.
In meinem politischen Leben.
In meinem gesellschaftlichen Leben.
In meinem materiellen Leben.
In meinem persönlichen Leben.
In meinem privaten Leben.
Ich bin völlig korrekt.
Rechtschaffend.
Weise.
Und vollkommen gut.
Ich verstehe.
Alles.
Mein Wissen ist absolut vollständig.
Ich habe Gott erschaffen.
Er hat mich nie erschaffen.
Ich scherze nicht, das ist Wahrheit.
Ich rede darüber.
Darum bin ich der Schöpfer.
Ich kann das Wort „Gott" erschaffen.
Indem ich es an die Wand schreibe.
Indem ich es mit meiner Zunge ausspreche.
Indem ich mit Menschen kommuniziere.
Ich habe das Radio erschaffen.
Das Fernsehen.
Ich drucke die Zeitung.
Ich verbreite alles, was ich zu tun vermag.
Ich bin Meister und Eigentümer dieses ganzen Universums.

Öffne die Augen und prüfe, inwieweit du dem Gesagten bewusst zustimmst. Singe anschließend 3–11 Minuten laut und kraftvoll das Mantra ONG. Atme zum Abschluss tief ein und aus und entspanne.
In einer Gruppenmeditation sollten Frauen und Männer – wie bei einem Kanon – zeitlich versetzt mit dem Gesang beginnen.

„Keine Energie ist machtvoller als die des gesprochenen Wortes. Da wir uns der Wirkung dessen, was wir sagen, nicht bewusst sind, sagen wir was uns in den Sinn kommt und handeln nach dem, was wir gerade fühlen. So entsteht eine Dualität zwischen Handlung und Wort. (...) Diese Meditation bringt dich dazu, einzuschätzen, wie gut du deine Handlungen und Aussagen koordinieren kannst. Ist das nicht der Fall, wirst du einen Konflikt erfahren, ausgelöst von der Dualität in der Persönlichkeit. Schätze dich ständig selbst ein, bis der Geist nur das sagt, was wirklich wahr ist." Y. B.

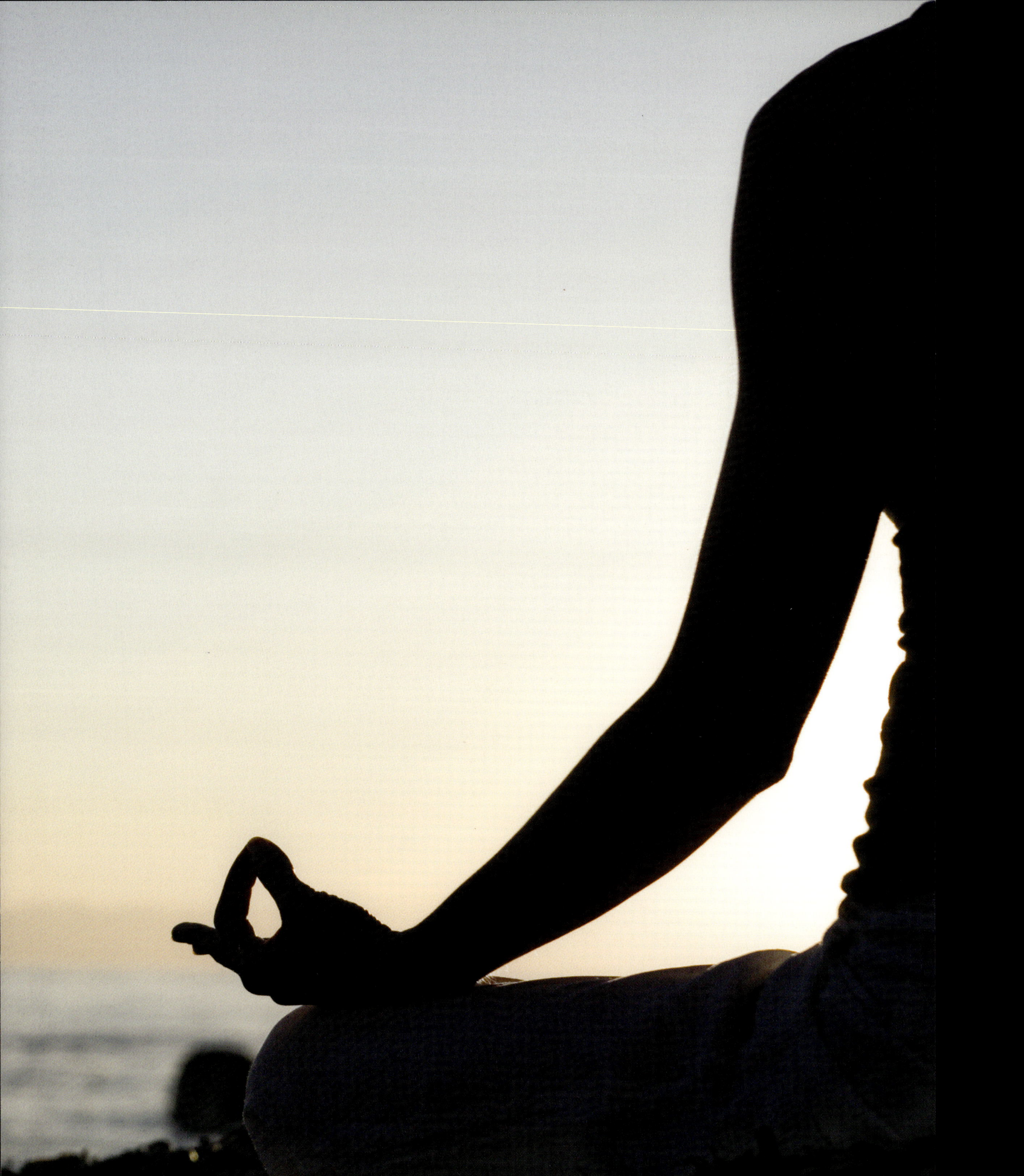

„Die Stärke eines Menschen liegt nicht darin, was er besitzt. Die Stärke eines Menschen liegt allein in dem, was er zu geben vcrmag. Nur die können etwas geben, die die Kapazität haben, in das Universum hinauszugreifen. Wenn das Universum nicht Teil deines Geistes ist, so vermag dein Herz nicht zu geben.“ Y. B.

MANTRA

MAN = GEIST
TRA = PROJEKTION, RICHTUNGSGEBUNG

Mantras sind Silben, Worte oder kurze Sätze, die rezitiert werden und dazu dienen, den Geist zu entspannen und das Unterbewusstsein zu reinigen. Sie sind akustische Hilfsmittel zur Lenkung der Aufmerksamkeit und dienen als Werkzeug, um einen gehobenen Bewusstseinszustand einzuleiten.

Ein Mantra wird vor, während oder nach einer Übung oder Meditation entweder laut, leise oder im Geiste (lautlos) gechantet. Chanten meint das wiederholte Zitieren des Mantras in einer Art Sprechgesang. Die durch ein Mantra erzeugte Vibration stimuliert bestimmte Energiepunkte im Gaumen. Diese Stimulation wirkt beruhigend auf die Organe, das Gehirn und die Psyche. Die Konzentrationsfähigkeit wird gefördert und der Geist zentriert.

KUNDALINI YOGA arbeitet mit einer Vielzahl von Mantras, die auf unterschiedlichen Ebenen wirken. So gibt es Mantras, die das Herzzentrum aktivieren, andere wiederum stärken das Nervensystem oder verbessern die Kommunikationsfähigkeit. Die meisten der im KUNDALINI YOGA vorkommenden Mantras stammen aus dem Gurmukhi, der heiligen Sprache des Sikhs aus dem Norden Indiens.

Vor jeder KUNDALINI YOGA-Übungseinheit wird 3-mal ein Mantra gesungen, um sich einzustimmen, innerlich zu öffnen und eine Verbindung zum Höheren Selbst herzustellen. Die drei Wiederholungen richten sich an die 3 Seinsebenen des Menschen: die körperliche, geistige und seelische.
Sitze dazu in der einfachen Sitzhaltung und lege die Hände zur Gebetshaltung aneinander. Nimm ein paar tiefe Atemzüge, atme anschließend ein und singe 3-mal

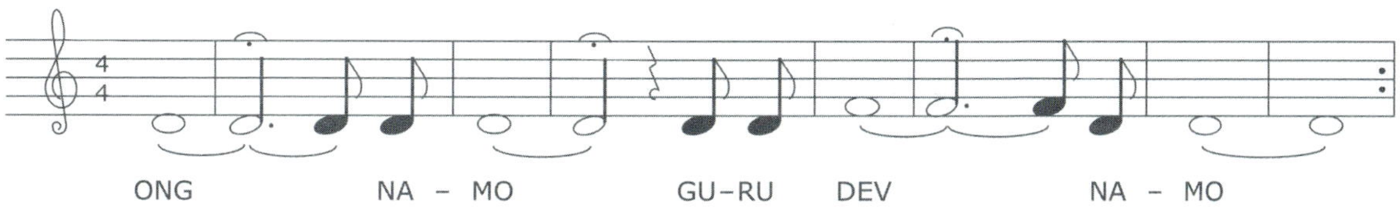
4/4
ONG NA - MO GU-RU DEV NA - MO

Zum Abschluss der Übungseinheit werden ein Lied und ein Mantra gesungen, um geerdet in die äußere Welt zurückzukehren. Begib dich dazu wieder in die einfache Sitzhaltung, bringe die Hände in die Gebetshaltung und singe

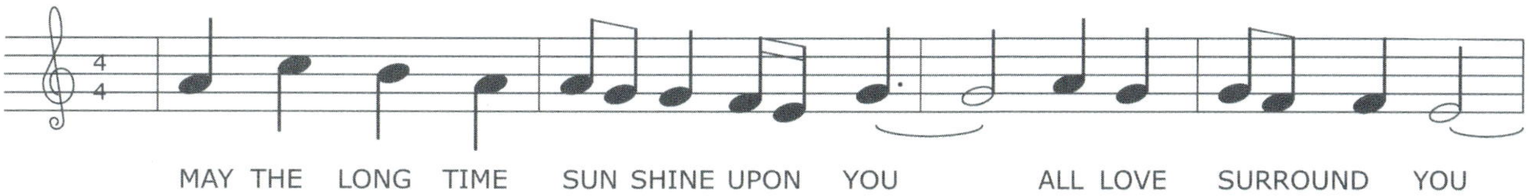
4/4
MAY THE LONG TIME SUN SHINE UPON YOU ALL LOVE SURROUND YOU

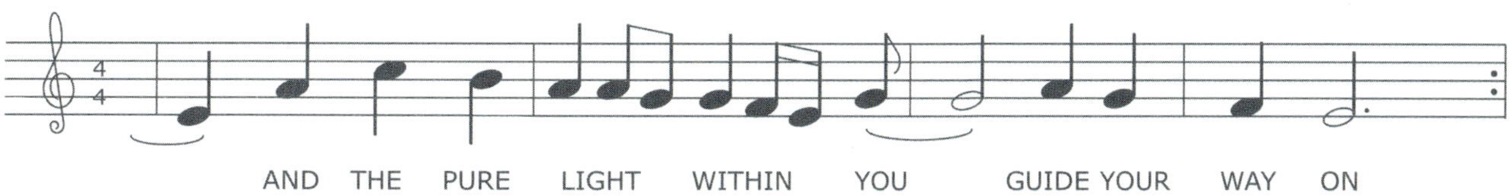
4/4
AND THE PURE LIGHT WITHIN YOU GUIDE YOUR WAY ON

Atme anschließend tief ein und singe 3-mal

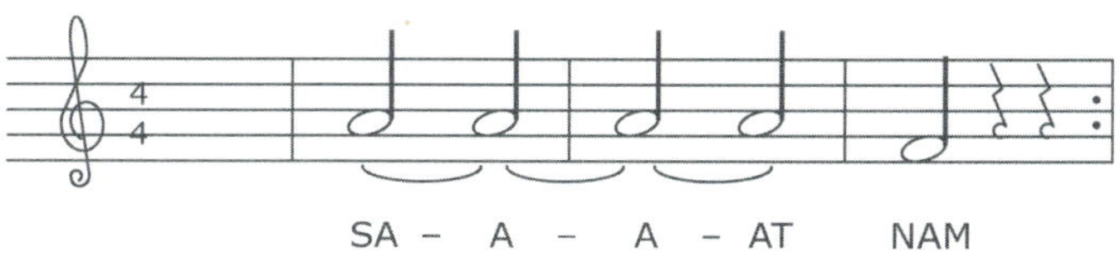
4/4
SA - A - A - AT NAM

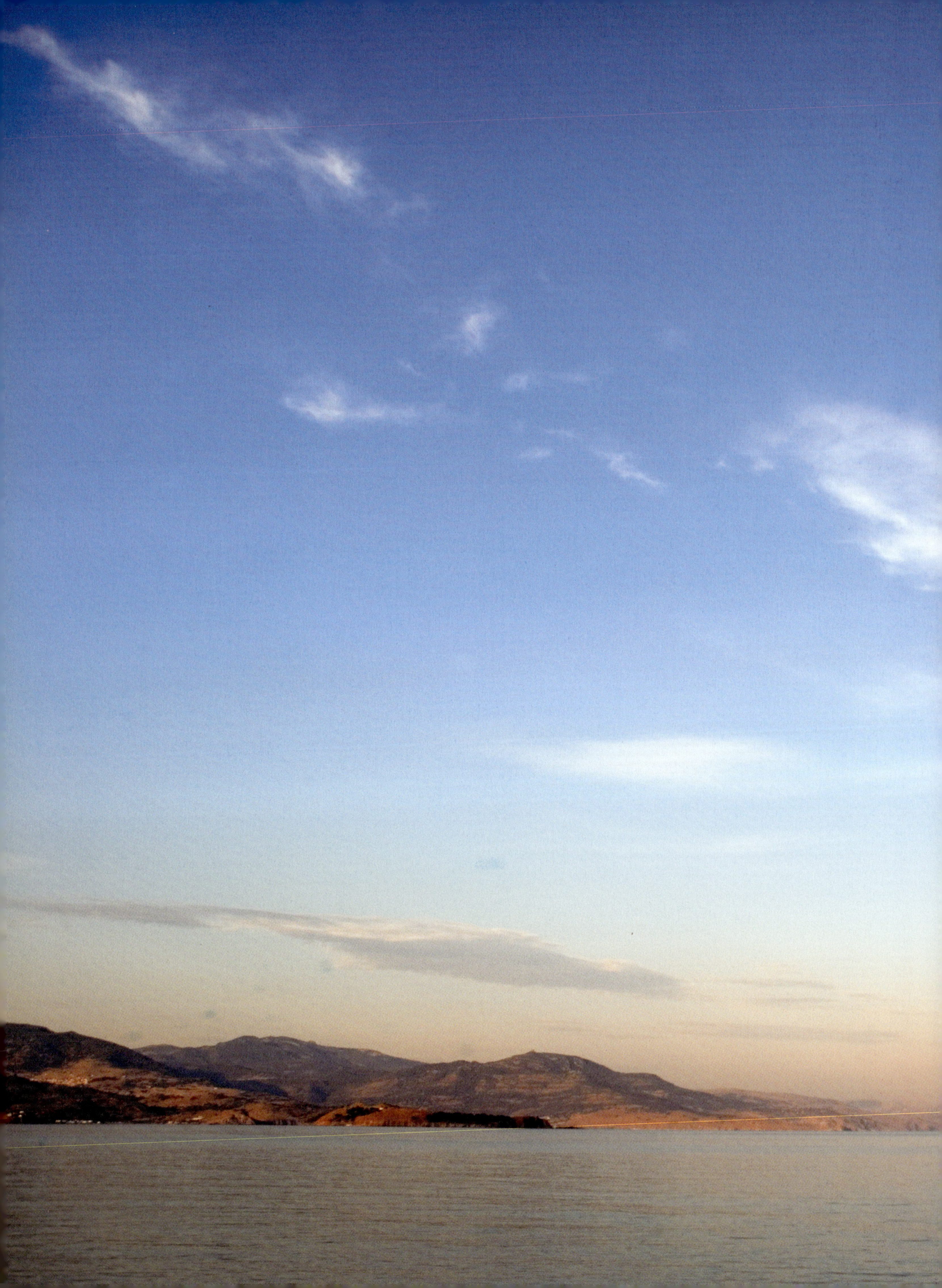

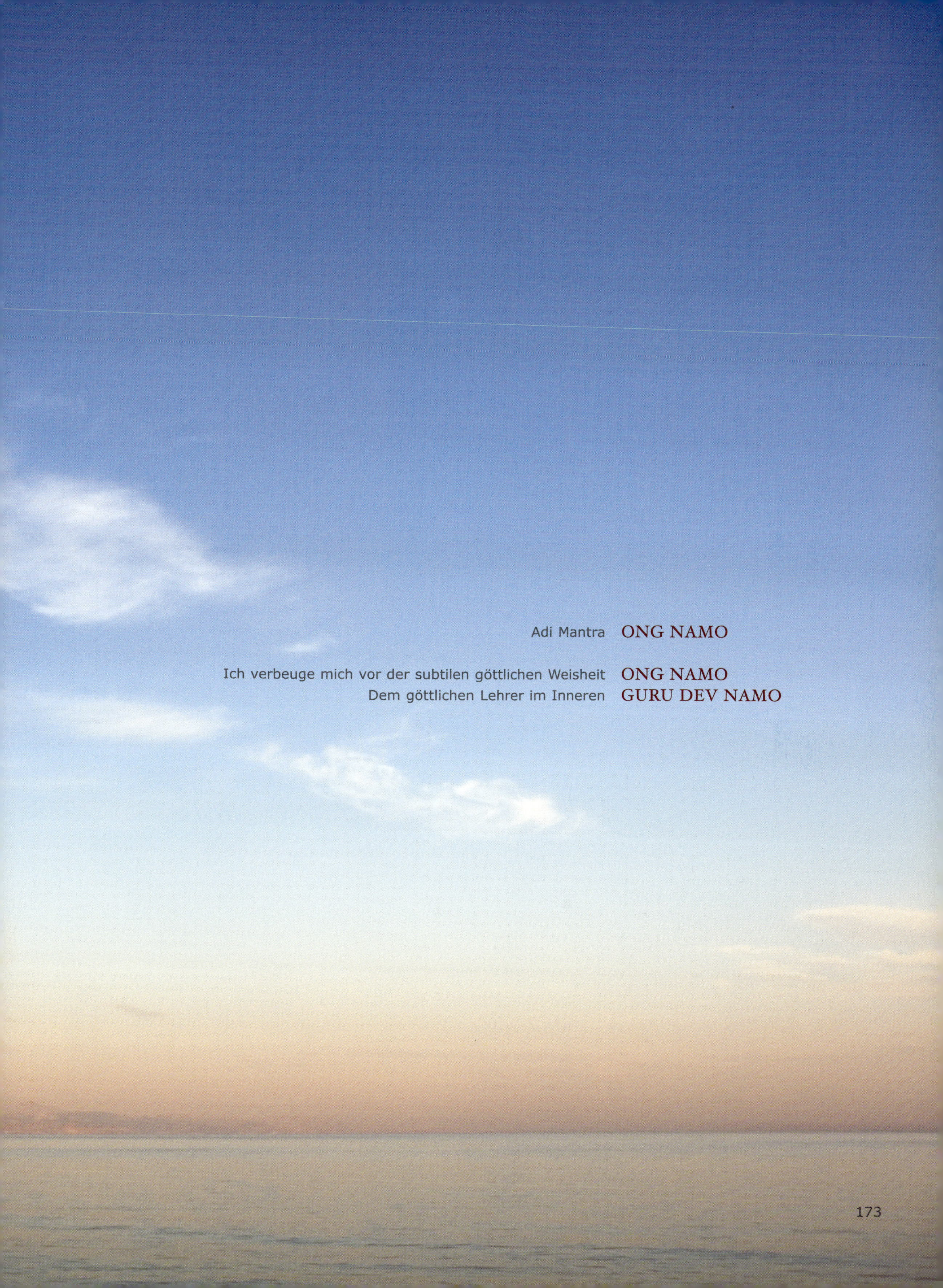

Adi Mantra **ONG NAMO**

Ich verbeuge mich vor der subtilen göttlichen Weisheit **ONG NAMO**
Dem göttlichen Lehrer im Inneren **GURU DEV NAMO**

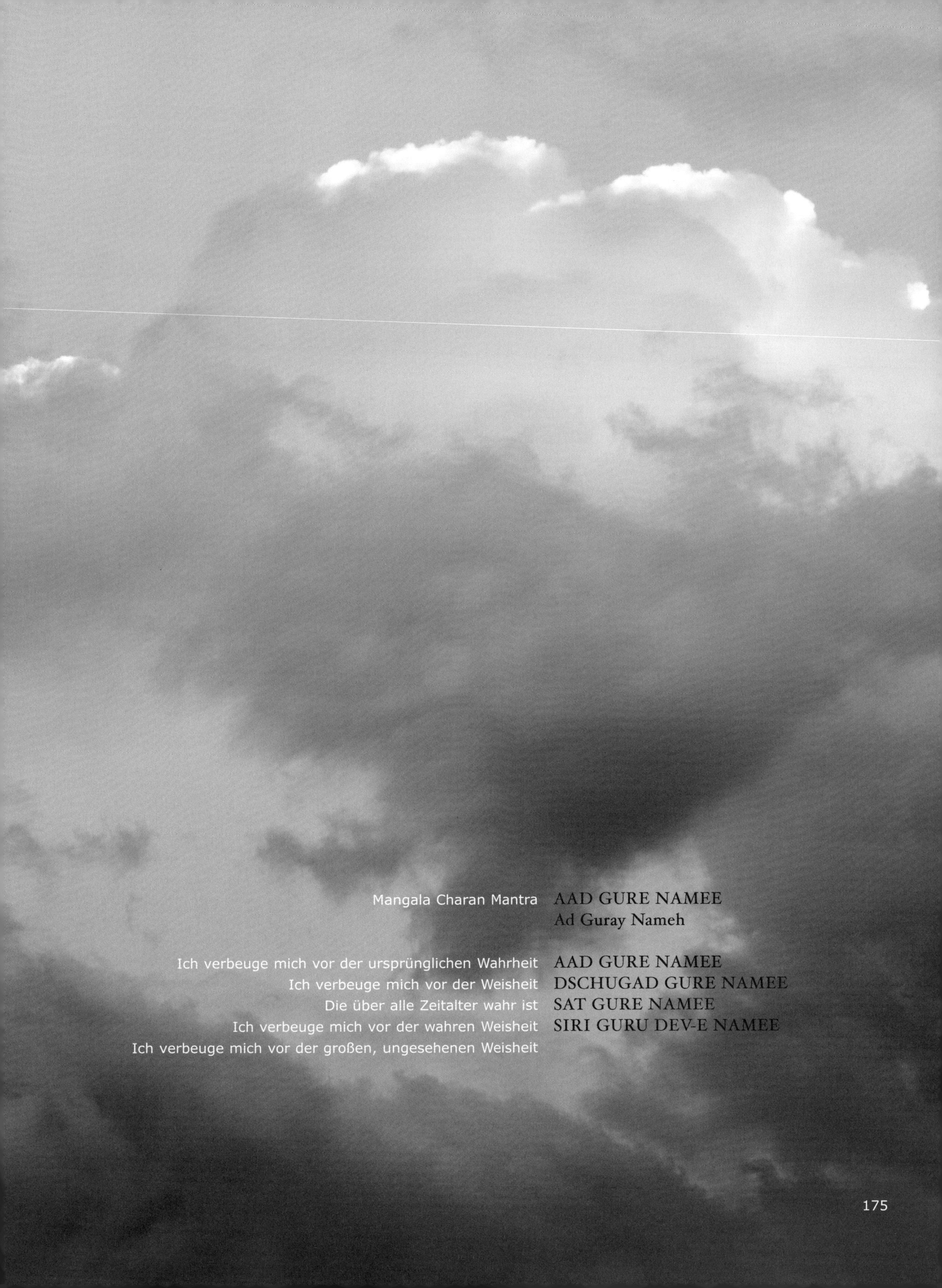

Mangala Charan Mantra	AAD GURE NAMEE Ad Guray Nameh
Ich verbeuge mich vor der ursprünglichen Wahrheit	AAD GURE NAMEE
Ich verbeuge mich vor der Weisheit	DSCHUGAD GURE NAMEE
Die über alle Zeitalter wahr ist	SAT GURE NAMEE
Ich verbeuge mich vor der wahren Weisheit	SIRI GURU DEV-E NAMEE
Ich verbeuge mich vor der großen, ungesehenen Weisheit	

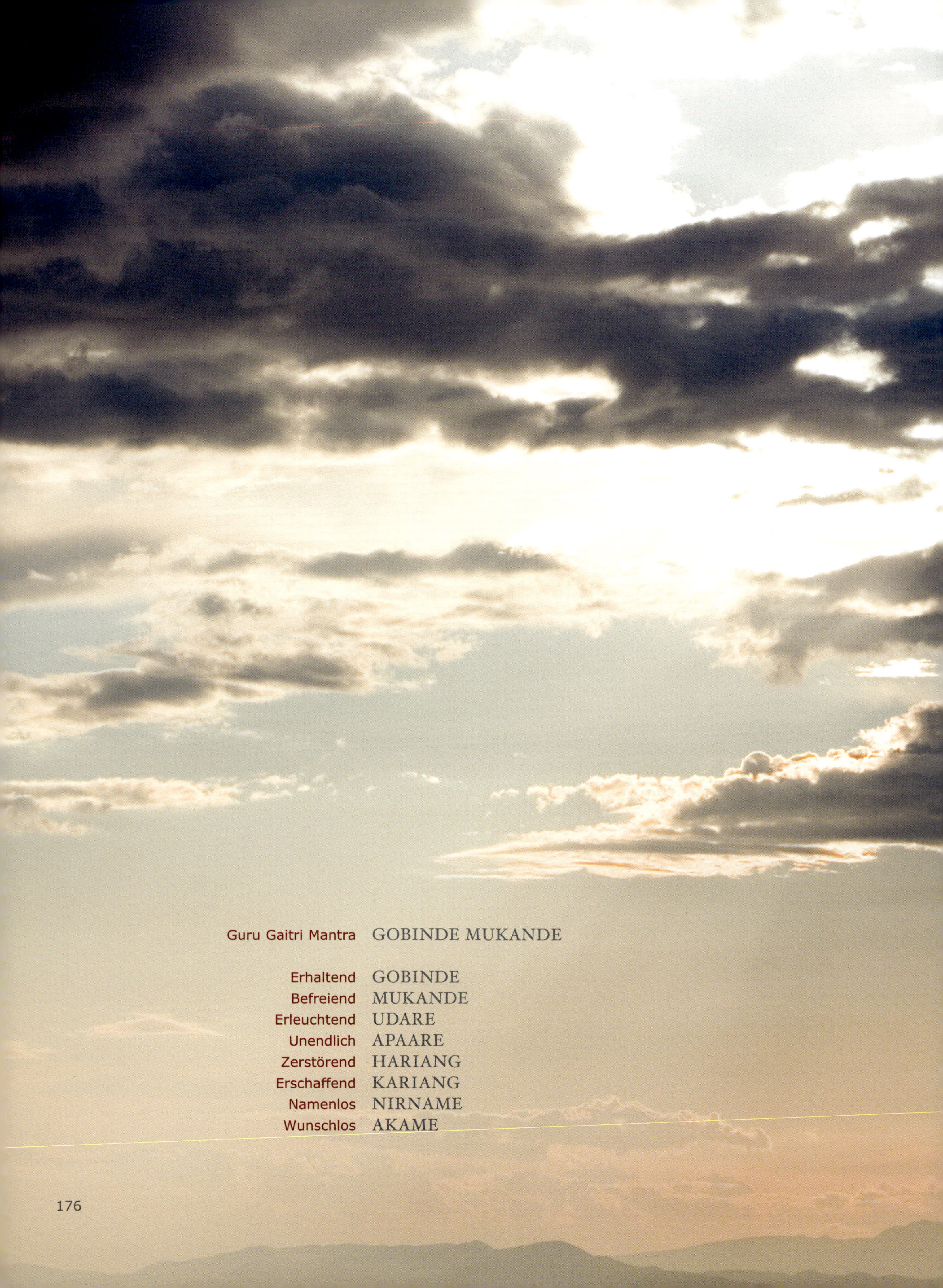

Guru Gaitri Mantra GOBINDE MUKANDE

Erhaltend GOBINDE
Befreiend MUKANDE
Erleuchtend UDARE
Unendlich APAARE
Zerstörend HARIANG
Erschaffend KARIANG
Namenlos NIRNAME
Wunschlos AKAME

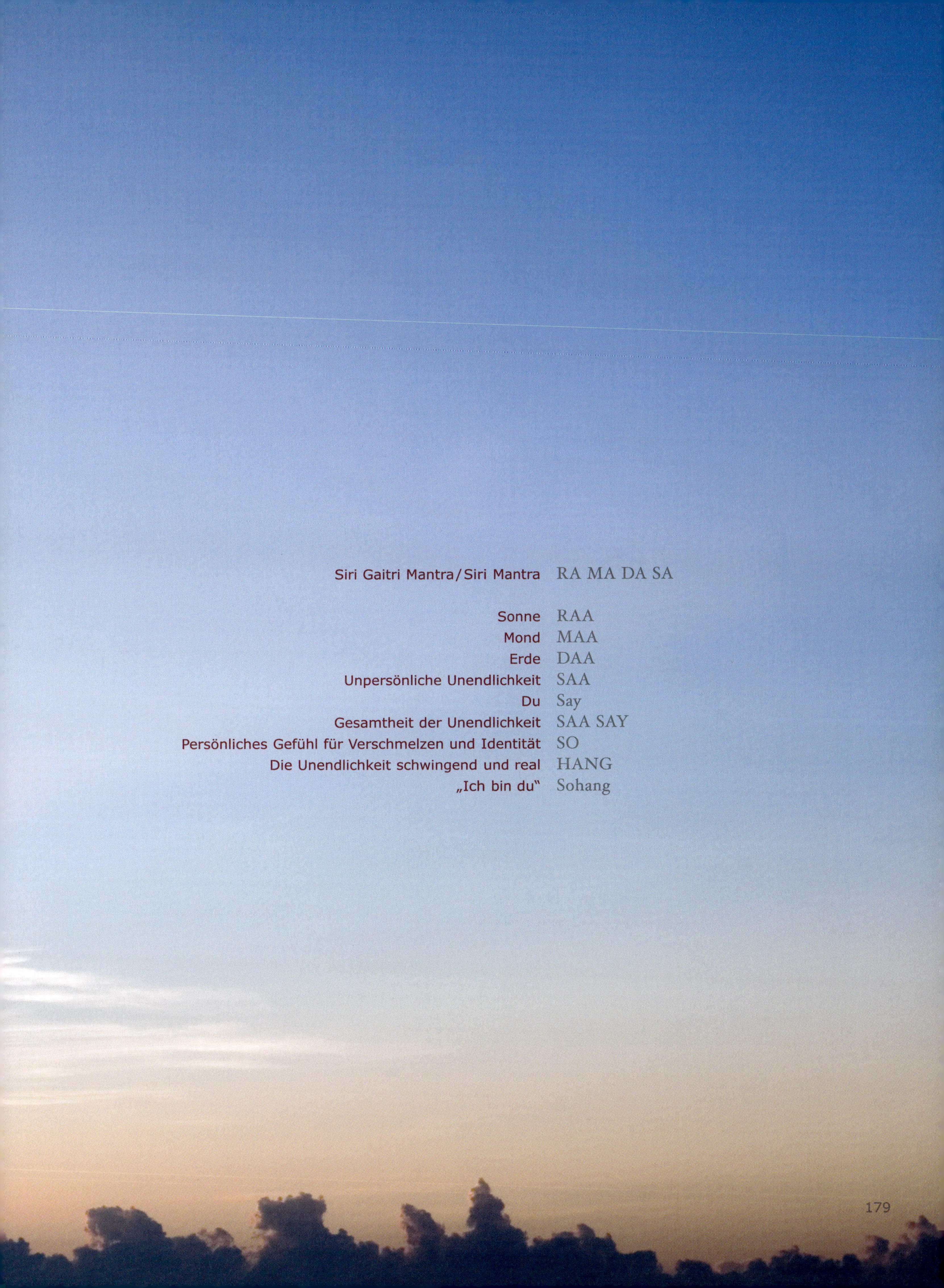

Siri Gaitri Mantra / Siri Mantra	RA MA DA SA
Sonne	RAA
Mond	MAA
Erde	DAA
Unpersönliche Unendlichkeit	SAA
Du	Say
Gesamtheit der Unendlichkeit	SAA SAY
Persönliches Gefühl für Verschmelzen und Identität	SO
Die Unendlichkeit schwingend und real	HANG
„Ich bin du"	Sohang

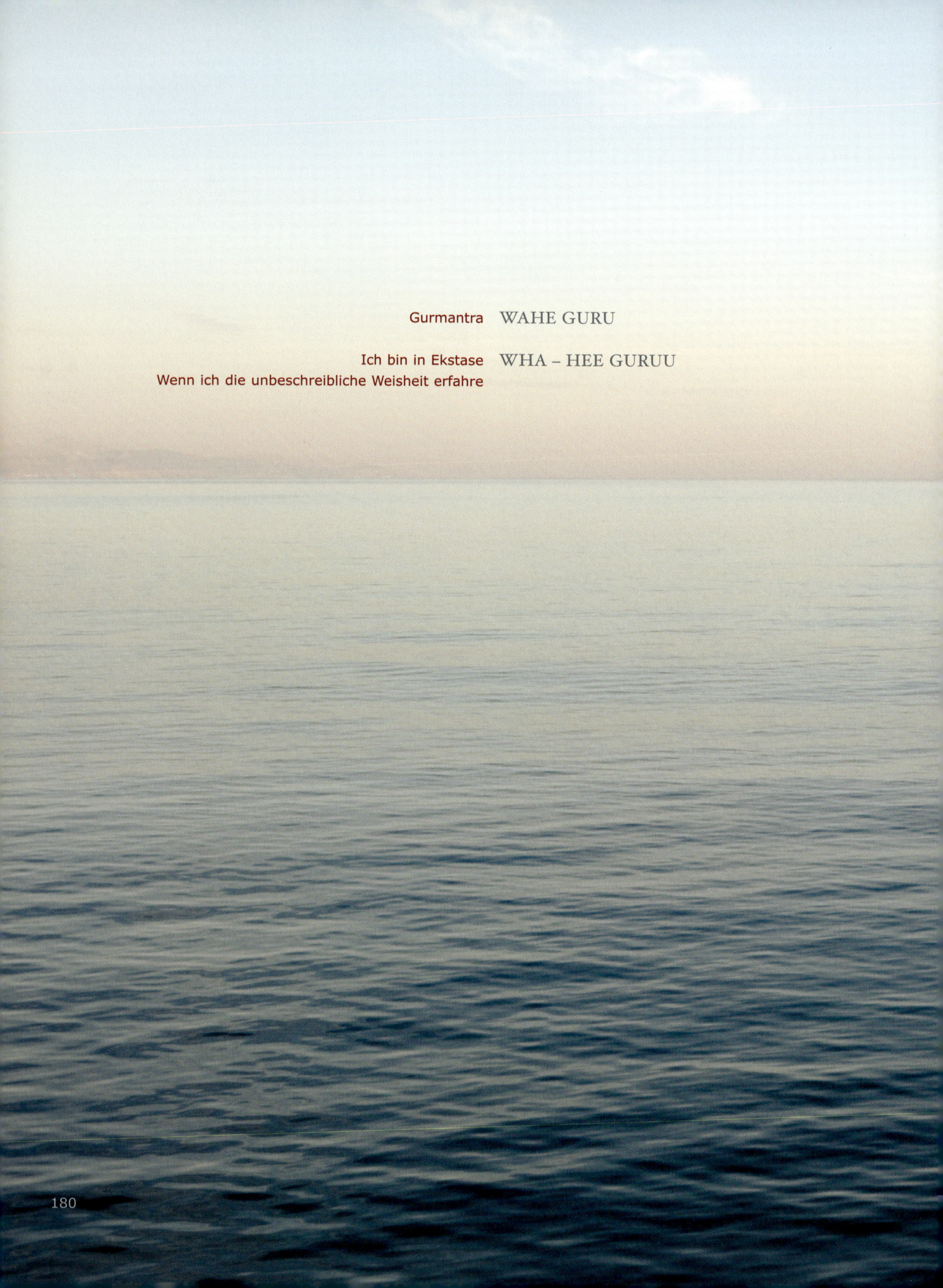

Gurmantra WAHE GURU

Ich bin in Ekstase
Wenn ich die unbeschreibliche Weisheit erfahre

WHA – HEE GURUU

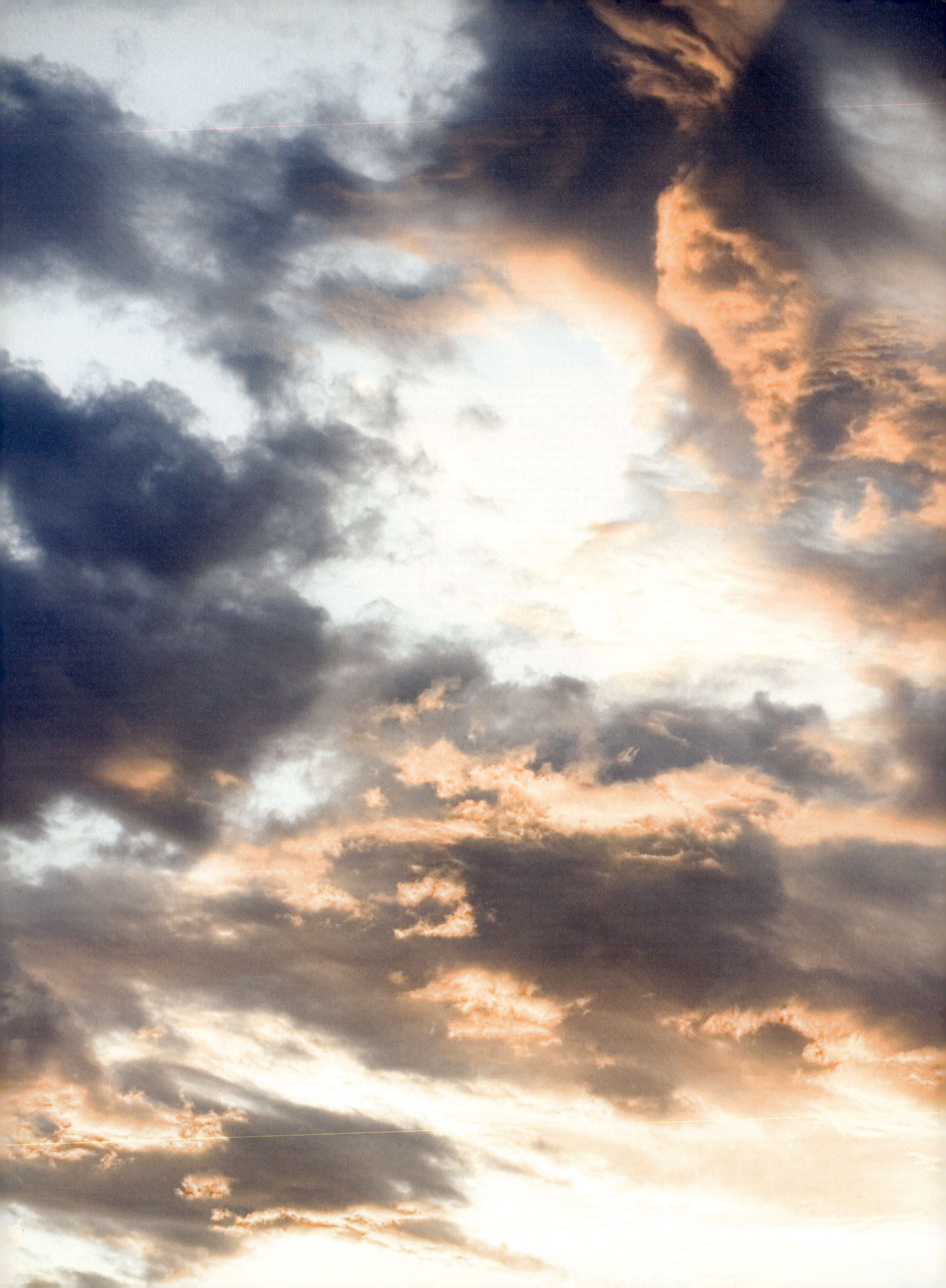

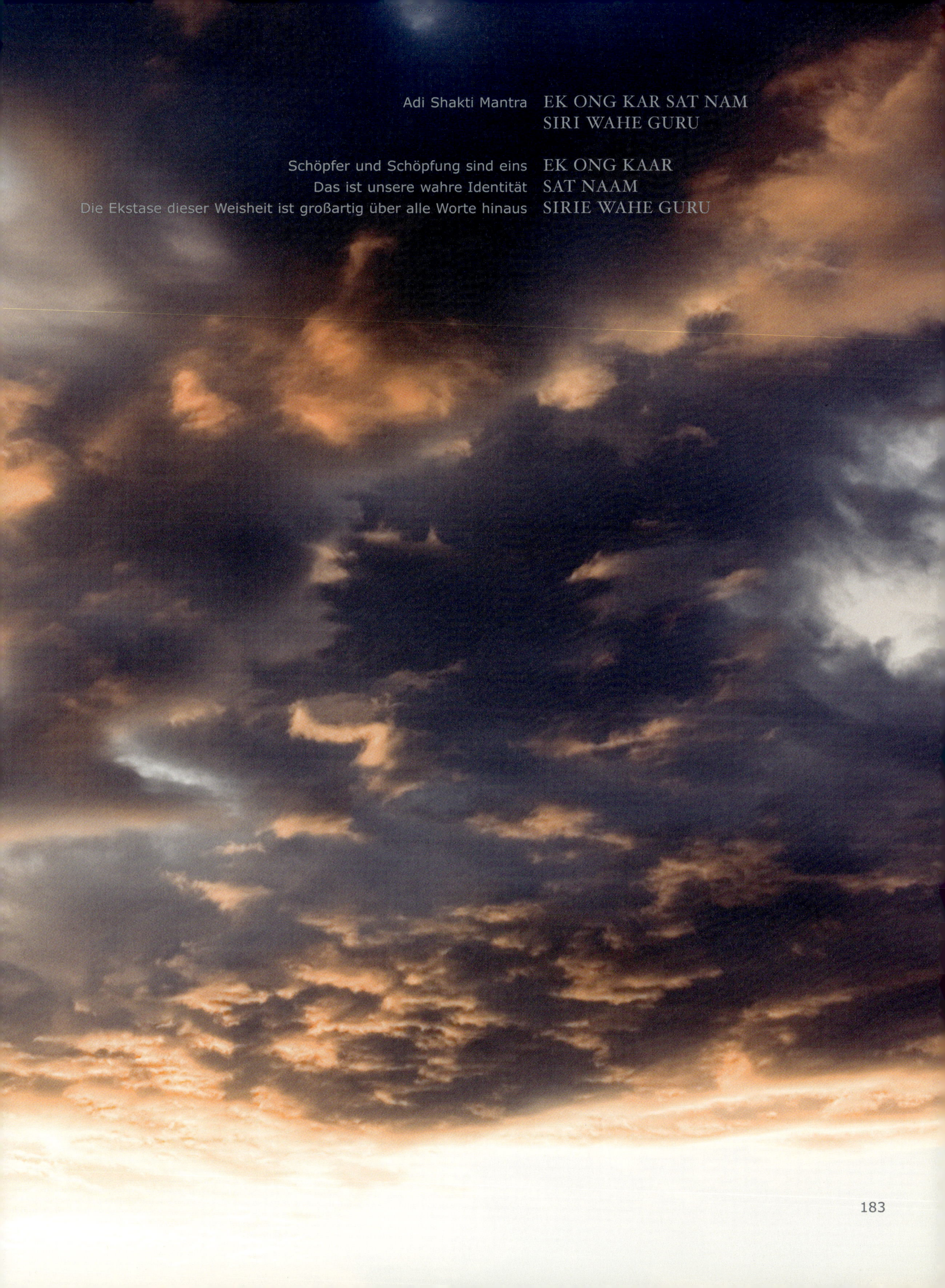

Adi Shakti Mantra — EK ONG KAR SAT NAM
SIRI WAHE GURU

Schöpfer und Schöpfung sind eins — EK ONG KAAR
Das ist unsere wahre Identität — SAT NAAM
Die Ekstase dieser Weisheit ist großartig über alle Worte hinaus — SIRIE WAHE GURU

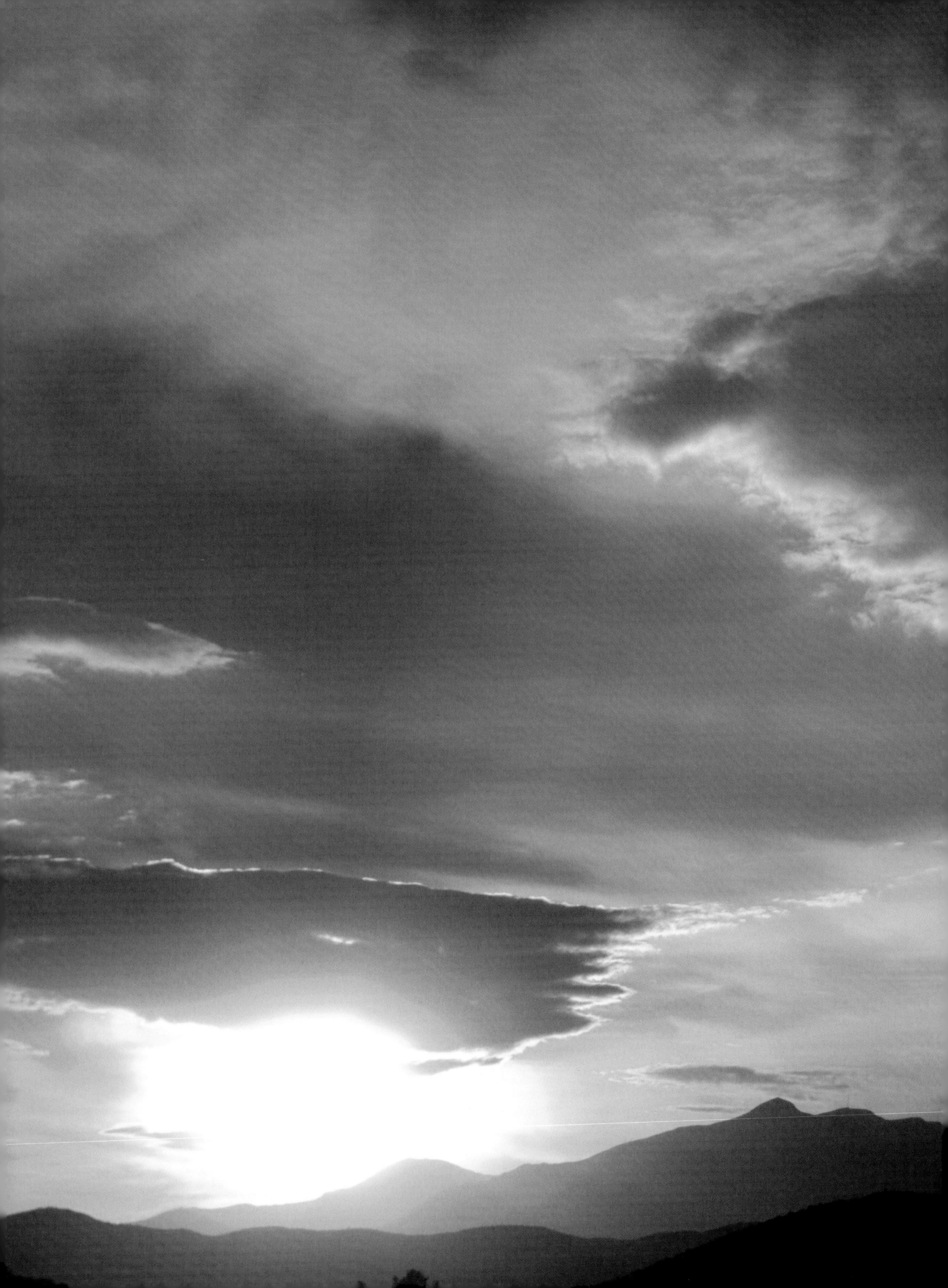

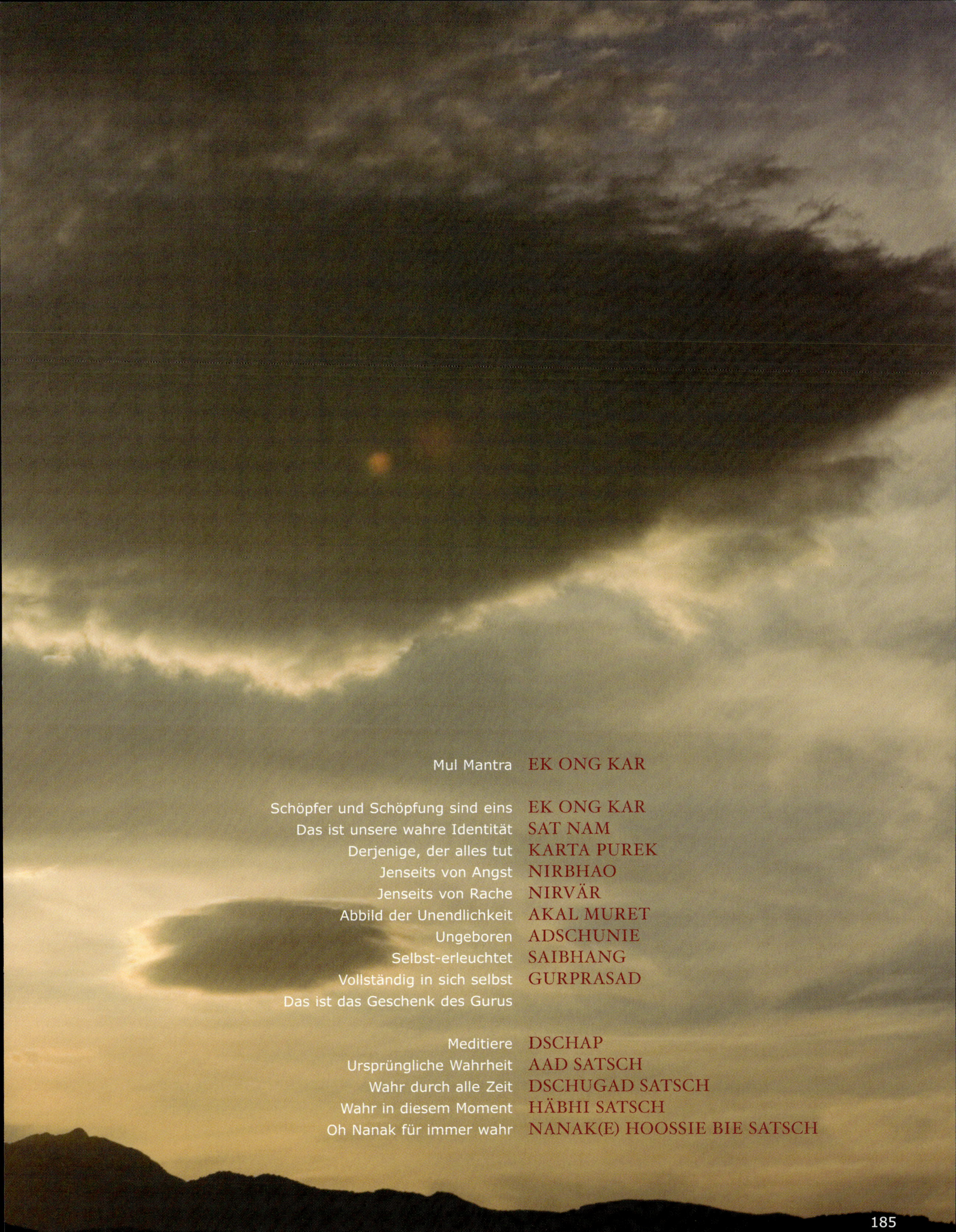

Mul Mantra	EK ONG KAR
Schöpfer und Schöpfung sind eins	EK ONG KAR
Das ist unsere wahre Identität	SAT NAM
Derjenige, der alles tut	KARTA PUREK
Jenseits von Angst	NIRBHAO
Jenseits von Rache	NIRVÄR
Abbild der Unendlichkeit	AKAL MURET
Ungeboren	ADSCHUNIE
Selbst-erleuchtet	SAIBHANG
Vollständig in sich selbst	GURPRASAD
Das ist das Geschenk des Gurus	
Meditiere	DSCHAP
Ursprüngliche Wahrheit	AAD SATSCH
Wahr durch alle Zeit	DSCHUGAD SATSCH
Wahr in diesem Moment	HÄBHI SATSCH
Oh Nanak für immer wahr	NANAK(E) HOOSSIE BIE SATSCH

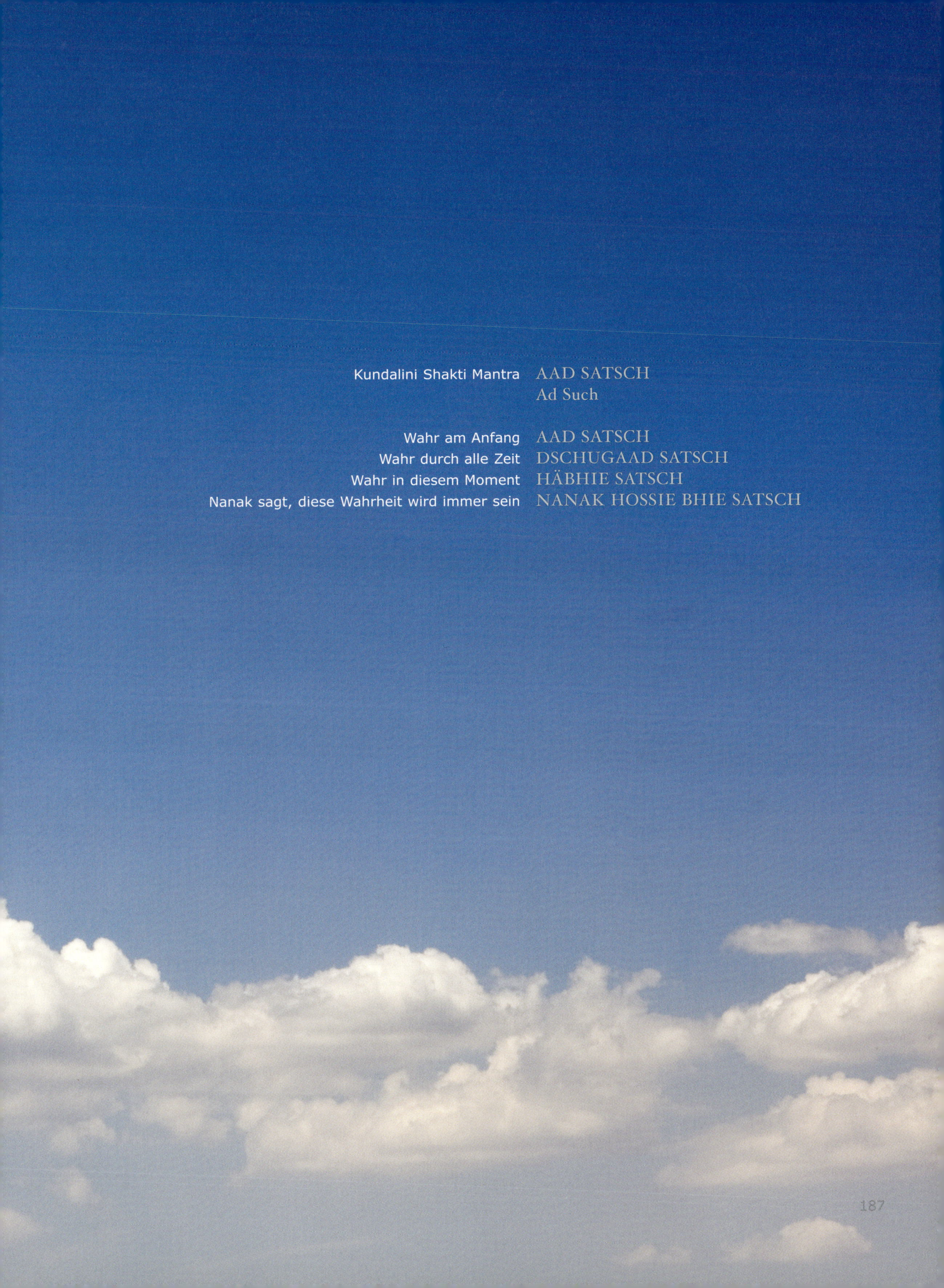

Kundalini Shakti Mantra	AAD SATSCH Ad Such
Wahr am Anfang	AAD SATSCH
Wahr durch alle Zeit	DSCHUGAAD SATSCH
Wahr in diesem Moment	HÄBHIE SATSCH
Nanak sagt, diese Wahrheit wird immer sein	NANAK HOSSIE BHIE SATSCH

Kundalini Bhakti Mantra	ADI SCHAKTI
	Adi Shakti
Ich verbeuge mich	ADI SCHAKTIE
Vor der ursprünglichen Kraft	ADI SCHAKTIE
	ADI SCHAKTIE
	NAMO NAMO
Ich verbeuge mich	SERBE SCHAKTIE
Vor der alles umfassenden Kraft und Energie	SERBE SCHAKTIE
	SERBE SCHAKTIE
	NAMO NAMO
Ich verbeuge mich	PRITTAM BHAGUATIE
Vor dem, durch das Gott erschafft	PRITTAM BHAGUATIE
	PRITTAM BHAGUATIE
	NAMO NAMO
Ich verbeuge mich	KUNDALINI MATA SCHAKTIE
Vor der schöpferischen Kraft der Kundalini	MATA SCHAKTIE
Die Kraft der göttlichen Mutter	NAMO NAMO

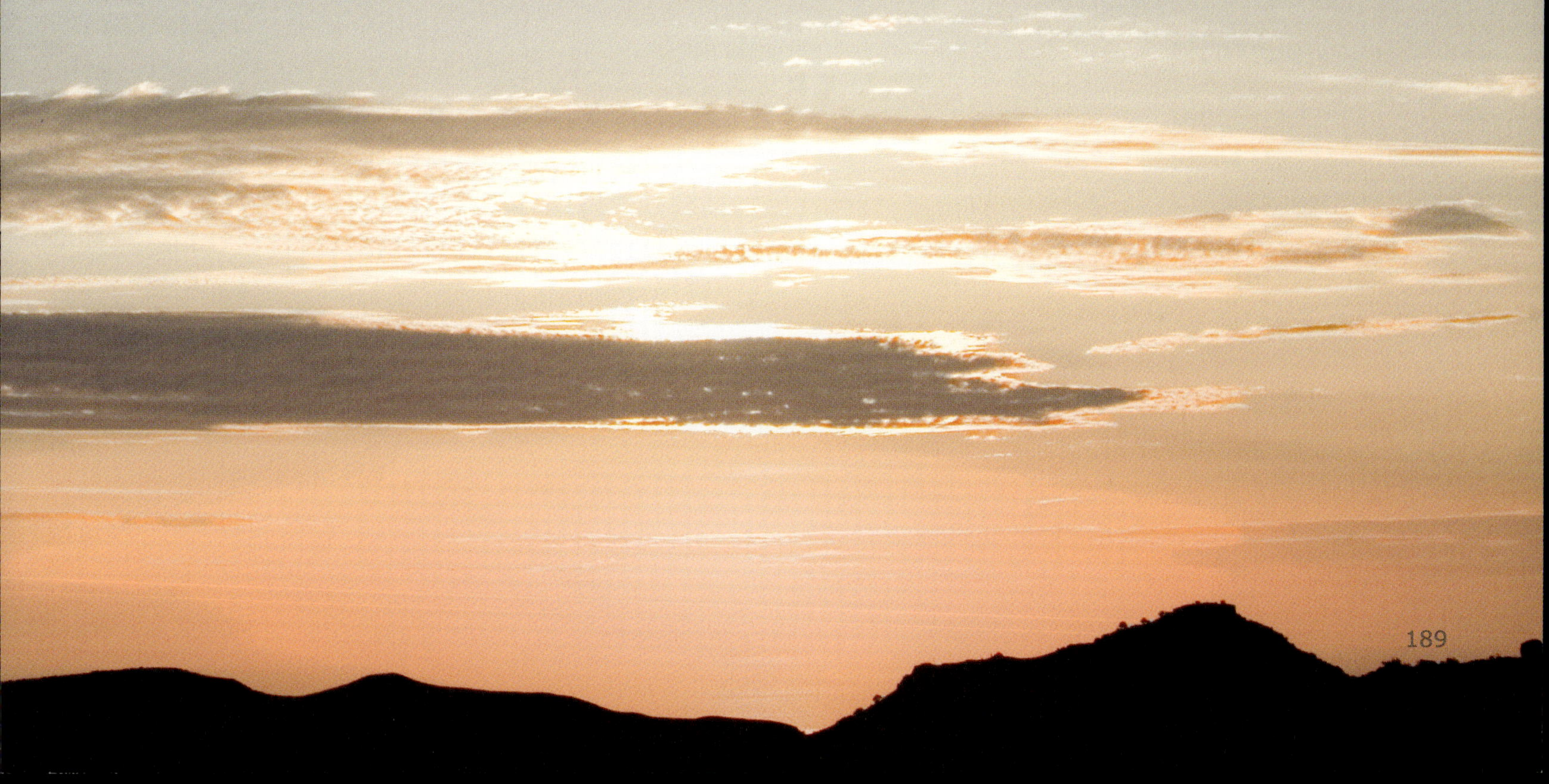

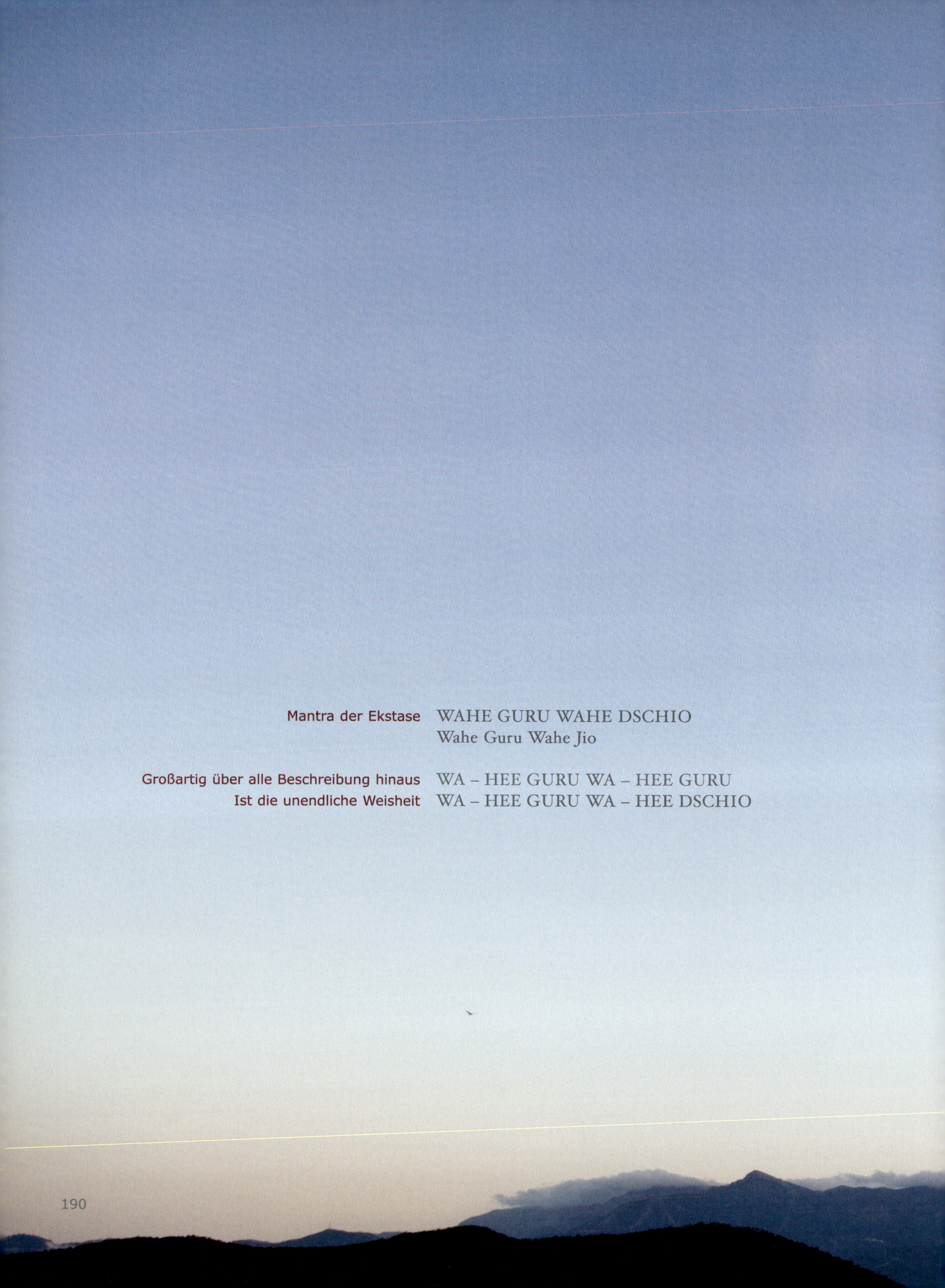

Mantra der Ekstase	WAHE GURU WAHE DSCHIO Wahe Guru Wahe Jio
Großartig über alle Beschreibung hinaus	WA – HEE GURU WA – HEE GURU
Ist die unendliche Weisheit	WA – HEE GURU WA – HEE DSCHIO

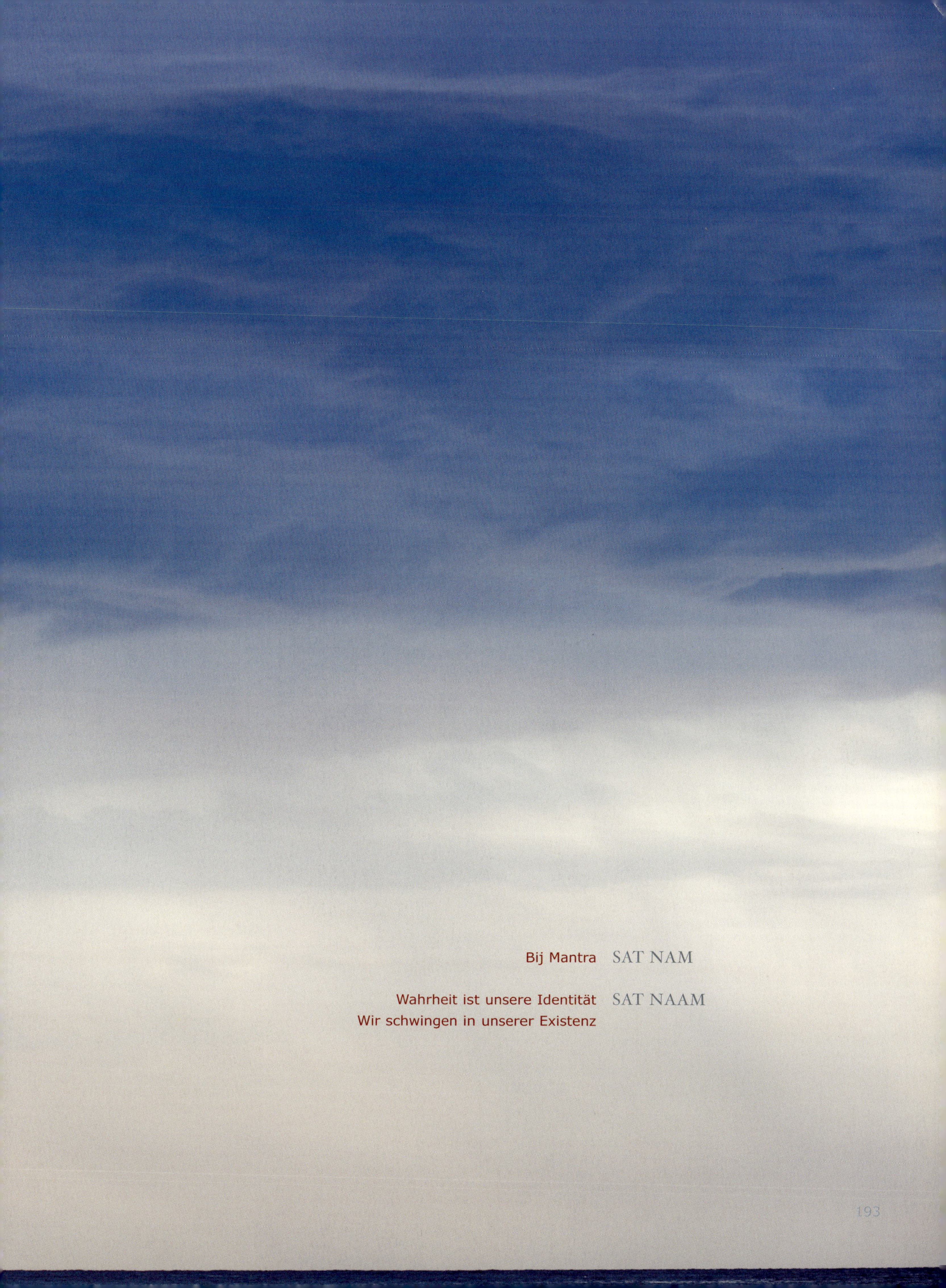

Bij Mantra SAT NAM

Wahrheit ist unsere Identität SAT NAAM
Wir schwingen in unserer Existenz

GLOSSAR

A

Adi Mantra (Adi = ursprünglich)
Das erste Mantra, um sich vor einer Yogaübungsreihe einzustimmen.

Apana
Ausscheidungsenergie; Teil des Prana.

Asana
3. Stufe des achtgliedrigen Yoga: Körperhaltung.

Ashtanga
Yoga bestehend aus 8 aufeinander aufbauenden Stufen, auch Raya Yoga oder Kriya Yoga genannt.

Aura
Elektromagnetisches Feld, das den Menschen umgibt.

Ayurveda (= Das Wissen vom Leben)
Heilpraxis des Yoga.

B

Bhakti Yoga (= Der Weg der Gotteshingabe)
Einer der vier klassischen Wege des Yoga mit dem Ziel, durch Gebet und Liebe zur Einheit mit Gott zu gelangen.

Bandha (= Verschluss, Siegel)
Verschlusstechnik für die Körperschleusen, um das Fließen von Prana in die Nadis zu optimieren.

Bärengriff
Handhaltung, bei der die Hände vor der Brust ineinander verhakt werden.

Bhagavadgita
Bedeutendste Schrift im Hinduismus; gibt die Essenz des Yoga in zusammenhängender Textform wieder.

Buddhi Mudra
Siegel des Kommunikation
Handhaltung, bei der sich die Spitzen von Daumen und kleinem Finger berühren.

C

Chakra (= Rad, Diskus, Kreis)
Psychoenergetische Energiefelder entlang der Wirbelsäule.

D

Dharana
6. Stufe des achtgliedrigen Yoga: Konzentration

Dhyana
7. Stufe des achtgliedrigen Yoga: Meditation

Drittes Auge
6. Chakra
Konzentrationspunkt zwischen den Augenbrauen.

E

Einfache Sitzhaltung
Auch einfache Haltung genannt
Häufigste Sitzhaltung im KUNDALINI YOGA, bei der die Beine angewinkelt und die Fersen so nah wie möglich ans Becken gebracht werden.

F

Feueratmung
Grundlegende Atemmethode beim Yoga. Energetisierende, reinigende, schnelle Bauchatmung durch die Nase.

G

Gatka
Schwert-Kampfkunst der Sikhs; damit wird allgemein auch der daraus entstandene Stocktanz genannt.

Gurmukhi
Mit dem Sanskrit verwandte, heilige Sprache der Sikhs.

Guru (Gu = Dunkel; Ru = Licht)
Bringt die emotionale und spirituelle Entwicklung voran und vermittelt Erkenntnisse; dies kann sowohl durch Menschen als auch durch zu bewältigende Aufgaben, Situationen oder Bücher geschehen.

Gyan (Jnana) Yoga (= Der Weg des Wissens)
Einer der vier klassischen Yoga-Wege mit dem Ziel, durch Studium zur Erlösung vom Kreislauf der Wiedergeburten zu gelangen.

Gyan Mudra
Siegel der Weisheit
Handhaltung, bei der sich die Spitzen von Daumen und Zeigefinger berühren.

H

Halber Lotussitz
Vereinfachter Lotussitz, bei dem nur ein Fuß auf dem gegenüberliegenden Oberschenkel abgelegt wird.

Hatha Yoga (Ha = Sonne; Tha = Mond)
Der Weg der Körperschulung
Die im Westen bekannteste Yoga-Form mit Betonung körperlicher Übungen/der körperlicher Aspekte.

Hatha Yoga Pradipika
Bekannte Yogaschrift aus dem 15. Jahrhundert; Beschreibt den Unterschied zwischen Hatha Yoga und Raja Yoga.

I

Ida
  Energiekanal zur Verteilung von Apana.

J

Jalandhara Bandha
  Nackenschleuse
  Verlängerung des Nackens und Anziehen der Nackenmuskulatur.

K

Kanonenatmung
  Entspricht der Feueratmung, wobei hier durch den Mund geatmet wird. Wird auch am Ende einer Übung als abschließende, kraftvolle Ausatmung eingesetzt.

Karma Yoga (= Der Weg der selbstlosen Taten)
  Einer der vier klassischen Yoga-Wege mit dem Ziel, bestehendes Karma aufzulösen.

Kriya (= Handlung)
  Eine festgelegte Übungsreihe. Kann auch eine eigenständige, einzelne Übung sein.

Kundalini (= Schlangenkraft)
  Höchste, spirituelle Kraft im Menschen.

L

Lange tiefe Atmung
  Yogische Atmung
  Grundlegende Atemmethode im Yoga; wirkt beruhigend und kühlend.

Lotussitz
  Klassischer Meditationssitz, bei dem die Fußrücken auf die gegenüberliegenden Oberschenkel gelegt werden.

Löwenatmung
  Kraftvolle Mundatmung mit weit herausgestreckter Zunge.

M

Maha Bandha (= Großes Siegel)
  Gleichzeitiges Anziehen von Mula Bandha, Uddhyana Bandha und Jalandhara Bandha.

Mantra (= Projektion des Geistes)
  Klangformeln als Konzentrations- und Meditationshilfe.

Meridian
  Energiebahnen im Körper (nach der Lehre der traditionellen chinesischen Medizin).

Mudra
  Hand- und Fingerhaltung, wodurch Körperenergien stimuliert und kanalisiert werden.

Mula Bandha
  Wurzelschleuse
  Verschluss der drei unteren Chakras.

N

Nadi
  Feinstoffliche Energiebahn im Körper zur Verteilung von Prana; entspricht den Meridianen in der Traditionellen Chinesischen Medizin.

Nadi Sodhana
Wechselatmung durch das linke und rechte Nasenloch.

Niyama
2. Stufe des achtgliedrigen Yoga: Verhaltensregel.

P

Patanjali
Indischer Yogi und Philosoph (ca. 2. Jhd. v. Chr.); vermutlich Verfasser der Yoga-Sutras.

Pingala
Energiekanal zur Verteilung von Prana.

Prana (= Lebenshauch, Lebensatem, Lebenskraft, Energie, Luft)
Universelle Lebensenergie.

Pranam Mudra
Gebetshaltung
Handhaltung, bei der die Handflächen vor dem Brustbein aneinandergelegt werden.

Pranayama
4. Stufe des achtgliedrigen Yoga: Lenkung des Atems.

Pratyahara
5. Stufe des achtgliedrigen Yoga: Beherrschung der Sinne.

R

Raya Yoga (= Der königliche Weg)
Einer der vier klassischen Yoga-Wege mit dem Ziel, den Geist zu beherrschen. KUNDALINI YOGA ist ein Raya Yoga.

S

Sadhana
Tägliche, spirituelle Praxis.

Samadhi
8. Stufe des achtgliedrigen Yoga: Erleuchtung.

Samyama
Überbegriff der letzten drei mediativen Stufen des Ashtanga Dharana, Dhyana und Samadhi.

Sanskrit
Älteste indische Sprache; bis heute die heilige Sprache und Gelehrtensprache der Hindus.

Sat Kriya
Übung im KUNDALINI YOGA.

SAT NAM (Sat = Wahrheit; Nam = Identität)
Häufig benutztes Mantra; wird immer zum Beenden einer Yogaübungsreihe gesungen.

Sat Nam Rasayan (= Die Essenz des wahren Seins)
Meditativ-geistige Heilkunst aus der Tradition des KUNDALINI YOGA, überliefert von Yogi Bhajan.

Shakti (= Kraft)
Weibliches Prinzip der Schöpfung; die dynamische, schöpferische Energie.

Shiva (= Der Gütige)
Männliches Prinzip der Schöpfung; die unbewegte, beobachtende Energie.

Shuni Mudra
Siegel der Geduld
Handhaltung, bei der sich die Spitzen von Daumen und Mittelfinger berühren.

Sitali Pranayama
Kühlende Atmung durch die gerollte Zunge.

Sonnengeflecht
Solar Plexus; entspricht dem Nabel-Chakra

Surya Mudra
Siegel der Sonne
Handhaltung, bei der sich die Spitzen von Daumen und Ringfinger berühren.

Sushmana (auch Sushumna genannt)
Hauptenergiekanal im Körper entlang der Wirbelsäule.

U

Uddhyana Bandha
Zwerchfellschleuse
Anspannen des oberen Bauches und des Zwerchfells.

V

Venusschloss
Handhaltung, bei der die Finger ineinander verschränkt werden.

Y

Yama
1. Stufe des achtgliedrigen Yoga: Enthaltsamkeit, Selbstkontrolle.

Yoga (= Joch, Verbindung)
Bezeichnung der Verbindung von Körper, Geist und Seele.

Yoga-Sutra (= Yoga-Leitfaden)
Gibt die Essenz des Yoga in kurzer, reduzierter Versform wieder.

Yogi Bhajan
Meister des KUNDALINI YOGA; verbreitete diese Yoga-Technik in der westlichen Welt.

Z

Zölibatsitz
Sitzhaltung, bei der das Gesäß zwischen den nach hinten angewinkelten Beinen auf dem Boden abgelegt wird.

3HO
Healthy Happy Holy Organization, 1969 von Yogi Bhajan gegründet.

QUELLENVERZEICHNIS

KRIYAS

Seite 106 Sat Kriya: Sadhana Handbuch, KRI, amerik. Erstausgabe 1974
Seite 108 Varuyas Kriya: Sadhana Handbuch, KRI, amerik. Erstausgabe 1974
Seite 110 Übungsreihe zum Aufwachen: Relax and Renew*
Seite 112 Aktivierung der Kundalini-Energie: Relax and Renew*
Seite 114 Übungsreihe für die Wirbelsäule: Sadhana Handbuch, KRI, amerik. Erstausgabe 1974
Seite 116 Stärkung der Abwehrkräfte: Keeping up with Kundalini Yoga, KRI 1980
Seite 118 Kriya zur Überwindung von Schlafstörungen: Sadhana Handbuch, KRI, amerik. Erstausgabe 1974
Seite 120 Übungsreihe für die Nieren: The Aquarian Teacher, Stufe 1, KRI 2003
Seite 122 Neue Möglichkeiten und Grüne Energie: Relax and Renew*
Seite 126 Reinigungsserie für Anfänger: Sadhana Handbuch, KRI, amerik. Erstausgabe 1974
Seite 128 Surya Kriya: Sadhana Handbuch, KRI, amerik. Erstausgabe 1974
Seite 130 Gib deiner Leber Kraft: Owner's Manual for the Human Body, Yogi Bhajan, 1993
Seite 132 Nabhi Kriya: Kundalini Meditation Manual for intermediate Students, KRI 1977
Seite 134 Kriya zur Reinigung des Selbst: Sadhana Handbuch, KRI, amerik. Erstausgabe 1974
Seite 136 Kriya für die Beckenbalance: Keeping up with Kundalini Yoga, KRI 1980
Seite 138 Koordination von Körper, Geist und Seele: Self Knowledge, Yogi Bhajan 1995
Seite 140 Meditation und Eigenständigkeit: Kundalini Meditation Manual for intermediate Students, KRI 1977

* Die Anleitung dieser Kriya ist dem Buch Relax and Renew von Gururattan Kaur Khalsa entnommen und konnte hinsichtlich ihrer Echtheit und Richtigkeit vom Kundalini Research Institute nicht nachgeprüft werden.

MEDITATIONEN

Zitat Seite 145 aus Kundalini Yoga, deutsche Lehrerausbildung Stufe 1, Grundkurs 4, S. 2 (Zitat ursprünglich aus Naranjo & Ornstein)

Seite 146 Sat Nam der 7 Wellen: Sadhana Handbuch, KRI, engl. Erstausgabe 1974
Seite 148 Emotionales Gleichgewicht: deutsche Lehrerausbildung Stufe I
Seite 151 Konzentration in der Handlung: Survival Kit, Yogi Bhajan, 1980
Seite 152 Meditation um sich von Depressionen zu lösen: The Aquarian Teacher, Stufe 1, KRI 2003
Seite 155 Meditation gegen Suchtverhalten: Kundalini Yoga as taught by Yogi Bhajan, Shakta Kaur Khalsa, Dorling Kindersley 2001
Seite 156 Kirtan Kriya: Sadhana Handbuch, KRI, amerik. Erstausgabe 1974
Seite 158 Bettler-Meditation: Kundalini Meditation Manual for intermediate students, KRI 1977
Seite 160 Kriya des lächelnden Buddhas: Kundalini Meditation Manual for intermediate Students, KRI 1977
Seite 162 Ungali Pranayama: Kundalini Meditation Manual for intermediate Students, KRI 1977
Seite 164 Heilung: Transitions to a heart centered world** sowie The Aquarian Teacher, Stufe 1, KRI 2003
Seite 167 Meditation für Veränderung: Kundalini Meditation Manual for intermediate Students, KRI 1977
Seite 168 Meditation zur Selbsteinschätzung: Kundalini Meditation Manual for intermediate Students, KRI 1977

** Die Anleitung dieser Meditation ist dem Buch Transitions to a heart centered world von Gururattan Kaur Khalsas entnommen und konnte hinsichtlich ihrer Echtheit und Richtigkeit vom Kundalini Research Institute nicht nachgeprüft werden.

MANTRA

Seite 171 Die Notation von „Long time sun ..." wurde dem Buch Kundalini Yoga as taught by Yogi Bhajan von Shakta Kaur Khalsa, Dorling Kindersley 2001 entnommen.

LITERATURVERZEICHNIS

3HO Deutschland: Handbuch für Lehrer und Studenten

Anand Kaur Seitz: Kundalini Yoga, Harmonie für Körper und Seele durch die Chakra-Energien, Rowohlt Taschenbuch Verlag, Hamburg 1999

Andrea Christiansen: Mudras, Fingeryoga für mehr Wohlbefinden und Lebensfreude, Südwest Verlag, München 2005

Cai Pfannstiel: Handbuch Yoga, Grundlagen, Übungen und Techniken, Deutscher Taschenbuchverlag, München 1997

Dr. Wulf Splitstoeßer: Die Unterweisungen des Yoghi Bajan, Ph.D., Die Macht des gesprochenen Wortes, Dr. Splitstoeßer Verlag, Kelkheim 2004

Genevieve Lewis Paulson: Kundalini and the Chakras, Rootlight, Levelyn Publications, St.Paul/USA 2003

Gururattan Kaur Khalsa: Relax and Renew, Yoga Technology Press, San Diego/USA 1988

Gururattan Kaur Khalsa: Transitions to a heart centerd world, Yoga Technology Press, San Diego/USA 1988

Owner´s Manual for the Human Body, Yogi Bhajan, 1993

Joseph Michael Levry (Gurunam): Den Schleier lüften, Praktische Kabbalah mit Kundalini Yoga, Rootlight, New York/USA, dt. Ausgabe 2004

KUNDALINI YOGA Lehrerausbildung Stufe I, ohne Jahr

Paramhans Swami Maheshwarananda: Die verborgenen Kräfte im Menschen, Chakras und Kundalini, Ibera Verlag/European University Press, Wien 2002

Rajah von Aundh: Das Sonnengebet, Ein einfaches System von Yoga-Übungen für Jedermann, Artha Verlag, Haslach 1997

Sadhana Handbuch, KRI, amerik. Erstausgabe 1974

Satya Singh: Das Kundalini Yoga Handbuch, für Gesundheit von Körper, Geist und Seele, Wilhelm Heyne Verlag, München 2003

Shakta Kaur Khalsa: Kundalini Yoga as taught by Yogi Bhajan, Dorling Kindersley, New York/USA 2001

Shakti Parwha Kaur Khalsa: Kundalini Yoga, The Flow of Eternal Power, Perigee, New York/USA 1996

Sukadev V Bretz: Das Yoga Vidya Asana Buch. Yogareihen, basierend auf der Rishikeshreihe nach Swami Sivananda, Yoga Vidya Verlag, Frankfurt ohne Jahr

Yogi Bhajan, The Aquarian Teacher, KRI International Kundalini Yoga Teacher Training, 2003

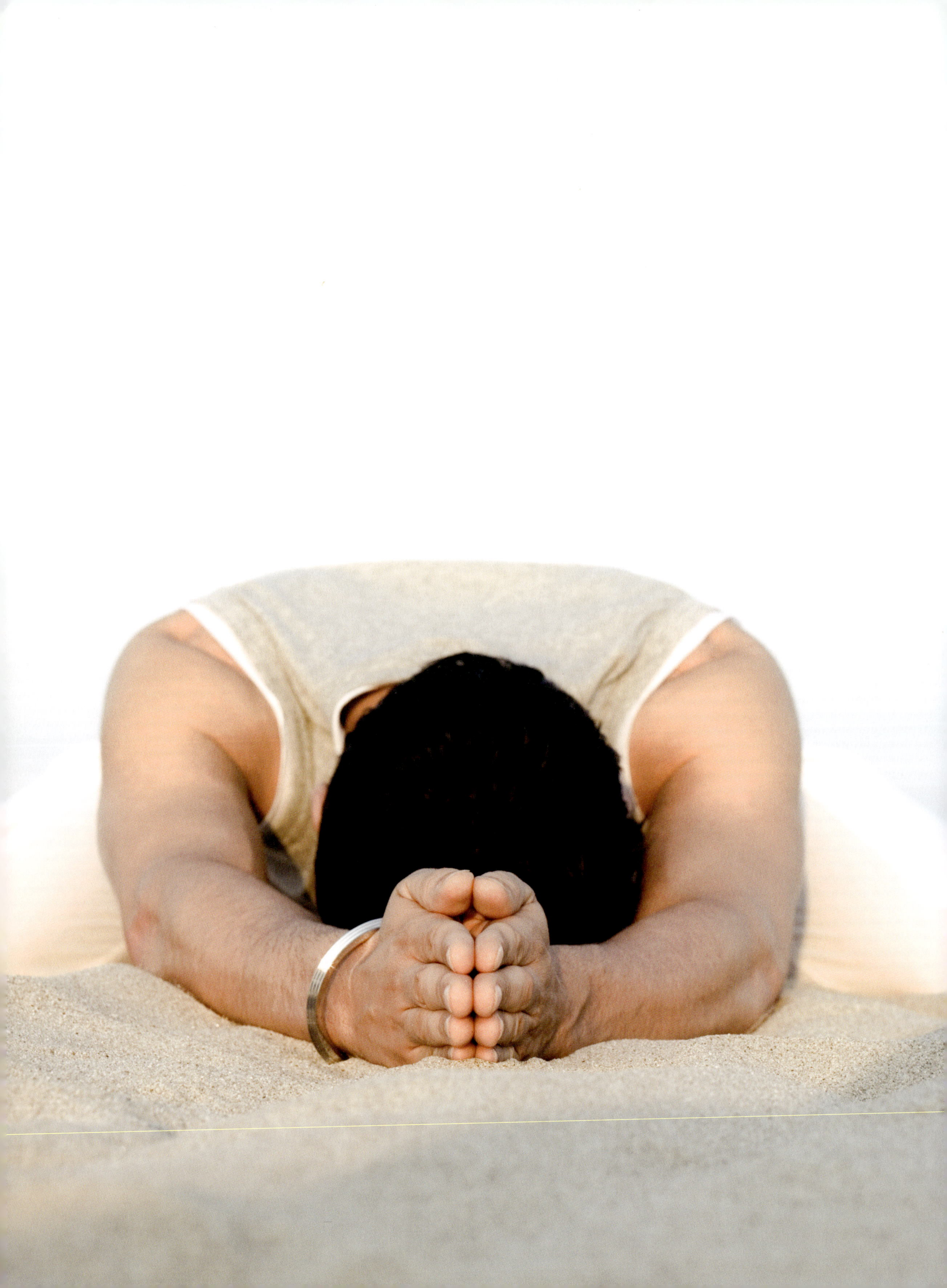

DANKE

Liebe Brigitte, meinen ganz besonderen und herzlichen Dank möchte ich an erster Stelle dir aussprechen. Ohne deine wunderbaren Fotografien und deine Unterstützung wäre dieses Buch nie zustande gekommen. Dein Glaube an uns und an unsere Idee hat mir stets geholfen, dieses Projekt zu realisieren. Vielen Dank für deine Hingabe bei deiner Arbeit, angefangen bei der riesigen Bildauswahl und Bildbearbeitung bis hin zur Unterstützung bei den Textformulierungen und Verbesserungsvorschlägen. Ich danke dir für unsere wunderbare Freundschaft, das gegenseitige Vertrauen, deinen Ideenreichtum und deine vorantreibende Energie. Dieses Buch ist untrennbar mit dir verbunden.

Des Weiteren danke ich Julian Rupp für die Assistenz bei der Foto-Produktion, die Bildbearbeitung und den grenzenlosen und universellen Einsatz während des gesamten Projektes. Danke für die sehr bereichernden Korrekturen, Vorschläge und Formulierungskenntnisse.

Ich danke Claudia Rendenbach für die geduldige Arbeit des Umformulierens und Überarbeitens der gesamten Texte. Danke für das Verständnis, die Hingabe und die Mitarbeit.

Annette Hodge möchte ich für ihre Bereitschaft danken, als Modell mitzuwirken. Danke für die tolle gemeinsame Zeit in Griechenland und für die schönen Ergebnisse.

Mein Dank gilt auch Siri Kaur Magerfleisch für die vielen konstruktiven Anregungen und das Einbringen yogischer Kenntnisse. Danke für die Geduld bei der Prüfung und inhaltlichen Korrektur aller Texte.

Angela Thomaschik und Heike Heckl vom Umschau Buchverlag bin ich für das Interesse an diesem Buch und der Thematik zu außerordentlichem Dank verpflichtet. Danke für die erfolgreiche und harmonische Zusammenarbeit.

Ich danke Ines Siri Tapa Kaur Driebe außerordentlich für ihre tatkräftige Unterstützung bei dem gesamten Projekt.

Federico Orozco danke ich dafür, dass er mich zu meiner allerersten Yoga-Stunde mitgenommen hat. Danke für die gemeinsamen Schritte und Erfahrungen auf dem Yoga-Weg.

Ein herzlicher Dank geht an Hari Dev Kaur sowie Jagat Kaur für die vielen Intensiv-Wochenenden in Spanien. Danke für die Erkenntnis, dass Yoga nicht nur Übung, sondern ein Lebensweg ist.

Mein tief empfundener Dank gilt meinen Eltern für ihre bedingungslose Liebe. Danke für die grenzenlose Unterstützung bei all meinen Entscheidungen, Vorhaben und in allen Lebenslagen. Ein großer Dank auch für die Unterstützung und Beherbergung bei einem Teil der Foto-Produktion in Griechenland.

Meiner Schwester Theonitsa und ihrem Mann Stephan Zoller danke ich von Herzen für ihre Liebe, ihr Verständnis und ihre moralische, kraftvolle und tatkräftige Unterstützung. Danke für den Glauben an mich und an dieses Projekt.

Mein Dank gilt auch Yogi Bhajan für seine Entscheidung, KUNDALINI YOGA im Westen öffentlich zu lehren und uns allen dadurch die Möglichkeit gegeben zu haben, diese besondere Philosophie kennenzulernen. Danke dafür, dass sich durch KUNDALINI YOGA mein Leben auf wunderbare Weise verändert und bereichert hat.

In Liebe und Dankbarkeit,
Sat Nam,
Athanasios Karta Singh

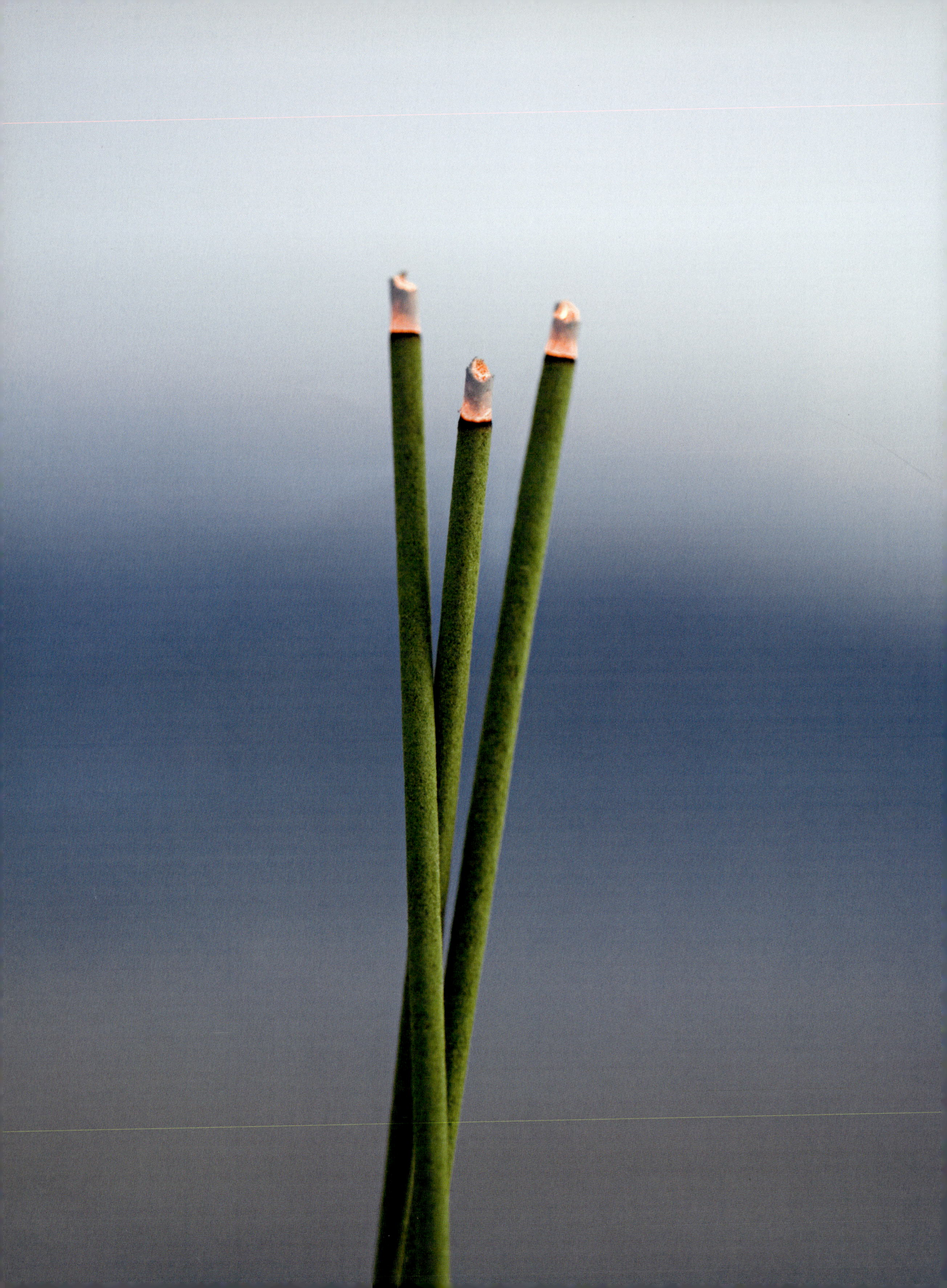

Möge die ewige Sonne	MAY THE LONG TIME SUN
Über dich scheinen	SHINE UPON YOU
All die Liebe dich umgeben	ALL LOVE SURROUND YOU
Und das reine Licht in dir	AND THE PURE LIGHT WITHIN YOU
Deinen Weg leiten	GUIDE YOUR WAY ON
Sat Nam	SAT NAM

IMPRESSUM

Texte
Athanasios Karta Singh Megarisiotis, München

Fotografie
Brigitte Sporrer, München

Porträtfotografien
Julian Rupp

KRI-Prüfung
Siri Kaur Magerfleisch, Hamburg

Layout
Athanasios Karta Singh Megarisiotis, München

Satz und Reinzeichnung
Tischewski & Tischewski, Marburg

Lektorat und Projektleitung
Angela Thomaschik, Neustadt/Weinstraße

Herstellung
Heike Heckl, Neustadt/Weinstraße

Reproduktion
RGD, Digitale Medientechnik, Langen

Druck und Verarbeitung
Druckkollektiv, Gießen

Printed in Germany
ISBN: 978-3-86528-619-2

Die Ratschläge in diesem Buch sind vom Autor und dem Verlag sorgfältig erwogen und geprüft, dennoch kann eine Garantie nicht übernommen werden. Eine Haftung der Autoren und des Verlages für Personen-, Sach- und Vermögensschäden ist ausgeschlossen.

Weiteren Informationen zu KUNDALINI YOGA und über den Autor finden Sie unter
www.akaal.de

Besuchen Sie uns im Internet
www.umschau-buchverlag.de